Anatomofisiologia do corpo humano

Anatomofisiologia do corpo humano

Fernanda Maria Cercal Eduardo
Thais Regina Mezzomo

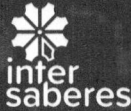

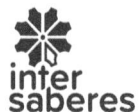

Rua Clara Vendramin, 58 . Mossunguê
CEP 81200-170 . Curitiba . PR . Brasil
Fone: (41) 2106-4170
www.intersaberes.com
editora@intersaberes.com

Conselho editorial
Dr. Alexandre Coutinho Pagliarini; Drª. Elena Godoy; Dr. Neri dos Santos; Dr. Ulf Gregor Baranow

Editora-chefe
Lindsay Azambuja

Gerente editorial
Ariadne Nunes Wenger

Assistente editorial
Daniela Viroli Pereira Pinto

Preparação de originais
FZ Editoria

Edição de texto
Arte e Texto Edição e Revisão de Textos; Caroline Rabelo Gomes; Larissa Carolina de Andrade

Capa
Débora Gipiela (*design*)
adike/Shutterstock (imagem)

Projeto gráfico
Allyne Miara; Sílvio Gabriel Spannenberg (*design*)
D. Kucharski K. Kucharska (imagem)

Diagramação
Carolina Perazzoli

Designer **responsável**
Luana Machado Amaro

Iconografia
Regina Claudia Cruz Prestes
Sandra Lopis da Silveira

Dados Internacionais de Catalogação na Publicação (CIP)
(Câmara Brasileira do Livro, SP, Brasil)

Eduardo, Fernanda Maria Cercal
  Anatomofisiologia do corpo humano/Fernanda Maria Cercal Eduardo, Thais Regina Mezzomo. Curitiba: InterSaberes, 2022.

  Bibliografia.
  ISBN 978-65-5517-266-9

  1.1. Anatomia humana 2. Corpo humano 3. Fisiologia humana I. Mezzomo, Thais Regina. II. Título.

21-90174   CDD-612

Índice para catálogo sistemático:
1. Corpo humano: Anatomia e fisiologia 612

Cibele Maria Dias – Bibliotecária – CRB-8/9427

Foi feito o depósito legal.
1ª edição, 2022.

Informamos que é de inteira responsabilidade das autoras a emissão de conceitos.

Nenhuma parte desta publicação poderá ser reproduzida por qualquer meio ou forma sem a prévia autorização da Editora InterSaberes.

A violação dos direitos autorais é crime estabelecido na Lei n. 9.610/1998 e punido pelo art. 184 do Código Penal.

Sumário

Apresentação 8
Como aproveitar ao máximo este livro 10

Capítulo 1
Introdução à anatomia, à fisiologia e ao sistema tegumentar 14
   1.1 Conceitos, definições e organização da anatomia humana 16
   1.2 Linguagem anatômica, planos de delimitação e planos de secção 19
   1.3 Fisiologia, homeostase e organização química 26
   1.4 Sistema tegumentar 31

Capítulo 2
Sistema nervoso 44
   2.1 Sistema nervoso: aspectos gerais 46
   2.2 Sistema nervoso central 52
   2.3 Sistema nervoso periférico 63
   2.4 Sistema nervoso autônomo 68

Capítulo 3
Sistema musculo-esquelético 80
   3.1 Sistema esquelético: fisiologia 82
   3.2 Sistema esquelético: anatomia macroscópica 85
   3.3 Sistema articular 98
   3.4 Sistema muscular: anatomia 104
   3.5 Sistema muscular: fisiologia 114

Capítulo 4
Sistema cardiovascular, respiratório, sanguíneo e linfático 128
   4.1 Sistema cardiovascular 130
   4.2 Sistema respiratório 143
   4.3 Componentes do sangue 155
   4.4 Sistema imunológico 164
   4.5 Sistema linfático 175

Capítulo 5

Sistema digestório e urinário   188

    5.1 Estruturas do trato gastrointestinal   190

    5.2 Processo digestório e absortivo dos alimentos   209

    5.3 Anatomia e fisiologia do sistema urinário   221

Capítulo 6

Sistema endócrino, lactação e sistema reprodutor   234

    6.1 Sistema endócrino   236

    6.2 Sistema reprodutor feminino e lactação   251

    6.3 Sistema reprodutor masculino   263

Considerações finais   274

Lista de siglas   275

Glossário   278

Referências   280

Respostas   284

Sobre as autoras   303

Dedicatória

À minha família, que acreditou em minha formação profissional.

Pai (in memoriam), mãe (in memoriam) e irmãs.

Ao meu esposo, que me incentiva sempre.

Às minhas amadas meninas: filhas, vocês são meu alicerce!

Fernanda Cercal

Aos meus pais, Cláudio e Terezinha, pelo apoio e amor incondicional.

Ao meu esposo, João Matheus, pelo amor, pela compreensão e pelo incentivo.

Ao meu filho, Heitor Angelo, que há pouco chegou e transformou meu mundo, transbordando amor e felicidade.

Thais R. Mezzomo

Apresentação

Indispensável à formação acadêmica na área da saúde, o tema anatomia e fisiologia constitui assunto que ainda causa medo infundado nos estudantes. Em *Anatomofisiologia do corpo humano*, o aluno terá em mãos não apenas a base da anatomia e da fisiologia humanas para a sua prática profissional, mas também o acesso a elementos facilitadores de um estudo completo e diferenciado sobre o tema.

Adotando uma linguagem dialógica, esta obra sintetiza informações basilares da área da saúde.

No Capítulo 1, discorreremos sobre o que é a anatomia, desmistificaremos termos e conceitos e faremos uma introdução à anatomia e ao sistema tegumentar. No Capítulo 2, veremos os aspectos gerais do sistema nervoso, suas divisões e integrações baseadas na fisiologia de suas estruturas. No Capítulo 3, por sua vez, trataremos da fisiologia e da anatomia macroscópica dos sistemas esquelético, articular e muscular, assim como o mecanismo de contração muscular (ponte cruzada). No Capítulo 4, apresentaremos as estruturas e o funcionamento dos sistemas circulatório, respiratório, sanguíneo, imunológico e linfático. Já no Capítulo 5, abordaremos as estruturas do trato gastrointestinal, o processo de digestão e de absorção de nutrientes, seguido do estudo da anatomia e da fisiologia do sistema nefrourinário. Por fim, no Capítulo 6, discorreremos sobre o sistema endócrino, composto de glândulas secretoras de hormônios e seus mecanismos de ação. Neste último capítulo, também abordaremos os sistemas reprodutores feminino e masculino, juntamente com o processo de lactação.

Assim, nos primeiros capítulos, trataremos sobre a origem dos termos, visto que é preciso nomear corretamente órgãos e os sistemas corporais a fim de compreender o funcionamento estrutural do corpo humano, sua fisiologia. Contemplando os diversos sistemas do organismo, a distribuição de capítulos e seções segue um ordenamento sistemático e didático, com vistas a aprofundar o estudo de anatomia por meio da organização e da classificação do corpo humano. Ainda, exemplos e descrições anatomofisiológicas complementam a explicação sobre o funcionamento do organismo humano, desmistificando a suposta dificuldade imposta ao estudo de anatomia.

A fim de possibilitar múltiplas formas de aprendizagem, este livro também apresenta, para além do conteúdo teórico, diversos recursos de aprendizagem, incluindo imagens e indicações de estudo complementar, dispostos ao longo do texto. Ao final de cada capítulo, há, ainda, questões para revisão e reflexão.

Por fim, com o estudo das inter-relações espaciais da anatomia e da fisiologia, você poderá avaliar criticamente as relações entre as formas anatômicas e as funções estruturais, ou seja, adentrar a anatomofisiologia, voltada ao diagnóstico e à terapêutica nas mais diversas áreas da saúde.

Como aproveitar ao máximo este livro

Empregamos nesta obra recursos que visam enriquecer seu aprendizado, facilitar a compreensão dos conteúdos e tornar a leitura mais dinâmica. Conheça a seguir cada uma dessas ferramentas e saiba como elas estão distribuídas no decorrer deste livro para bem aproveitá-las.

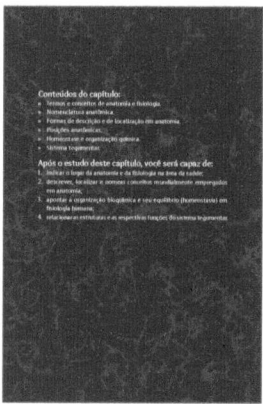

Conteúdos do capítulo:

Logo na abertura do capítulo, relacionamos os conteúdos que nele serão abordados.

Após o estudo deste capítulo, você será capaz de:

Antes de iniciarmos nossa abordagem, listamos as habilidades trabalhadas no capítulo e os conhecimentos que você assimilará no decorrer do texto.

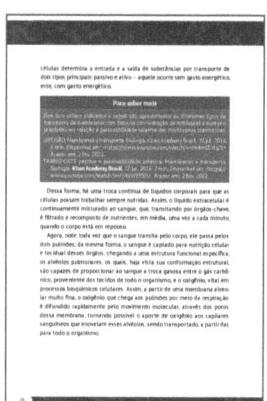

Para saber mais

Sugerimos a leitura de diferentes conteúdos digitais e impressos para que você aprofunde sua aprendizagem e siga buscando conhecimento.

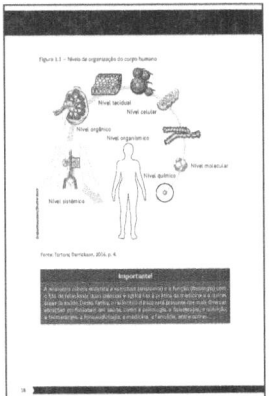

Importante!

Algumas das informações centrais para a compreensão da obra aparecem nesta seção. Aproveite para refletir sobre os conteúdos apresentados.

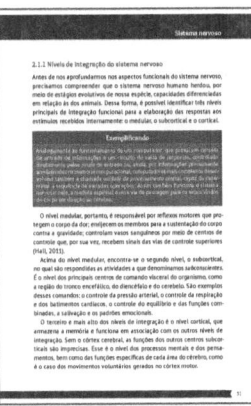

Exemplificando

Disponibilizamos, nesta seção, exemplos para ilustrar conceitos e operações descritos ao longo do capítulo a fim de demonstrar como as noções de análise podem ser aplicadas.

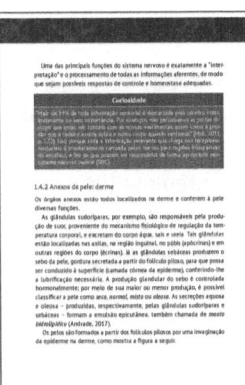

Curiosidade

Nestes boxes, apresentamos informações complementares e interessantes relacionadas aos assuntos expostos no capítulo.

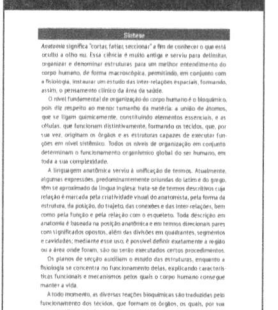

Síntese
Ao final de cada capítulo, relacionamos as principais informações nele abordadas a fim de que você avalie as conclusões a que chegou, confirmando-as ou redefinindo-as.

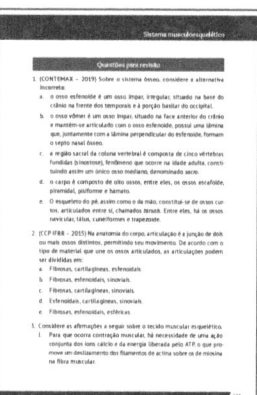

Questões para revisão
Ao realizar estas atividades, você poderá rever os principais conceitos analisados. Ao final do livro, disponibilizamos as respostas às questões para a verificação de sua aprendizagem.

Questões para reflexão
Ao propor estas questões, pretendemos estimular sua reflexão crítica sobre temas que ampliam a discussão dos conteúdos tratados no capítulo, contemplando ideias e experiências que podem ser compartilhadas com seus pares.

Capítulo 1

Introdução à anatomia, à fisiologia e ao sistema tegumentar

Fernanda Maria Cercal Eduardo

Conteúdos do capítulo:
- » Termos e conceitos de anatomia e fisiologia.
- » Nomenclatura anatômica.
- » Formas de descrição e de localização em anatomia.
- » Posições anatômicas.
- » Homeostase e organização química.
- » Sistema tegumentar.

Após o estudo deste capítulo, você será capaz de:
1. indicar o lugar da anatomia e da fisiologia na área da saúde;
2. descrever, localizar e nomear conceitos mundialmente empregados em anatomia;
3. apontar a organização bioquímica e seu equilíbrio (homeostasia) em fisiologia humana;
4. relacionar as estruturas e as respectivas funções do sistema tegumentar.

Neste primeiro capítulo, apresentaremos conceitos e definições de anatomia e fisiologia humanas, a fim de fundamentar o estudo dessas duas ciências na área da saúde, conhecimento que serve a qualquer tipo de atuação profissional que envolva o corpo humano, complexamente organizado em seus níveis e modo de funcionamento.

1.1 Conceitos, definições e organização da anatomia humana

Anatomia, palavra que resume o conhecimento de centenas e milhares de estruturas do corpo humano, etimologicamente, vem do grego *anatome*, que significa "corte, fatia, secção". O estudo da anatomia teve início ainda antes de Cristo, com a dissecação de cadáveres, método que buscava revelar o que estava oculto aos olhos humanos. Dessa forma, por meio de cortes, fatias e secções, era possível demonstrar, delimitar, dividir, organizar e denominar estruturas para o entendimento do conjunto organizado que é o corpo humano.

Apesar de seu método inicial – a dissecação de cadáveres –, a anatomia se desenvolveu como ciência voltada a compreender a vida, o funcionamento do corpo, sendo dividida em **anatomia macroscópica**, que estuda as estruturas visíveis a olho nu, e **anatomia microscópica**, que apreende as estruturas visíveis apenas por meio de lentes de aumento de um microscópio. Há, ainda, a **anatomia topográfica**, integrante da anatomia macroscópica e interessada em descrever as inter-relações espaciais das estruturas por regiões. Em conjunto com a fisiologia humana (estudo das funções), a anatomia topográfica fornece condições para o conhecimento da anatomia clínica, importante para a medicina diagnóstica e terapêutica (Putz; Pabst, 2002).

Assim como outras ciências, a anatomia se desenvolveu através dos tempos, e quanto mais eram aprofundados os estudos, mais se descobria a respeito dos níveis de organização estrutural e dos sistemas que executam funções para um mesmo fim. Atualmente, as estruturas do corpo humano são organizadas em seis níveis, desde o nível fundamental (microscopia) até o estrutural (macroscopia), quais sejam:

1. **Nível químico:** Menor tamanho da matéria: átomo e moléculas químicas (união de dois ou mais átomos que se ligam quimicamente). São exemplos moleculares orgânicos os elementos da tabela periódica, como carbono (C), hidrogênio (H), oxigênio (O), nitrogênio (N), fósforo (P) e cálcio (Ca), essenciais na manutenção da vida (reações vitais).
2. **Nível celular:** As moléculas, por meio de sua organização, formam as células: microestruturas que têm funcionamento próprio e que constituem a base para os tecidos do corpo. Entre os tipos celulares, há neurônios, fibras musculares, osteócitos, entre outros, normalmente estudados em citologia.
3. **Nível tecidual:** Os tecidos nada mais são do que a organização de grupos celulares específicos, que funcionam para o cumprimento de determinado objetivo ou função. Existem quatro tipos de tecidos básicos no corpo humano: epitelial, conjuntivo, muscular e nervoso.
4. **Nível orgânico:** Trata-se da organização e da reunião de diferentes tecidos que formam órgãos e estruturas capazes de executar uma função. São exemplos: coração, pulmão, estômago, fígado, entre outros.
5. **Nível sistêmico:** Os sistemas são formados por órgãos relacionados a uma função comum, por exemplo: o sistema digestório é formado por órgãos como a boca, as glândulas salivares, a faringe, o esôfago, o estômago, o intestino delgado, o intestino grosso, o fígado, a vesícula biliar e o pâncreas, alguns têm a função de digerir os alimentos ingeridos, outros, a de absorvê-los.
6. **Nível organísmico:** Corresponde ao maior nível de organização, portanto é também o mais complexo; refere-se à atuação em conjunto de todos os sistemas, constituindo o funcionamento orgânico global do ser humano, em toda a sua complexidade.

Figura 1.1 – Níveis de organização do corpo humano

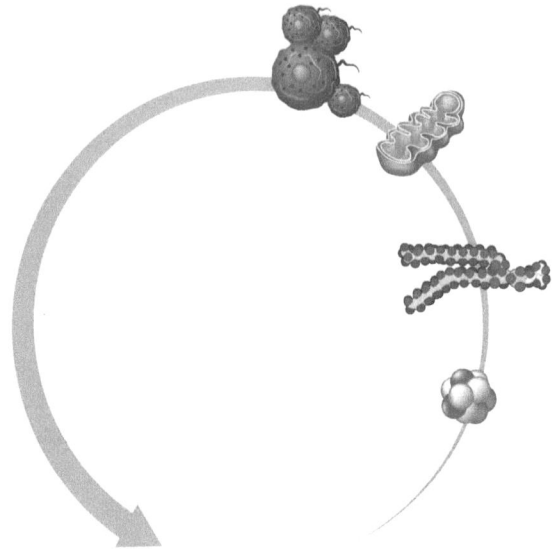

1.2 Linguagem anatômica, planos de delimitação e planos de secção

Os termos anatômicos, sendo parte de uma ciência desenvolvida ao longo da história, tiveram de ser convencionados na literatura a fim de que a comunicação obedecesse a uma prerrogativa técnica e, assim, todos pudessem "falar a mesma língua", empregando os mesmos termos a procedimentos e descrições de tratamentos executados no corpo humano. É por isso que, por exemplo, um profissional da saúde no Brasil emprega o mesmo termo anatômico que um profissional na Europa.

Quando abrimos um livro-texto ou um atlas de anatomia, podemos identificar que os termos anatômicos são predominantemente oriundos do latim e do grego; porém, a partir da unificação da nomenclatura internacional, muitos termos foram revisados e aprovados para uso de uma "linguagem anatômica oficial", denominada *nomenclatura anatômica*, discutida em congressos internacionais que ocorrem a cada ano, com o objetivo de atualizar ou de criar outros termos que serão utilizados mundialmente, e cada vez mais tais empregos linguísticos aproximam-se da língua inglesa.

Os termos anatômicos geralmente são descritivos, marcantes e concretos, e seguem critérios estabelecidos quanto à forma, à posição, ao trajeto, a conexões ou a inter-relações com as peças ósseas do esqueleto ou com a função que executam. No vocabulário anatômico, porém, ainda estão presentes termos originários de uma fantasia visual de anatomistas que descobriram certas estruturas em suas épocas, tornando-se, por vezes, um estudo que demanda um processo enfadonho de decorar dados. Exemplo disso é o termo *cartilagem aritnoidea* – cartilagem laríngea que se assemelha a uma "molheira" antiga, a qual, em grego, denominava-se *aritnoidea* (*arítnoïdeá*).

Figura 1.2 – Cartilagens aritnoidea, tireoidea e cricoide – etimologia

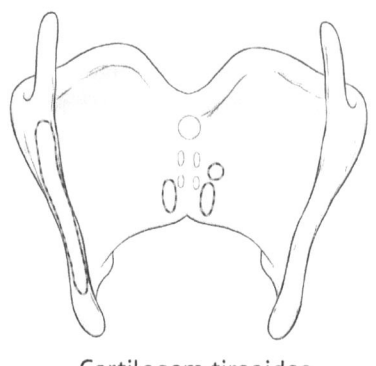

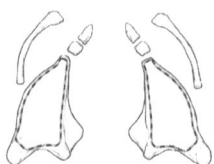

Cartilagem aritnoidea
(em forma de "molheira")

Cartilagem tireoidea
(em forma de "escudo")

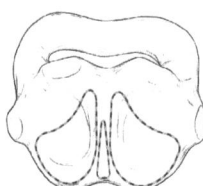

Cartilagem cricoide
(em forma de "anel")

No entanto, esse exemplo é atípico, pois a grande maioria das estruturas anatômicas segue certas relações descritivas. Vejamos alguns exemplos no Quadro 1.1.

Quadro 1.1 – Nomenclaturas anatômicas

Com relação a:	Nomenclatura
sua forma	músculo trapézio; músculo deltoide; bíceps braquial.
sua posição	nervo mediano; artéria basilar do encéfalo.
seu trajeto	artéria circunflexa da escápula; artéria axilar; artéria poplítea.
suas conexões ou inter-relações	ligamento sacro-ilíaco; ligamento tibiofibular; músculo braquiorradial.
sua relação com o esqueleto	artéria radial; nervo femural; músculo tibial anterior.
sua função	músculo elevador da escápula; músculo flexor ulnar do carpo.

Fonte: Elaborado com base em Putz; Pabst, 2002.

Os planos de delimitação fazem parte da linguagem anatômica e foram criados para facilitar o entendimento em anatomia, unificando as descrições de localizações e direções, com significados precisos e definidos. Nesse sentido, a posição anatômica é a posição de base que utilizamos para referenciar algo no corpo humano. Na posição anatômica, "a pessoa está em pé encarando o observador, com a cabeça paralela ao chão e os olhos voltados diretamente para a frente, os pés paralelos e direcionados para a frente, os braços ao lado do corpo com as palmas voltadas para a frente os pés estão apoiados no solo e direcionados anteriormente" (Tortora; Nielsen, 2019, p. 25). Quando dizemos que uma estrutura está situada anteriormente a algo, empregamos o termo *anterior* ou *ventral*, cuja significação é a de que a estrutura está em direção ao ventre, na posição anatômica; o contrário seria *posterior* ou *dorsal*: em direção ao dorso (região posterior do corpo). Os termos direcionais usados nessas descrições são pares com significados opostos, conforme apresentamos no Quadro 1.2.

Quadro 1.2 – Termos direcionais

Termo direcional	Definição	Exemplos de uso
Superior	Acima ou em posição mais alta; em direção à cabeça. (Não é usado em referência aos membros).	O coração é superior ao fígado.
Cranial ou cefálico	Relativo ao crânio ou à cabeça; em direção à cabeça. (Esse termo é mais flexível que "superior", porque pode ser aplicado a todos os animais, bípedes ou quadrúpedes).	O estômago é mais cranial que a bexiga urinária.
Inferior	Abaixo ou em posição mais baixa; em direção aos pés. (Não é usado em referência aos membros).	O estômago é inferior aos pulmões.
Rostral	Relativo à região do nariz e da boca; em direção à face. (Usado apenas em referências na cabeça).	O lobo frontal do encéfalo é rostral ao lobo occipital.
Caudal	Relativo à cauda; situado próximo ou na cauda ou na parte posterior do corpo. (Usado apenas em referências no tronco).	As vértebras lombares são caudais às vértebras cervicais.
Anterior	Mais próximo da parte frontal ou na frente do corpo	O esterno é anterior ao coração.
Posterior	Mais próximo da parte posterior ou do dorso do corpo	O esôfago é posterior à traqueia.

(continua)

(Quadro 1.2 – continuação)

Termo direcional	Definição	Exemplos de uso
Ventral	Relativo ao ventre; em direção ao ventre. (Usado como sinônimo de anterior, em anatomia humana).	O intestino é ventral (anterior) à coluna vertebral.
Dorsal	Relativo ao dorso do corpo; em direção ao dorso. (Usado como sinônimo de posterior, em anatomia humana).	Os rins são dorsais (posteriores) ao estômago.
Medial	Mais perto da linha mediana (linha vertical imaginária que divide o corpo em lados esquerdo e direito iguais).	A ulna é medial ao rádio.
Lateral	Mais distante da linha mediana.	Os pulmões são laterais ao coração.
Intermédio	Entre duas estruturas.	O colo transverso é intermédio aos colos ascendente e descendente do intestino grosso.
Ipsolateral	No mesmo lado, com relação à linha mediana do corpo, que outra estrutura.	A vesícula biliar e o colo ascendente do intestino grosso são ipsilaterais.
Contralateral	No lado oposto, com relação à linha mediana do corpo, de outra estrutura.	Os colos ascendente e descendente do intestino grosso são contralaterais.
Proximal	Mais perto da inserção de um membro ao tronco; mais perto da origem de uma estrutura.	O úmero (osso do braço) é proximal ao rádio.
Distal	Mais distante da inserção de um membro ao tronco; mais distante da origem de uma estrutura.	As falanges (ossos dos dedos) são distais aos ossos carpais (ossos do punho).
Superficial	Na superfície do corpo ou em direção a ela.	As costelas são superficiais aos pulmões.
Profundo	Distante da superfície do corpo.	As costelas são profundas à pele do tórax e do dorso.

(Quadro 1.2 – conclusão)

Termo direcional	Definição	Exemplos de uso
Externo	Em direção ao exterior de uma estrutura (usa-se, tipicamente, quando se descrevem relações de órgãos individuais).	A pleura visceral está sobre a face externa dos pulmões.
Interno	Em direção ao interior de uma estrutura. (Geralmente é usado para descrever relações de órgãos individuais).	A túnica mucosa forma o revestimento interno do estômago.

Fonte: Tortora; Nielsen, 2019, p. 13.

De maneira geral, o corpo humano pode ser dividido em cabeça, tronco e membros, como aprendemos na escola ainda no ensino fundamental. A cabeça é o topo do corpo, enquanto os membros (superiores e inferiores) estão ligados à cabeça por meio do tronco (tórax + abdômen).

Os **membros superiores** são: braço, antebraço e mão; enquanto os **membros inferiores** compreendem: coxa, perna e pé.

Figura 1.3 – Membros superiores e inferiores

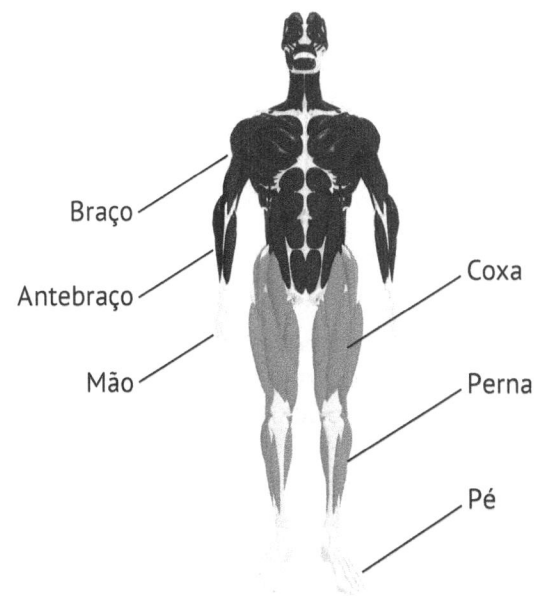

Shot4Sell/Shutterstock

Para conseguir "ver" as estruturas internas, utilizamos planos de secção, que são os planos de corte, os quais, em anatomia, permitem o estudo das estruturas internas em diferentes sentidos, para exames e análises. São três os planos que, como lâminas, atravessam o corpo em sentidos diferentes, a saber:

1. **Plano sagital:** Divide o corpo, o órgão ou a estrutura em metade direita e metade esquerda. É denominado *plano mediano* quando atravessa a linha imaginária mediana do corpo e o divide em metades direita e esquerda iguais (simétricas).
2. **Plano coronal:** Também denominado *plano frontal*, divide o corpo, o órgão ou a estrutura em metade anterior e metade posterior.
3. **Plano transversal:** Divide o corpo, o órgão ou a estrutura em metade superior e metade inferior.

Figura 1.4 – Planos de secção: (A) plano sagital; (B) plano coronal ou frontal; (C) plano transversal

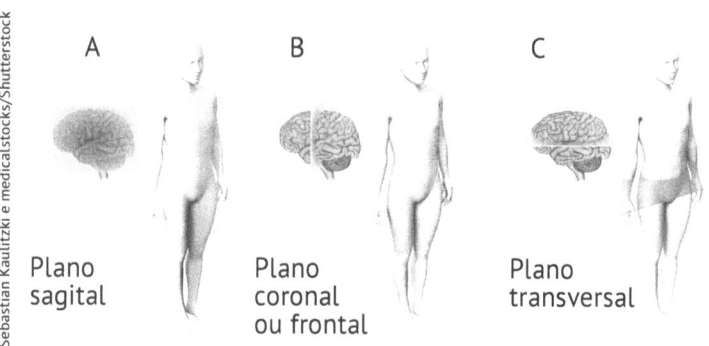

A | B | C
Plano sagital | Plano coronal ou frontal | Plano transversal

Sebastian Kaulitzki e medicalstocks/Shutterstock

A introdução ao estudo de anatomia é feita mediante divisões do corpo humano em cavidades e quadrantes. No quadro a seguir, identificamos subdivisões e estruturas encontradas em cada cavidade corpórea.

Quadro 1.3 – Cavidades corpóreas

Cavidade	Estruturas e órgãos
Cavidade do crânio	Contém o encéfalo (cérebro, tronco cerebral e cerebelo).
Cavidade ou canal vertebral	Contém a medula espinhal.

(continua)

Cavidade	Estruturas e órgãos
Cavidade torácica	Subdivide-se em cavidade pleural, pericárdica e mediastino.
Cavidade pleural	Contém os pulmões.
Cavidade pericárdica	Contém o coração.
Mediastino	Engloba o coração e o restante das estruturas do tórax, como timo, esôfago, traqueia e os grandes vasos sanguíneos da Região.
Cavidade abdominopélvica	Subdivide-se em cavidades abdominal e cavidade pélvica.
Abdominal	Contém fígado, vesícula biliar, pâncreas, estômago, baço, intestino delgado e a maior parte do intestino grosso envolvidos pelo peritônio (lâmina serosa).
Pélvica	Contém o restante do intestino grosso, bexiga urinária e órgãos do sistema genital, como próstata, útero e ductos.

É importante lembrar que, funcionalmente, o músculo denominado *diafragma*, cujo formato é de uma cúpula, separa a cavidade torácica da cavidade abdominopélvica, e que os órgãos no interior das cavidades são denominados *vísceras*.

Ainda podemos dividir a Região abdominopélvica em quadrantes, conforme figura a seguir.

Figura 1.5 – Quadrantes abdominopélvicos

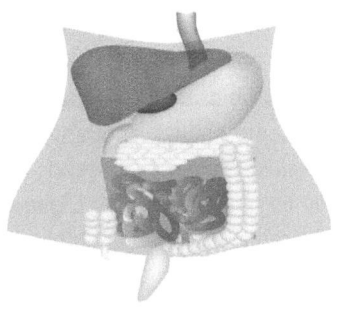

1.3 Fisiologia, homeostase e organização química

A partir do estudo das funções de estruturas, órgãos e sistemas, a fisiologia tenta explicar características funcionais e mecanismos pelos quais o corpo humano consegue manter a vida, que é resultado do funcionamento de vários sistemas de controle muito complexos.

Somos seres dotados de sensações e sentimentos que nos fazem buscar calor quando sentimos frio, procurar abrigo quando estamos com medo, buscar companheiro para reprodução etc., e cada uma dessas ações é influenciada por reações bioquímicas internas ao nosso corpo, as quais se encontram em constante funcionamento, sempre em favor do equilíbrio necessário à vida (Hall, 2011).

Os níveis de organização que conhecemos em anatomia nada mais são do que uma divisão didática para o estudo de diferentes processos, desde o aspecto molecular até o funcionamento geral de um sistema orgânico, a fim de elucidar a condição organísmica necessária à sobrevivência humana.

Como seres constituídos por células, é dentro dessas unidades fundamentais que ocorrem as mais diversas reações bioquímicas, as quais, a todo momento, são traduzidas pelo funcionamento dos tecidos, que formam os órgãos, os quais, por sua vez, formam os sistemas do organismo. Cada tipo de célula é adaptado para realizar funções determinadas, por exemplo: "As hemácias, que totalizam 25 trilhões em cada ser humano, transportam oxigênio dos pulmões para os tecidos" (Hall, 2011, p. 3). Hall (2011) ainda menciona que o ser humano tem cerca de 75 trilhões de células de outros tipos, realizando, cada qual, suas funções específicas para o funcionamento organizado do corpo humano.

Apesar de suas funções específicas na fisiologia, as células funcionam, basicamente, da mesma maneira: o oxigênio que chega em seu interior, pelo sangue, reage com carboidratos, gorduras e proteínas, liberando energia para o funcionamento celular, enquanto o produto final, a que chamamos *metabolismo celular*, sai da célula, sendo incorporado ao líquido extracelular, também denominado *interstício tecidual*.

Conforme Hall (2011), cerca de 60% do corpo é composto de líquidos, íons e outras substâncias que mantêm a vida. No líquido extracelular há grandes quantidades de sódio, cloreto, íons bicarbonatos e nutrientes, por exemplo: oxigênio, glicose, ácidos graxos e aminoácidos. O dióxido de carbono também está presente como produto do metabolismo, além de outros metabólitos. Quanto à presença íons, o líquido intracelular apresenta constituição diferenciada em relação ao líquido extracelular, já que este tem grande quantidade de potássio, magnésio e fosfato (Hall, 2011).

1.3.1 Mecanismos homeostáticos dos principais sistemas do organismo humano

A manutenção das condições que possibilitam a vida celular é denominada *homeostase*, palavra de origem grega que remete a uma condição relativa de equilíbrio de funções em um organismo. Embora o ser humano seja dotado da capacidade de responder às mais diversas variações do ambiente externo, cada célula do nosso corpo possui um baixo limiar às mudanças, e é por causa dessa baixa tolerância que somos capazes de reagir às alterações, por meio de mecanismos fisiológicos complexos, em busca da homeostasia.

Cada célula que forma um tecido – que, por sua vez, forma um órgão – contribui para a homeostasia formando diferentes sistemas funcionais do corpo humano, os quais operam em suporte um ao outro. O sistema cardiovascular, por exemplo, trabalha com toda a movimentação do sangue, que percorre um circuito de vasos com função tanto de levar nutrientes para todas as células e tecidos quanto de retirar do líquido intersticial os metabólitos provenientes do funcionamento celular. Mas não é só isso: durante seu percurso, o sistema cardiovascular transita por órgãos-chave, como pulmões, intestinos e rins, cuja função é filtrar o sangue e excretar o conteúdo não aproveitado pelo organismo humano.

Tudo isso é possível por meio de uma permeabilidade seletiva de estruturas e da difusão, processo biofísico causado pela movimentação contínua de moléculas, em todas as direções, que passam do meio mais concentrado para o meio menos concentrado.

As paredes dos vasos capilares, por exemplo, são permeáveis à maioria das moléculas contidas no plasma (parte líquida do sangue), mas não permitem a passagem de grandes moléculas, como as proteínas plasmáticas. Haja vista sua constituição lipoproteica, a membrana plasmática das células determina a entrada e a saída de substâncias por transporte de dois tipos principais: passivo e ativo – aquele ocorre sem gasto energético, este, com gasto energético.

> **Para saber mais**
>
> Nos dois vídeos indicados a seguir são apresentados os diferentes tipos de transporte de membranas com base na concentração de moléculas e suas propriedades em relação à permeabilidade seletiva das membranas plasmáticas.
>
> DIFUSÃO. Membranas e transporte. Biologia. Khan Academy Brasil. 27 jul. 2016. 6 min. Disponível em: <https://www.youtube.com/watch?v=f44m6EXlg7I>. Acesso em: 2 fev. 2022.
>
> TRANSPORTE passivo e permeabilidade seletiva. Membranas e transporte. Biologia. **Khan Academy Brasil**. 27 jul. 2016. 7 min. Disponível em: <https://www.youtube.com/watch?v=7pXvVrYP5fs>. Acesso em: 2 fev. 2022.

Dessa forma, há uma troca contínua de líquidos corporais para que as células possam trabalhar sempre nutridas. Assim, o líquido extracelular é continuamente misturado ao sangue, que, transitando por órgãos-chave, é filtrado e recomposto de nutrientes, em média, uma vez a cada minuto, quando o corpo está em repouso.

Agora, note: toda vez que o sangue transita pelo corpo, ele passa pelos dois pulmões; da mesma forma, o sangue é captado para nutrição celular e tecidual desses órgãos, chegando a uma estrutura funcional específica, os alvéolos pulmonares, os quais, haja vista sua conformação estrutural, são capazes de proporcionar ao sangue a troca gasosa entre o gás carbônico, proveniente dos tecidos de todo o organismo, e o oxigênio, vital em processos bioquímicos celulares. Assim, a partir de uma membrana alveolar muito fina, o oxigênio que chega aos pulmões por meio da respiração é difundido rapidamente pelo movimento molecular, através dos poros dessa membrana, tornando possível o aporte de oxigênio aos capilares sanguíneos que enovelam esses alvéolos, sendo transportado, a partir daí, para todo o organismo.

Figura 1.6 – Difusão através da membrana alveolar e dos vasos sanguíneos

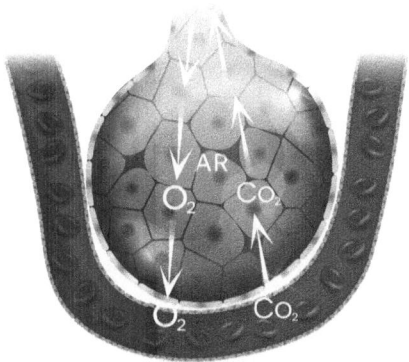

Esse mecanismo fisiológico também opera no trato gastrointestinal, o qual, da mesma forma, recebe o sangue que transita pelos vasos sanguíneos do sistema cardiovascular. O sangue que chega às paredes do trato gastrointestinal encontra aí os nutrientes, como carboidratos, ácidos graxos (provenientes do processamento das gorduras) e aminoácidos (pós-processamento das proteínas). Esses nutrientes, já digeridos pelo sistema, são então absorvidos pelo sangue e "carregados" para o líquido extracelular de todos os tecidos vivos.

Como nem todas as substâncias podem ser utilizadas pelas células, existem órgãos de filtração no corpo humano que alteram quimicamente as substâncias para formas utilizáveis, como é o caso do fígado, ou eliminam resíduos produzidos pelo metabolismo, a exemplo dos intestinos, que eliminam material não digerido, e dos rins, que removem do plasma substâncias desnecessárias às células, como ácido úrico e ureia.

A Figura 1.7, a seguir, apresenta um diagrama dessa organização geral do sistema de transporte, mistura e origem dos nutrientes dos fluidos corporais.

Figura 1.7 – Organização geral do sistema de transporte, mistura e origem dos nutrientes dos fluidos corporais

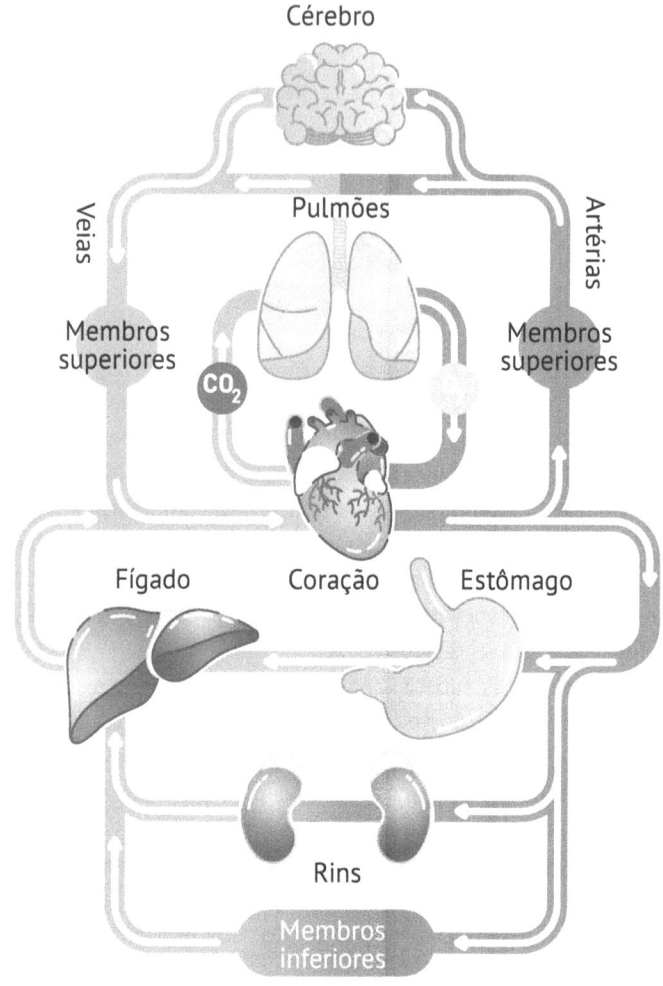

Em termos de organização química, mecanismos de regulação também funcionam por meio da "leitura" do ambiente interno do organismo, realizada pelo sistema nervoso autônomo ou vegetativo, o qual, mediante varreduras e detecção do estado de funcionamento geral do corpo humano, interna ou externamente, repassa essas informações ao sistema de integração, denominado *sistema nervoso central* (SNC), que responde a esses "estímulos" por meio da liberação neuroquímica de substâncias, chamadas de *neurotransmissores*, ou de hormônios pelo sistema endócrino.

O corpo humano tem milhares de receptores sensoriais espalhados em todo o organismo para captar informações importantes, como: velocidade do fluxo sanguíneo, volume de sangue dentro dos vasos, temperatura e claridade do ambiente externo, quantidade de oxigênio circulante etc. Essas informações são respondidas por mecanismos complexos de controle dos sistemas nervoso e endócrino. O sistema neurovegetativo, por exemplo, opera em nível subconsciente, controlando o bombeamento do coração, o movimento do trato gastrointestinal (digestão dos alimentos) e a secreção glandular endócrina e exócrina.

As substâncias químicas denominadas *hormônios* são transportadas pelo sangue para todas as partes do organismo, mas só são ativadas em regiões específicas, nas quais se encontram os receptores a que se ligam, desencadeando, então, diversas reações bioquímicas que contribuem para a obtenção do ritmo necessário às atividades corporais. Um exemplo é a insulina, hormônio produzido pelo pâncreas endócrino, que controla os níveis de glicose sanguínea; é por isso que, caso os níveis de insulina – logo os de glicose sanguínea – estejam em disfunção, pode acarretar diabetes.

Para saber mais

Leia o capítulo "Introdução à fisiologia, tópico: a ciência e a fisiologia", da obra *Fisiologia humana: uma abordagem integrada*, a fim de aprofundar seu conhecimento sobre a fisiologia do corpo humano.

SILVERTHORN, D. U. Introdução à fisiologia, tópico: a ciência e a fisiologia. In: SILVERTHORN, D. U. **Fisiologia humana**: uma abordagem integrada. Tradução de Ivana Beatrice Mânica da Cruz. Barueri: Manole, 2003. p. 8-10.

1.4 Sistema tegumentar

Desde o nascimento, o ser humano é acostumado a se adaptar às mais diversas alterações do ambiente. No entanto, somente uma minoria de células está realmente em contato direto com o meio externo. Conforme Hall (2011, p. 6): "A pele e seus diversos apêndices (fâneros), incluindo os pelos, as unhas, as glândulas e várias outras estruturas, cobrem, acolchoam e protegem os tecidos e os órgãos do corpo e, em geral, formam o limite entre o meio interno do corpo e o mundo externo".

O tegumento humano é o maior órgão do nosso corpo em relação à área de superfície e peso, e, para que possa exercer todas as funções que lhe são inerentes, está organizado em camadas constituídas por células e estruturas distintas, as quais permitem desde a sua própria nutrição até a proteção dos tecidos subjacentes, funcionando como regulador de temperatura do meio interno.

O tegumento constitui, aproximadamente, 7% de todo o peso corporal do indivíduo. Sua espessura é relativamente fina, variando entre 1,5 mm e 4 mm, de acordo com a região do corpo. Tanto no dorso dos membros superiores e inferiores quanto no dorso do tronco é mais espessa do que em regiões internas do corpo. Cotovelos, joelhos, palmas das mãos e plantas dos pés apresentam maior espessura, exatamente por manterem maior contato com o ambiente. Portanto, a pele é mais espessa em regiões palmo-plantares e mais fina nas pálpebras, sendo que espessura aumenta com a idade. O sexo também influencia na espessura da pele, sendo mais fina nas mulheres. Assim, outra função importante desse órgão é sua atuação como barreira a microrganismos e materiais danosos ao corpo, absorvendo o impacto do ambiente (Fassheber et al., 2018).

Algumas estruturas presentes na pele trabalham com o controle hídrico, pela absorção e pela excreção de água, por meio do suor, auxiliando, assim, o controle de temperatura corporal. Na pele também estão presentes inúmeros tipos de receptores sensoriais capazes de captar estímulos do meio externo e informá-los ao SNC, além de contornar o corpo, para armazenamento de gordura e glicogênio, e de sintetizar a vitamina D, por meio da exposição solar.

Quanto à anatomia do tegumento, o plano de delimitação mais superficial é a **cútis** ou **pele** e o mais profundo é a **tela subcutânea** ou **hipoderme**. A pele pode ser dividida em duas camadas – a epiderme e a derme – e está sobreposta à tela subcutânea, denominada *hipoderme*.

A **epiderme** é a camada mais superficial, que tem efetivamente contato com o meio externo, sendo, portanto, subdividida em quatro ou cinco camadas, dependendo da região do corpo. O tecido constituinte da epiderme é o epitelial, formado por células justapostas entre as quais há pouco líquido extracelular. Esse tecido é desprovido de vasos sanguíneos; sua nutrição depende, portanto, do tecido subjacente. Assim, quando cortamos a nossa pele e ela não sangra, isso significa que a profundidade do corte não chegou ao tecido subjacente vascularizado, permanecendo apenas nas camadas epidérmicas. O epitélio é constituído de quatro tipos celulares, sendo: (1) queratinócitos, presentes em maior número, correspondendo a 95% do tecido; (2) melanócitos; (3) células de Langerhans; e (4) células de Merkel. As células do epitélio possuem alto grau de renovação.

As camadas da epiderme, em ordem de superficialidade, são:

» **Estrato córneo**: Camada mais externa, portanto mais superficial, constituída de células queratinizadas (células mortas que substituíram o núcleo por queratina). Essa camada se descama ininterruptamente e a cada 15 dias é totalmente substituída. Tem função importante de barreira a agentes externos (químicos, biológicos e físicos) e saída de água das camadas subjacentes, por isso é conhecida como a camada que determina a hidratação da pele. As células cimentadas pelos lipídios epidérmicos são liberadas conforme a divisão celular, retendo água para manutenção da hidratação.

» **Estrato lúcido**: Presente em apenas algumas regiões (as que sofrem maior atrito, como mãos e pés), é constituído por células também anucleadas, mortas ou em degeneração, de aspecto transparente, razão por que recebe esse nome. O estrato lúcido "engrossa" a camada córnea para fins de proteção e é formado apenas em regiões passíveis à fricção constante.

» **Estrato granuloso**: Suas células acumulam grânulos precursores da queratina em seu interior, são achatadas e sem núcleo, por isso caracteriza-se como uma camada de transição agindo como barreira e proteção, a exemplo dos dois estratos ora citados.

» **Estrato espinhoso**: Suas células têm formato poliédrico, assemelhando-se à formação de espinhos no citoplasma. É o estrato mais espesso da epiderme, pois as células também são bem unidas por desmossomos, conferindo grande resistência.

» **Estrato germinativo**: Também chamado de *lâmina basal* ou *camada basal*, é a camada mais profunda da epiderme. Constituída por células basais (queratinócitos), que se dividem constantemente, é a partir dessa camada que todas as outras se formam. Trata-se de células que não chegam a amadurecer nessa camada, pois, à medida que se reproduzem, sobem para a superfície, formando outros estratos. Por essa razão, essa camada se encontra sempre em germinação, já que recebe aporte nutricional direto da derme (camada subjacente de tecido conjuntivo vascularizado), apresentando, assim, grande atividade mitótica. Além dos queratinócitos, esse estrato apresenta, ainda, outro tipo celular, o melanócito, ligado à produção da melanina, composto proteico que protege a pele de agressões, produzindo o pigmento que a colore. A quantidade de melanócitos difere de pessoa para pessoa, portanto, a proporção de melanina também é variável, por isso as pessoas têm tons de pele diferenciados.

Na camada basal, a epiderme contém células ou discos de Merkel, terminações nervosas provindas do sistema nervoso somestésico capazes de captar sensações táteis. Esses receptores sensoriais partem da região dérmica (conjuntiva subjacente) para encontrar a superfície da epiderme.

Figura 1.8 – Camadas da epiderme

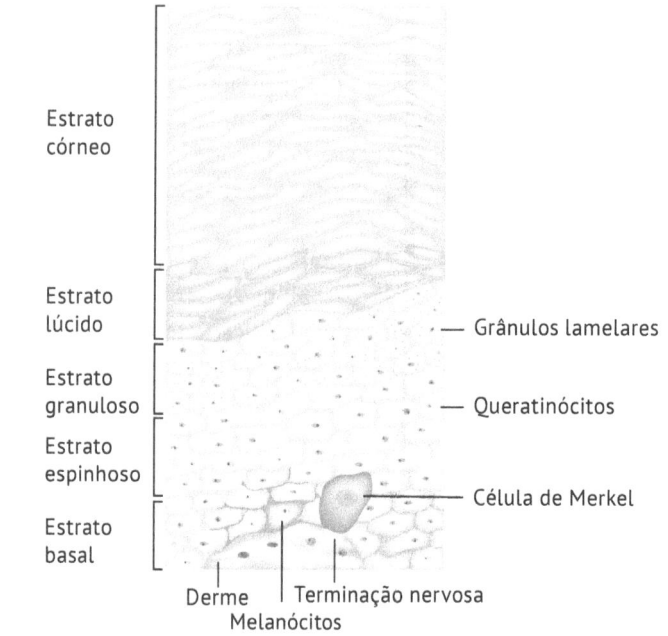

Fonte: Fassheber et al., 2018, p. 31.

A **derme**, por sua vez, é uma camada conjuntiva na qual são encontradas, além da vascularização e da circulação linfática, fibras proteicas que dão sustentação ao tecido, nervos e apêndices da pele. Essa camada confere elasticidade e firmeza à pele; a elastina e o colágeno modulam a possibilidade de o tecido assumir variadas formas sem que se perca a integridade. Outra função inerente à derme é o aporte nutricional à camada basal da epiderme, possibilitando a germinação e a gradual e ininterrupta substituição celular.

Imersos na derme encontram-se os nervos, que captam informações do meio externo, e os apêndices da pele – unhas, Pelos e Glândulas –, cada qual com funções específicas que estudaremos mais à frente. Duas camadas se distinguem na derme, sendo elas:

1. **Derme papilar**: É a camada mais superficial, subjacente à camada basal da epiderme. Nessa região, há uma predominância de fibras colágenas e elásticas. É rica em vascularização sanguínea e linfática e também apresenta terminações nervosas de receptores sensoriais, que analisaremos na sequência.
2. **Derme reticular**: É mais profunda, constituída de feixes colágenos mais espessos, em posição horizontal. Contém muita elastina, o que proporciona resistência à pele, possibilitando que esta ceda à tração e à conformação tecidual.

Figura 1.9 – Anatomia da pele: derme e hipoderme

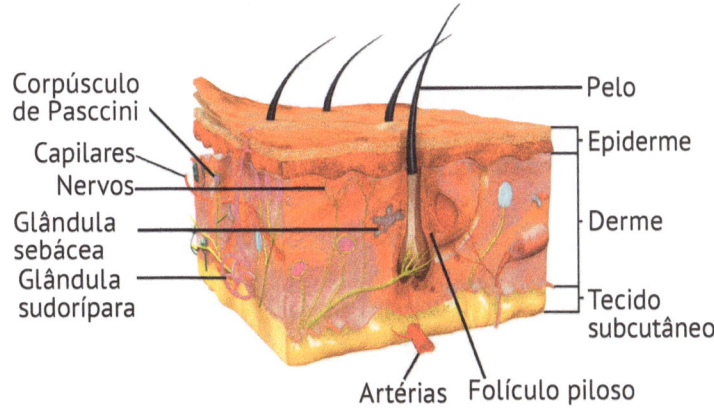

Já a **hipoderme**, ou tela subcutânea, suporta as camadas anteriores, sendo a mais profunda e de espessura variável. É formada por tecido conjuntivo frouxo e tecido adiposo, o qual comporta células repletas de gordura proveniente do armazenamento energético corporal. Essas células de gordura, denominadas *adipócitos*, estão divididas por septos fibrosos de colágeno pelos quais correm vasos sanguíneos, vasos linfáticos e nervos. Funcionalmente, a hipoderme participa também da função térmica e mecânica da pele, conferindo isolamento térmico e proteção a traumatismos externos.

1.4.1 Inervação da pele: receptores sensoriais da derme

Uma das mais ricas propriedades do corpo humano é a percepção sensorial, e é na derme que se encontram variados "sensores" que identificam estímulos ambientais, transportando-os para o sistema nervoso de integração e de resposta do nosso corpo.

Esses receptores sensoriais nada mais são do que terminações nervosas de longos axônios de neurônios (nervos), cada qual com sua capacidade de percepção única, conforme a seguinte descrição:

- » **Terminações nervosas livres:** Fibras nervosas amielínicas e de pequeno diâmetro que transportam estímulos dolorosos por calor, frio, pressão, lesão ou coceira.
- » **Complexo de Merkel:** Suas terminações nervosas se invaginam na epiderme e são responsáveis por captar sensações táteis e de pressão, por isso são chamadas de *mecanorreceptores*, pois percebem estímulos mecânicos.
- » **Terminais dos folículos pilosos:** São terminações nervosas que se conectam ao bulbo piloso (apêndice da pele) a fim de captar estímulos externos finos em relação aos pelos.
- » **Corpúsculos de Meissner:** Receptores encapsulados, localizados principalmente nas pontas dos dedos, lábios e outros locais nos quais a discriminação tátil é apurada. Também são classificados como *mecanorreceptores* ou *receptores que captam sinais mecânicos*.
- » **Corpúsculos de Vater Pacini:** Parecidos com os receptores de Meissner, também encapsulados e encontrados na pele e no músculo, são mecanorreceptores de rápida adaptação sensorial que captam variações de velocidade do estímulo, sendo conhecidos, portanto, por perceber as vibrações.
- » **Corpúsculos de Krause:** Localizam-se nas regiões limítrofes da pele e são capazes de captar estímulos sensoriais de temperatura fria, sendo classificados como *receptores térmicos*.

Introdução à anatomia, à fisiologia e ao sistema tegumentar

» **Corpúsculos de Ruffini:** Capazes de captar estímulos sensoriais de temperatura quente (o calor), sendo também classificados como *receptores térmicos*.

Dessa forma, cada função do sistema nervoso inicia-se mediante experiências sensoriais, que chegam ao cérebro e provocam variadas reações a esses estímulos, desencadeando uma resposta ou uma memória. Observe, na Figura 1.10, uma representação da porção somática do sistema sensorial, que transmite a informação sensorial vinda de receptores localizados em toda a superfície do corpo.

Figura 1.10 – Eixo somatossensorial do sistema nervoso

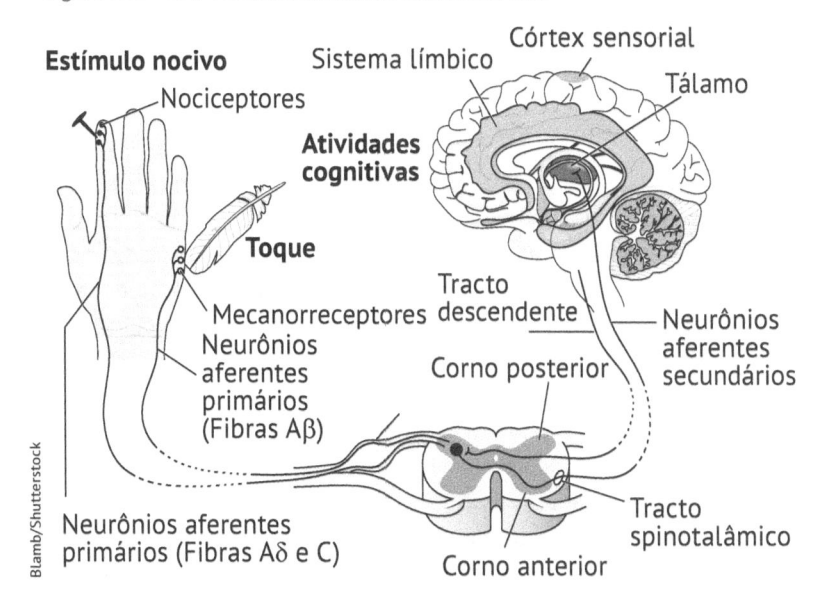

Como se vê, a captação sensorial é feita por diversos tipos de receptores, os quais, por meio de fibras nervosas, adentram a medula espinhal pelo corno posterior e conectam-se com nervos específicos, subindo pelos tractos espinhais até o tálamo, que direciona o estímulo para diferentes áreas encefálicas, como o sistema límbico ou a área cortical somestésica. Além dessas duas áreas, também respondem a estímulos sensoriais todos os níveis da medula espinhal, a formação reticular no bulbo, a ponte e o mesencéfalo e o cerebelo.

Uma das principais funções do sistema nervoso é exatamente a "interpretação" e o processamento de todas as informações aferentes, de modo que sejam possíveis respostas de controle e homeostase adequadas.

> **Curiosidade**
>
> "Mais de 99% de toda informação sensorial é descartada pelo cérebro como irrelevante ou sem importância. Por exemplo, não percebemos as partes do corpo que estão em contato com as nossas vestimentas, assim como a pressão que a cadeira exerce sobre o nosso corpo quando sentamos" (Hall, 2011, p. 572). Isso porque toda a informação relevante que chega nos receptores sensoriais é imediatamente carreada pelos nervos para regiões integrativas do encéfalo, a fim de que possam ser respondidas de forma apropriada pelo sistema nervoso central (SNC).

1.4.2 Anexos da pele: derme

Os órgãos anexos estão todos localizados na derme e conferem à pele diversas funções.

As glândulas sudoríparas, por exemplo, são responsáveis pela produção de suor, proveniente do mecanismo fisiológico de regulação da temperatura corporal, e excretam do corpo água, sais e ureia. Tais glândulas estão localizadas nas axilas, na região inguinal, no púbis (apócrinas) e em outras regiões do corpo (écrinas). Já as glândulas sebáceas produzem o sebo da pele, gordura secretada a partir do folículo piloso, para que possa ser conduzido à superfície (camada córnea da epiderme), conferindo-lhe a lubrificação necessária. A produção glandular do sebo é controlada hormonalmente; por meio de sua maior ou menor produção, é possível classificar a pele como *seca*, *normal*, *mista* ou *oleosa*. As secreções aquosa e oleosa – produzidas, respectivamente, pelas glândulas sudoríparas e sebáceas – formam a emulsão epicutânea, também chamada de *manto hidrolipídico* (Andrade, 2017).

Os pelos são formados a partir dos folículos pilosos por uma invaginação da epiderme na derme, como mostra a figura a seguir.

Figura 1.11 – Ciclo de crescimento capilar (pelos e cabelos)

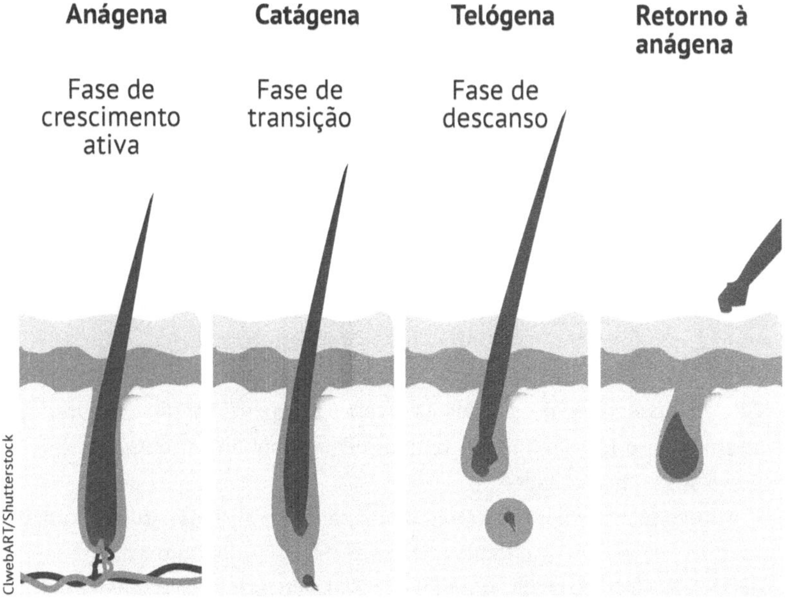

Anágena	Catágena	Telógena	Retorno à anágena
Fase de crescimento ativa	Fase de transição	Fase de descanso	

Tais estruturas são formadas por células queratinizadas da epiderme, que se renovam constantemente e empurram as células mais velhas para a superfície, compactando-as. Assim originam-se as unhas, que também são formadas por células de queratina acoplada em lâminas, com consistência endurecida, a fim de proteger as pontas dos dedos das mãos e dos pés (Silva; Santos; Oliveira, 2014).

Há, ainda, a glândula ceruminosa, localizada em região específica, na derme do meato acústico interno (canal auditivo). Essa glândula produz cerume, cuja função é proteger os tímpanos contra agressões externas.

Em síntese, a função principal dos anexos da pele é a proteção, pois agem como barreiras contra a invasão de agentes agressores, evitando também o ressecamento e a perda de água para o meio externo, além de proporcionar equilíbrio entre o meio interno e externo do corpo.

Síntese

Anatomia significa "cortar, fatiar, seccionar" a fim de conhecer o que está oculto a olho nu. Essa ciência é muito antiga e serviu para delimitar, organizar e denominar estruturas para um melhor entendimento do corpo humano, de forma macroscópica, permitindo, em conjunto com a fisiologia, instaurar um estudo das inter-relações espaciais, formando, assim, o pensamento clínico da área da saúde.

O nível fundamental de organização do corpo humano é o bioquímico, pois diz respeito ao menor tamanho da matéria: a união de átomos, que se ligam quimicamente, constituindo elementos essenciais, e as células, que funcionam distintivamente, formando os tecidos, que, por sua vez, originam os órgãos e as estruturas capazes de executar funções em nível sistêmico. Todos os níveis de organização em conjunto determinam o funcionamento organísmico global do ser humano, em toda a sua complexidade.

A linguagem anatômica serviu à unificação de termos. Atualmente, algumas expressões, predominantemente oriundas do latim e do grego, têm se aproximado da língua inglesa: trata-se de termos descritivos cuja relação é marcada pela criatividade visual do anatomista, pela forma da estrutura, da posição, do trajeto, das conexões e das inter-relações, bem como pela função e pela relação com o esqueleto. Toda descrição em anatomia é baseada na posição anatômica e em termos direcionais pares com significados opostos, além das divisões em quadrantes, segmentos e cavidades; mediante esse uso, é possível definir exatamente a região ou a área onde foram, são ou serão executados certos procedimentos.

Os planos de secção auxiliam o estudo das estruturas, enquanto a fisiologia se concentra no funcionamento delas, explicando características funcionais e mecanismos pelos quais o corpo humano consegue manter a vida.

A todo momento, as diversas reações bioquímicas são traduzidas pelo funcionamento dos tecidos, que formam os órgãos, os quais, por sua vez, constituem os sistemas do organismo e apresentam mecanismos homeostáticos relativos ao equilíbrio de todas as funções, respondendo às mais diversas variações do ambiente externo e interno ao corpo humano. São exemplos o sistema cardiovascular, a permeabilidade seletiva e o processo biofísico da difusão, também encontrado no sistema respiratório e no trato gastrointestinal.

Ainda neste capítulo vimos alguns exemplos de funcionamento do sistema de "leitura" do ambiente interno do organismo pelo sistema nervoso autônomo, capaz de detectar o estado de funcionamento geral do corpo humano, informando-o ao sistema nervoso central (SNC), que integra informações e responde por meio da liberação de neurotransmissores e hormônios em nível subconsciente, controlando todas as funções vegetativas do organismo.

Por fim, exploramos o sistema tegumentar e sua superfície de contato com o meio externo e organização anatômica e funcional. Esse sistema protege todos os outros sistemas e ainda trabalha para o controle hídrico e a regulação de temperatura corporal, além de captar estímulos pelos receptores sensoriais de tato, vibração, temperatura (calor e frio) e dor, constituindo um eixo somatossensorial com o sistema nervoso.

Questões para revisão

1. Dada a complexidade do corpo humano, quais são os níveis de organização estrutural? Descreva cada um deles.
2. Explique a importância da anatomia topográfica macroscópica e da fisiologia humana (estudo das funções) para o estudo de anatomofisiologia?
3. "Entre os órgãos atingidos pelas queimaduras, a pele é a mais frequentemente afetada. Considerada o maior órgão do corpo humano, a pele é a parte do organismo que recobre e resguarda a superfície corporal, tendo algumas funções, tais como controlar a perda de água e proteger o corpo contra atritos" (Brasil, 2012a, p. 5-6). Qual é a camada da pele afetada quando a vítima perde a sensibilidade à dor?
    a. Epiderme – camada córnea.
    b. Derme papilar.
    c. Epiderme – camada basal.
    d. Hipoderme – tela subcutânea.
    e. Epiderme – camada granulosa.

4. (FUNIVERSA – 2015) As descrições anatômicas exigem um referencial para as posições e partes corporais. Assim sendo, foram criados planos imaginários que atravessam o corpo na posição anatômica.

Assinale a alternativa que apresenta o plano vertical que atravessa longitudinalmente o corpo, dividindo-o em duas metades, direita e esquerda:
a. Sagital.
b. Mediano.
c. Frontal.
d. Coronal.
e. Horizontal.

5. A manutenção das condições que possibilitam a vida celular é denominada *homeostase*, palavra grega que remete ao equilíbrio de funções em um organismo. Sobre os mecanismos homeostáticos dos principais sistemas do organismo, leia as afirmações a seguir.
   I. Cada célula forma um tecido, que, por sua vez, forma um órgão, contribuindo para a homeostasia e formando diferentes sistemas funcionais do corpo humano, que operam em suporte um ao outro.
   II. Durante seu percurso, o sistema cardiovascular transita por órgãos-chave, que têm a função de filtrar o sangue e excretar o conteúdo não aproveitado pelo organismo humano. São exemplos de órgãos-chave: os pulmões, os intestinos e os rins. Tudo isso é possível por meio de uma permeabilidade seletiva de estruturas e pela difusão.
   III. No corpo humano ocorre uma troca contínua dos líquidos corporais para que as células possam trabalhar sempre nutridas. Assim, o líquido extracelular está sendo continuamente misturado ao sangue, que, transitando por órgãos-chave, é continuamente filtrado e recomposto de nutrientes.
   IV. Mecanismos de regulação também funcionam por meio da "leitura" do ambiente interno do organismo pelo sistema nervoso ou vegetativo, que, por meio de varreduras e detecção do estado de funcionamento geral do corpo humano, internamente ou em relação ao meio

externo, leva informações ao SNC, que responde a esses "estímulos" pela liberação neuroquímica de substâncias (neurotransmissores) ou de hormônios, pelo sistema endócrino.

V. O sistema neurovegetativo opera em nível consciente e, assim, é possível, voluntariamente, controlar o bombeamento do coração, o movimento do trato gastrointestinal para a digestão dos alimentos e a secreção glandular endócrina e exócrina.

Agora, assinale a alternativa que apresenta a resposta correta:

a. Todas as afirmações estão corretas.
b. Apenas a afirmação I está correta.
c. Apenas a afirmação II está correta.
d. Apenas a afirmação III está incorreta.
e. Apenas a afirmação V está incorreta.

Questões para reflexão

1. São muitas as atividades do sistema nervoso que se iniciam por meio de experiências, estímulos sensoriais captados por receptores espalhados pelo corpo, os quais, ao chegar ao cérebro, provocam reações conhecidas como *respostas*, mas que também podem formar uma memória, por exemplo. Reflita sobre suas ações diárias e descreva uma atividade que possa ser relacionada ao uso do eixo somatossensorial visto no capítulo.

2. A hipoderme, ou tela subcutânea, é formada por tecido conjuntivo frouxo e tecido adiposo, que comporta células repletas de gordura proveniente do armazenamento energético corporal. Essas células de gordura, denominadas *adipócitos*, estão divididas por septos fibrosos de colágeno, por onde correm vasos sanguíneos, vasos linfáticos e nervos. Funcionalmente, a hipoderme participa também da função térmica e mecânica da pele, conferindo isolamento térmico e proteção a traumatismos externos. Isso posto, reflita sobre as regiões corporais que possuem maior camada gordurosa e as relacione com a função da hipoderme.

Capítulo 2

Sistema nervoso

Fernanda Maria Cercal Eduardo

Conteúdos do capítulo:
- » Aspectos gerais do sistema nervoso.
- » Estrutura do neurônio.
- » Divisão do sistema nervoso.
- » Níveis de integração do sistema nervoso.
- » Sistema nervoso central (SNC), estruturas e funções.
- » Sistema nervoso periférico (SNP), estruturas e funções.
- » Sistema nervoso autônomo (SNA), estrutura e funções.

Após o estudo deste capítulo, você será capaz de:
1. compreender aspectos gerais do sistema nervoso e sua organização;
2. entender as divisões didáticas para estudo do funcionamento do sistema nervoso como um todo;
3. identificar estruturas anatômicas e funcionais do SNC, do SNP e do SNA;
4. relacionar as estruturas e respectivas funções do sistema nervoso a atividades e controles do corpo humano.

Neste capítulo, trataremos do sistema nervoso como sistema de integração de todas as atividades do corpo humano, caracterizando sua unidade funcional e conformações especiais e identificando suas estruturas por regiões.

Inicialmente, abordaremos os aspectos gerais do sistema nervoso, o qual será dividido, por razão didática, em três partes: Sistema nervoso central (SNC), Sistema nervoso periférico (SNP) e sistema nervoso autônomo (SNA), a fim de elucidarmos suas respectivas proporções e atividades a nível organísmico.

O estudo aprofundado da anatomia e da fisiologia do sistema nervoso e suas diferentes partes funcionais visa embasar qualquer tipo de atuação profissional na máquina humana, pois, de todos os sistemas do corpo humano, sem dúvida alguma, esse é o mais complexo, já que integra as informações de todos os outros e tem capacidade de se organizar, receber, armazenar e responder a toda e qualquer informação proveniente do meio interno e externo ao corpo.

Para tanto, cabe explorar, aqui, as estruturas anatômicas, suas regiões específicas, os trajetos e os mecanismos utilizados em atividades e controles humanos.

2.1 Sistema nervoso: aspectos gerais

O sistema nervoso é formado por um conjunto de órgãos responsáveis pela coordenação e pela integração dos demais sistemas do organismo, sendo capaz de se relacionar com o meio externo e de responder aos mais variados estímulos, como frio, calor, pressão, peso, cheiro, sabor, entre outros. Tanto as variações do meio externo quanto as do meio interno do corpo humano podem ser recebidas, processadas, armazenadas e respondidas por meio dos nervos, formados por células específicas que constituem o tecido nervoso: os neurônios.

O **neurônio** é a unidade funcional do sistema nervoso e a principal célula constituinte desse tecido, sendo composto, principalmente, de quatro partes: (1) corpo celular, (2) dentritos, (3) axônios e (4) terminações nervosas. Suas funções são formatar o comando (corpo celular), conduzir o impulso nervoso (axônio) e transmitir esse sinal para outra célula (terminação nervosa), que pode ser outro neurônio ou uma célula muscular, por exemplo, além de receber sinais químicos de outro neurônio (dendritos).

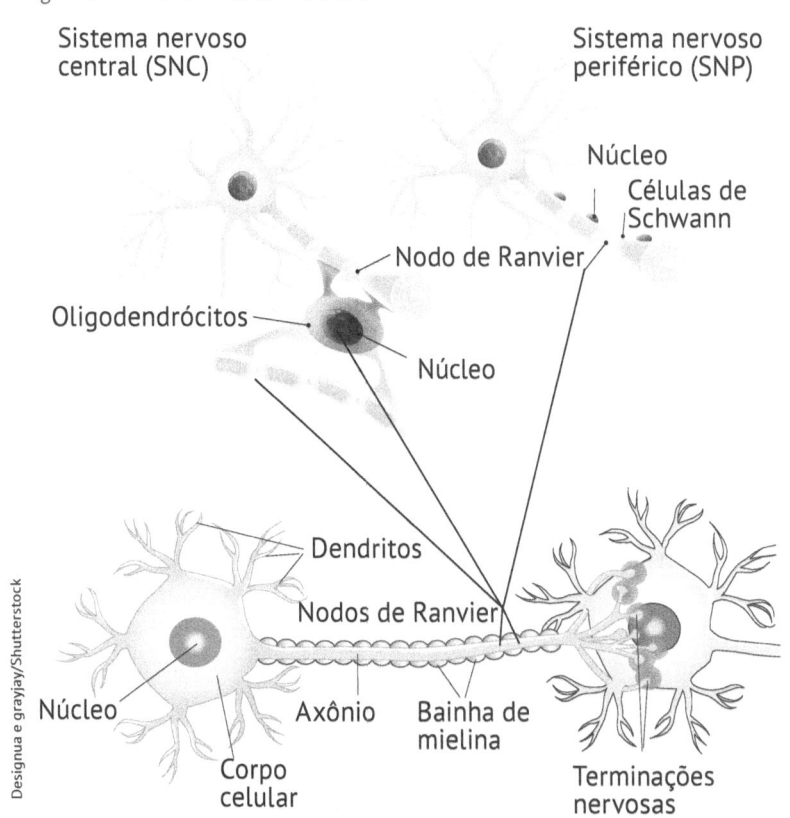

Figura 2.1 – Estrutura de um neurônio

Sistema nervoso central (SNC)

Sistema nervoso periférico (SNP)

- Núcleo
- Células de Schwann
- Nodo de Ranvier
- Oligodendrócitos
- Núcleo
- Dendritos
- Nodos de Ranvier
- Núcleo
- Axônio
- Bainha de mielina
- Corpo celular
- Terminações nervosas

Designua e grayjay/Shutterstock

Importante

O SNC é formado por número superior a 100 bilhões de neurônios, e cada subtipo se conecta sinapticamente com outro neurônio ou com um órgão do corpo, podendo formar inúmeras conexões – dependendo de sua função, até 200.000 conexões aferentes.

O axônio do neurônio, responsável por transportar a informação proveniente do corpo celular, geralmente é envolto pela bainha de mielina, produzida pelas outras células do tecido nervoso (células da glia) a fim de aumentar a velocidade de condução da sinapse neuronal. *Sinapse* é o ponto de contato entre um neurônio e o neurônio seguinte ou um órgão-alvo (como as células musculares esqueléticas, cardíacas ou lisas), em uma direção determinada, podendo ocorrer de forma química (por meio de neurotransmissores) ou elétrica (por meio de íons presentes no terminal pré-sináptico) (Hall, 2011).

As sinapses elétricas ocorrem menos e são exclusivas entre neurônios com junções comunicantes, capazes de difundir os íons ali presentes em todas as direções. As sinapses químicas, por sua vez, constituem a maioria das sinapses. Nesse tipo, não há junção entre a estrutura pré-sináptica e a pós-sináptica, e a comunicação ocorre por meio da liberação de substâncias químicas, denominadas *neurotransmissores*, que ficam armazenados em vesículas no terminal pré-sináptico. Entre os neurotransmissores conhecidos, estão: acetilcolina, GABA, dopamina, noradrenalina, adrenalina, histamina, entre outros (Machado; Haertel, 1993).

Todas as células vivas apresentam uma diferença de potencial de membrana em repouso, sendo possível gerar "desequilíbrios" elétricos que resultam na distribuição de íons através das membranas celulares. Esse evento é denominado *despolarização da membrana através de um potencial de ação*. Canais controlam a permeabilidade iônica dos neurônios, e normalmente o sódio (Na^+) e o cálcio (Ca^{2+}) são mais concentrados no fluido extracelular do que no intracelular, enquanto o potássio (K^+) é mais concentrado no fluido intracelular. Durante o potencial de ação, os íons se movimentam através da membrana celular, criando sinais elétricos que a despolarizam. Os potenciais de ação viajam longas distâncias sem perder sua força (Silverthorn, 2003).

Figura 2.2 – Potencial de ação

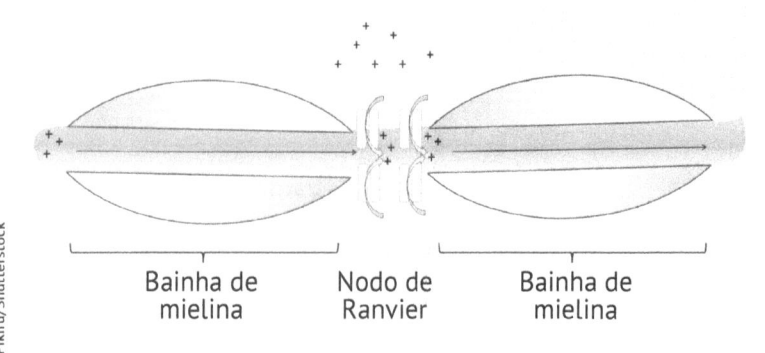

Bainha de mielina   Nodo de Ranvier   Bainha de mielina

Pikiru/Shutterstock

O potencial de ação inicia-se com um estímulo para despolarização da membrana em repouso, que se despolariza até o limiar. Os canais de Na^+ voltagem dependentes se abrem e o Na^+ entra na célula, enquanto os canais de K^+ começam a se abrir lentamente. A entrada rápida do Na^+ despolariza a célula, e enquanto os canais de Na^+ se fecham, os de K^+ se abrem, fazendo com que o K^+ se mova para o fluido extracelular. Os canais de K^+ então se fecham e a célula retorna à permeabilidade iônica de repouso e ao potencial de membrana de repouso (Silverthorn, 2003).

> **Para saber mais**
>
> No vídeo indicado a seguir, o fisioterapeuta Rogério Gozzi define o que são as sinapses, onde elas podem ocorrer e os tipos de sinapses encontradas no sistema nervoso humano, apresentando, com recursos ilustrativos, as formas de comunicação entre as unidades funcionais (células) desse sistema, bem como seus órgãos-alvo.
>
> SINAPSES Químicas e Elétricas. Sistema Nervoso. Neurofisiologia. Videoaula 083. 29 set. 2014. 15 min. Disponível em: <https://www.youtube.com/watch?v=LlYHXcFFAKM>. Acesso em: 4 fev. 2022.

O impulso que percorre um nervo envolto por bainha de mielina salta entre os envoltórios, pelos nodos de Ranvier, razão por que sua velocidade aumenta significativamente.

Os corpos celulares dos neurônios, onde efetivamente acontece todo o processamento, formam a substância cinzenta do sistema nervoso, localizada no encéfalo, no cerebelo e na medula espinhal, conhecidos em seu conjunto como *sistema nervoso central* (SNC), justamente por ser o centro de integração do organismo. Os axônios de neurônios formam a substância branca, que também está presente no SNC, mas que sai do tronco encefálico e da medula espinhal na forma de nervos cranianos e de nervos espinhais, constituindo o sistema nervoso periférico (SNP), conforme mostra a Figura 2.3.

Figura 2.3 – SNC e SNP

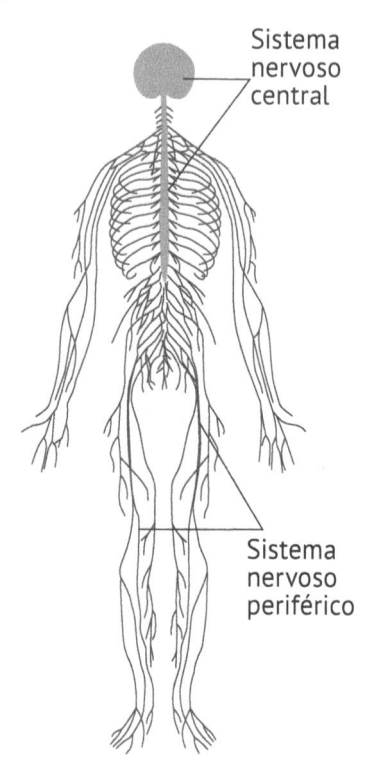

Sistema nervoso central

Sistema nervoso periférico

O SNC tem suas estruturas – encéfalo e medula espinhal – protegidas, respectivamente, pelo crânio e pela coluna vertebral, componentes do esqueleto axial, enquanto o sistema nervoso externo ao esqueleto axial integra o SNP.

De forma didática, o sistema nervoso pode ser subdividido ainda em sistema nervoso autônomo (SNA), constituído, da mesma forma, por nervos que levam e trazem informações ao SNC. O SNA está relacionado ao controle da vida vegetativa, isto é, a respostas involuntárias do organismo humano que envolvem o controle das vísceras, que independe de **ações** voluntárias, como: respiração, circulação do sangue, controle de temperatura e digestão.

2.1.1 Níveis de integração do sistema nervoso

Antes de nos aprofundarmos nos aspectos funcionais do sistema nervoso, precisamos compreender que o sistema nervoso humano herdou, por meio de estágios evolutivos de nossa espécie, capacidades diferenciadas em relação às dos animais. Dessa forma, é possível identificar três níveis principais de integração funcional para a elaboração das respostas aos estímulos recebidos internamente: o medular, o subcortical e o cortical.

> **Exemplificando**
>
> Analogamente ao funcionamento de um computador, que possui um circuito de entrada de informações e um circuito de saída de respostas, controlado diretamente pelos sinais de entrada ou, ainda, por informações previamente armazenadas na memória computacional, computadores mais complexos desenvolvem também a chamada *unidade de processamento central*, capaz de determinar a sequência de variadas operações. Assim também funciona o sistema nervoso: nele, a medula espinhal é uma via de passagem para os sinais vindos do corpo em direção ao cérebro.

O nível **medular**, portanto, é responsável por reflexos motores que protegem o corpo da dor; enrijecem os membros para a sustentação do corpo contra a gravidade; controlam vasos sanguíneos por meio de centros de controle que, por sua vez, recebem sinais das vias de controle superiores (Hall, 2011).

Acima do nível medular, encontra-se o segundo nível, o **subcortical**, no qual são respondidas as atividades a que denominamos *subconscientes*. É o nível dos principais centros de comando visceral do organismo, como a região do tronco encefálico, do diencéfalo e do cerebelo. São exemplos desses comandos: o controle da pressão arterial, o controle da respiração e dos batimentos cardíacos, o controle do equilíbrio e das funções combinadas, a salivação e os padrões emocionais.

O terceiro e mais alto dos níveis de integração é o nível **cortical**, que armazena a memória e funciona em associação com os outros níveis de integração. Sem o córtex cerebral, as funções dos outros centros subcorticais são imprecisas. Esse é o nível dos processos mentais e dos pensamentos, bem como das funções específicas de cada área do cérebro, como é o caso dos movimentos voluntários gerados no córtex motor.

2.2 Sistema nervoso central

Como vimos anteriormente, o SNC é constituído de encéfalo e medula espinhal. O encéfalo compreende o cérebro, o cerebelo e o tronco encefálico, conforme esquematizado na figura a seguir.

Figura 2.4 – Subdivisões SNC

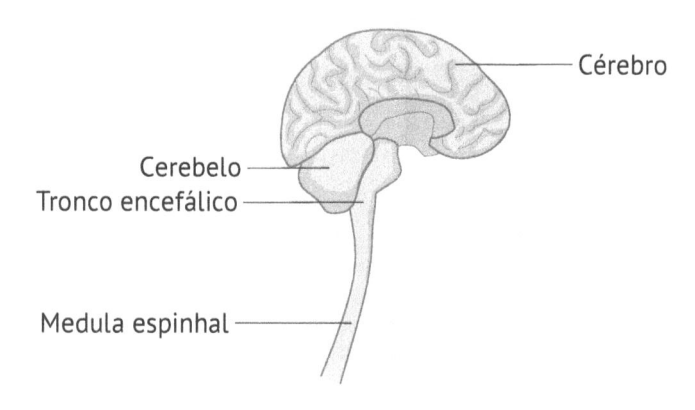

![Figura 2.4 - Subdivisões SNC: ilustração do encéfalo mostrando Cérebro, Cerebelo, Tronco encefálico e Medula espinhal. Crédito: grayjay/Shutterstock]

Esquematicamente, temos:

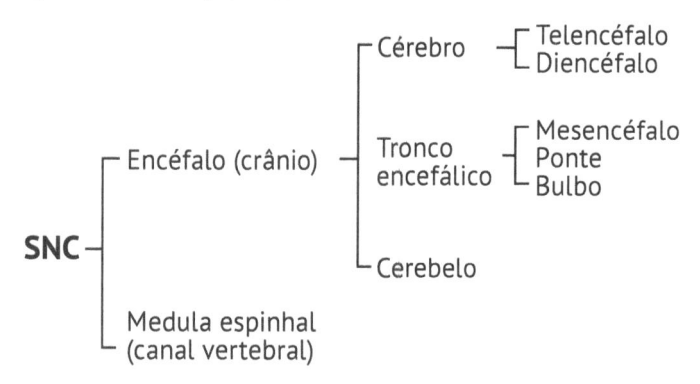

```
                 ┌ Cérebro ─── ┌ Telencéfalo
                 │             └ Diencéfalo
                 │             ┌ Mesencéfalo
       ┌ Encéfalo (crânio) ─┤ Tronco     ┤ Ponte
       │         │           encefálico  └ Bulbo
SNC ───┤         │
       │         └ Cerebelo
       │
       └ Medula espinhal
         (canal vertebral)
```

Na sequência, abordaremos todos os componentes do SNC.

2.2.1 Encéfalo

O encéfalo é subdividido em cérebro, tronco encefálico e cerebelo. O cérebro se divide em telencéfalo e diencéfalo. O telencéfalo é a parte mais volumosa e comum aos seres humanos, pelo desenvolvimento da razão e da compreensão, também chamado de *córtex*; ele apresenta circunvoluções denominadas *giros cerebrais*, que recebem suas nomenclaturas pela sua localização nos lobos. Ao todo, podemos identificar cinco lobos cerebrais: (1) lobo frontal, (2) lobo temporal, (3) lobo parietal, (4) lobo occipital e (5) lobo insular – este, também chamado *ínsula*, não está representado na figura a seguir, pois é o único que não tem relação com os ossos do crânio, já que se encontra encoberto por outros lobos.

Figura 2.5 – Telencéfalo: lobos cerebrais e principais giros

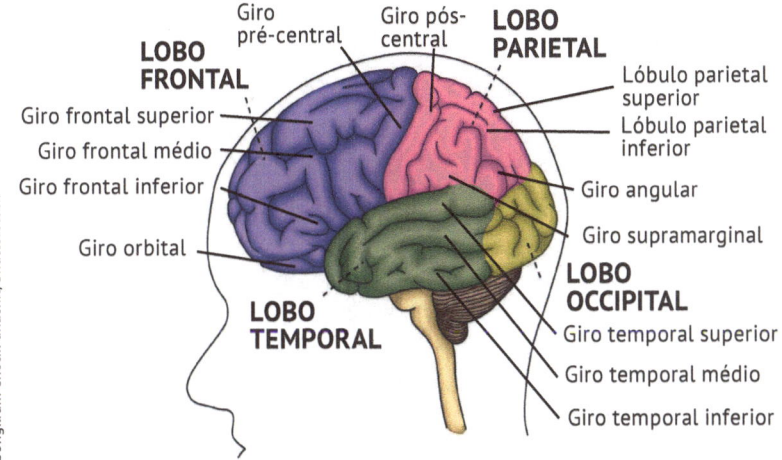

O córtex apresenta cerca de 50 áreas distintas que foram mapeadas e denominadas por Korbinial Brodmann (1868-1918), neurologista e psiquiatra alemão, com base nas diferenças estruturais histológicas. As áreas de Brodmann (Figura 2.6) se referem, com base nas regiões, a diferentes áreas funcionais. Em geral, os sinais sensoriais terminam no córtex cerebral, mais precisamente, estão localizados posteriormente ao sulco central do cérebro, na área denominada *somestésica* ou *somatossensorial*. Assim, há áreas responsáveis pela olfação, pelo sabor, pela audição, pela visão e pela motricidade, além de áreas responsáveis por diversas outras associações.

A porção anterior ao sulco central é o córtex motor, relacionado ao controle de contrações musculares e movimentos corporais. Como explica Hall (2011, p. 607), "Parte significativa desse controle motor ocorre em resposta aos sinais somatossensoriais recebidos das porções sensoriais do córtex, que mantêm o córtex motor informado, a cada instante, sobre as posições e os movimentos das diferentes partes do corpo".

Figura 2.6 – Áreas de Brodmann

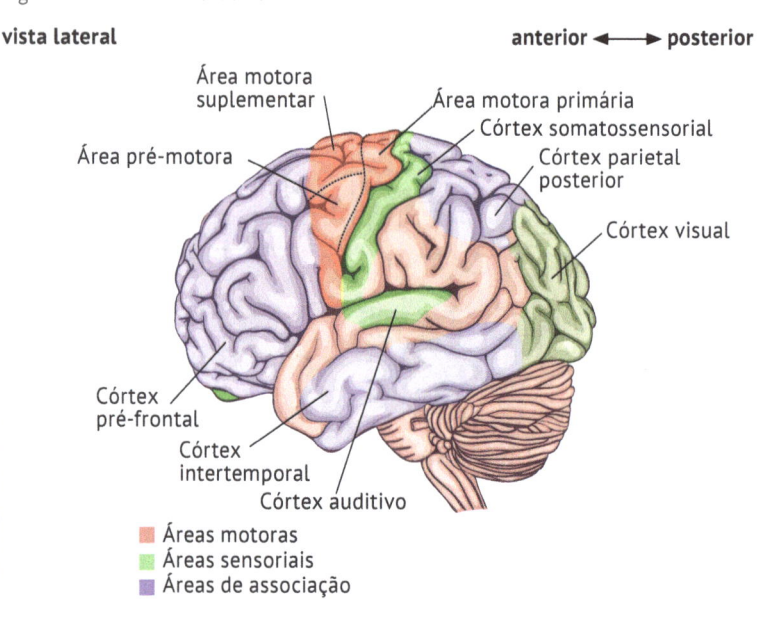

vista lateral　　　　　　　　　　　　　　　anterior ⬌ posterior

- Área motora suplementar
- Área pré-motora
- Área motora primária
- Córtex somatossensorial
- Córtex parietal posterior
- Córtex visual
- Córtex pré-frontal
- Córtex intertemporal
- Córtex auditivo

■ Áreas motoras
■ Áreas sensoriais
■ Áreas de associação

Vasilisa Tsoy/Shutterstock

Com relação às representações das diferentes partes do corpo para o córtex, algumas áreas figuram representação pequena; outras, no entanto, têm grande representação. De modo geral, as dimensões são diretamente proporcionais ao número de receptores sensoriais especializados, localizados em cada região corpórea. Exemplificando: os lábios, a face, o polegar e as mãos têm inúmeros receptores especializados; já o tronco, o pescoço, o ombro e o cotovelo contam com um número bem menor. Essas características sensoriais foram muito bem representadas no mapeamento denominado *Homúnculo de Penfield* (Figura 2.7).

Figura 2.7 – Homúnculo de Penfield

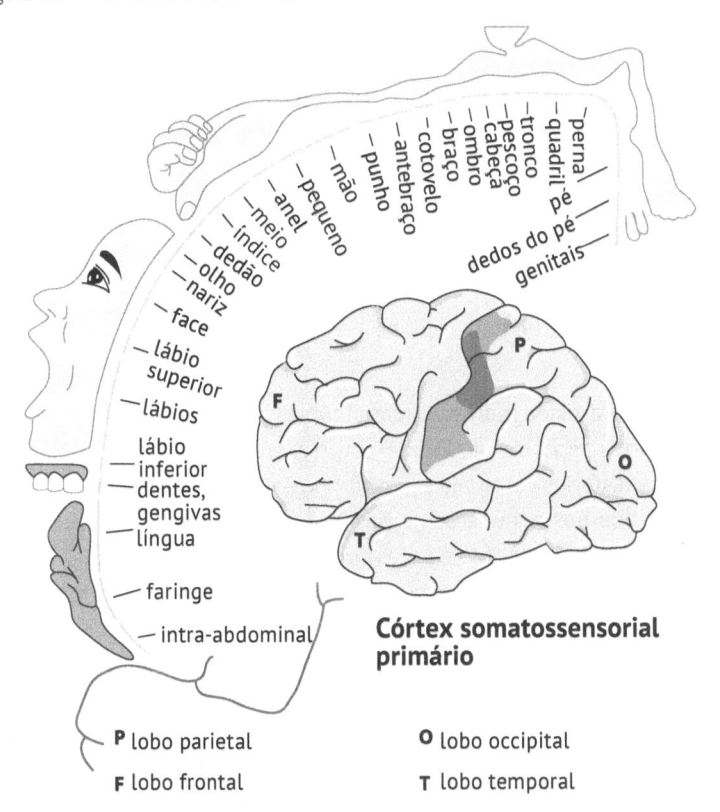

Córtex somatossensorial primário

P lobo parietal
F lobo frontal
O lobo occipital
T lobo temporal

No cérebro, interna e inferiormente, está localizado o diencéfalo: trata-se da parte menos desenvolvida e que também está presente nos répteis e em outros animais, sendo responsável pelos instintos, pelo comportamento e pelas emoções. É constituído por tálamo, hipotálamo, epitálamo e subtálamo, todos relacionados ao controle somático visceral e ao sistema emocional do corpo humano.

Figura 2.8 – Diencéfalo, estruturas do sistema límbico, tronco encefálico e cerebelo

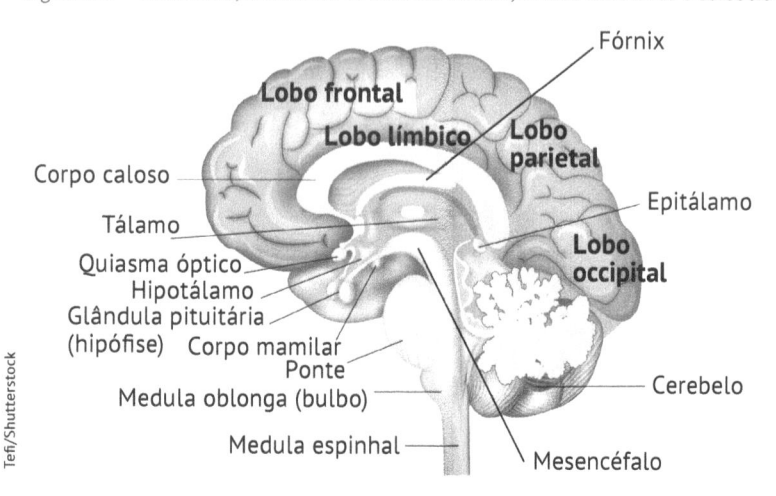

Nessa figura, estão representadas algumas estruturas anatômicas internas de grande importância, como o corpo caloso – estrutura que conecta os dois hemisférios cerebrais – e o fórnix, estrutura que conecta o hipocampo aos corpos mamilares na formação do sistema límbico, unidade responsável pelas emoções e pelos comportamentos.

O sistema límbico atua – por meio de aspectos cognitivos e emocionais em circuitos neuronais não precisos – sobre o hipotálamo e o tronco encefálico, influenciando diversos processos orgânicos controlados pelo SNA visceral (Barreto; Silva, 2010). Essa região do encéfalo contém dois grupos de núcleos (corpos celulares) que merecem destaque: a amígdala e o hipocampo. A amígdala está relacionada à emoção e à memória, enquanto o hipocampo se relaciona à aprendizagem e igualmente à memória. De maneira geral, o sistema límbico atua ligando as funções cognitivas superiores – a razão, por exemplo – a respostas emocionais primitivas, como o medo.

Ainda em relação ao diencéfalo, importa destacar que "os tálamos são complexos nucleares de importância fundamental nas vias de sensibilidade e nas vias de motricidade extrapiramidais" (Marrone; Marrone, 2002). Nessa região interna do cérebro existe um núcleo celular denominado *gânglio basal* – em algumas literaturas mencionado como *corpus striatum* –, envolvido no controle do movimento. Dessa forma, o tálamo direciona vias de função motora, visual e auditiva. Em contrapartida, o controle endocrinológico, metabólico, hidroeletrolítico e de temperatura é feito pelo hipotálamo, enquanto o epitálamo executa funções ligadas ao amadurecimento sexual e ao ritmo circadiano do organismo humano.

2.2.2 Tronco encefálico

Entre o diencéfalo e a medula espinhal está o tronco encefálico, formado por três regiões: (1) mesencéfalo (a mais proximal); (2) ponte (porção mediana); e (3) bulbo (porção distal do tronco encefálico, que se conecta à medula espinhal).

O tronco encefálico é constituído de substâncias cinzenta (núcleos neuronais) e branca (fibras nervosas) que se agrupam formando os tractos, também conhecidos como *fascículos* ou *lemniscos*. Muitos dos núcleos do tronco encefálico recebem ou emitem fibras ligadas aos nervos, que levam e trazem informações da região cranial e facial, por isso a denominação *nervos cranianos*. Dos doze pares de nervos cranianos, dez têm seus núcleos no tronco encefálico e apenas dois têm os seus núcleos diretamente no cérebro.

De maneira geral, o bulbo exerce papel importante em vários controles do corpo humano, além de fazer parte da via corticoespinhal-piramidal, na qual ocorre, em suas pirâmides bulbares, a decussação das fibras nervosas, ou seja, nessa região, a maior parte das fibras cruza para o lado oposto e desce pela medula espinhal. É nessa região também que se encontram: o centro respiratório, que controla o ritmo respiratório; o centro vasomotor; o núcleo do trato solitário; e outras áreas que comandam o ciclo de batimentos cardíacos e a pressão sanguínea.

> **Curiosidade**
>
> Em um **acidente vascular encefálico (AVE)**, popularmente conhecido como *derrame*, a afecção de células nervosas do hemisfério esquerdo do cérebro apresenta sequelas ou paralisias do lado direito do corpo. Isso ocorre exatamente pela decussação das fibras nervosas ao nível de bulbo, no tronco encefálico.

Em sua totalidade, o tronco encefálico trabalha em funções específicas de conexão e de controle das vias motoras, por meio de seus tractos, servindo de passagem para os sinais de comando emitidos pelos centros superiores. Especialmente importantes para o controle do movimento e do equilíbrio corporais são os núcleos reticulares e os núcleos vestibulares da ponte e do bulbo, além do núcleo rubro do mesencéfalo, cada qual integrando sistemas e trajetos de informações específicas, a fim de cumprir seu objetivo final de excitação ou inibição da musculatura estriada esquelética, mantendo o movimento adequado e o equilíbrio proveniente do sistema vestibular.

> **Para saber mais**
>
> O capítulo 55, intitulado "Controle cortical e do tronco cerebral da função motora", do *Tratado de fisiologia médica*, de John Hall (2011), apresenta as várias vias de controle do movimento, abordando em detalhes o sistema vestibular relacionado ao equilíbrio corporal.
>
> HALL, J. E. Controle cortical e do tronco cerebral da função motora. In: HALL, J. E. **Tratado de fisiologia médica**. Tradução de Alcides Marinho Junior et al. 12. ed. Rio de Janeiro: Elsevier, 2011. p. 705-717.

2.2.3 Cerebelo

Muitas das vias de controle motor e de equilíbrio também estão relacionadas com o cerebelo, que, no encéfalo, encontra-se posteriormente ao tronco encefálico, desempenhando papel distinto no controle do tônus postural e da coordenação motora. Assim, o estímulo sensitivo da periferia e da orelha interna é recebido pelo cerebelo, que processa as informações e faz conexões com outras áreas do córtex encefálico, respondendo, por meio de comandos motores, a todas as demandas.

Figura 2.9 – Conexões do nível subcortical com o cerebelo

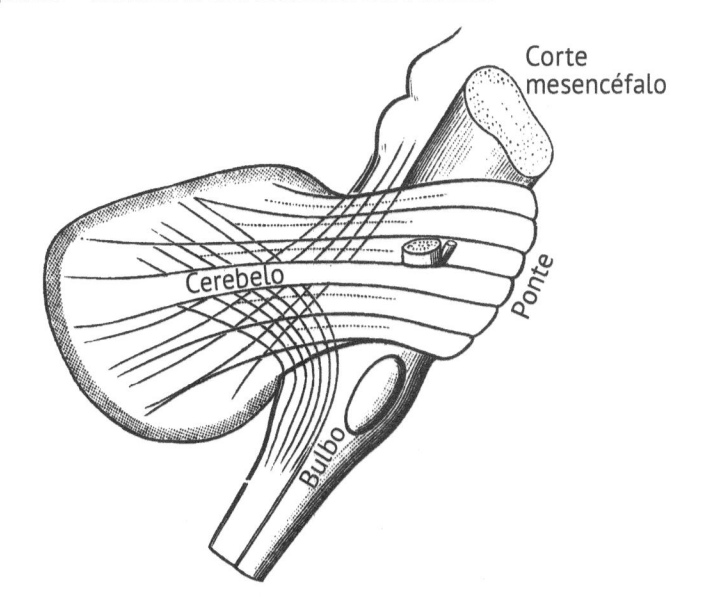

2.2.4 Medula espinhal

Saindo do bulbo (tronco encefálico), a medula espinhal transita no forame vertebral das vértebras até o nível de L2, aproximadamente, e termina em um cone, denominado *cone medular*, de onde saem fibras nervosas (nervos) do SNP, formando a cauda equina.

Figura 2.10 – Medula espinhal

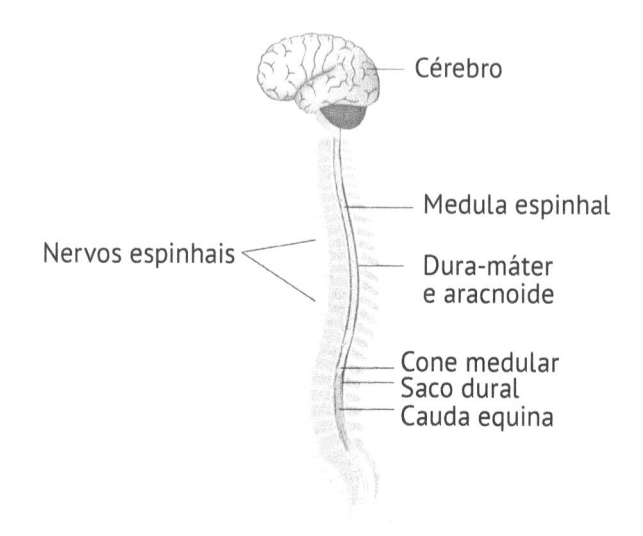

— Cérebro
— Medula espinhal
Nervos espinhais
— Dura-máter e aracnoide
— Cone medular
— Saco dural
— Cauda equina

A medula espinhal constitui-se o principal caminho da informação que transita entre encéfalo, pele, articulações, vísceras e músculos do corpo. Isso só é possível porque essa medula apresenta estruturas organizadas que desempenham o papel de conexão e de centro de integração motora primitiva. Conforme explica Silverthorn (2003, p. 259): "Os interneurônios da medula espinal levam informação sensitiva a partir de receptores periféricos para o encéfalo e comandos do encéfalo para os músculos e glândulas do corpo. Em muitos casos, os interneurônios também modificam a informação que passa através deles".

Lembrando que a constituição da medula espinhal é de substância branca (região de tractos que circundam o "H medular"), enquanto a porção com formato de borboleta ou H, na região central é constituída de substância cinzenta, ou seja, núcleos nervosos nos quais estão presentes corpos celulares de neurônios. Dos tractos ou lemniscos que formam a substância branca emergem fibras tanto aferentes (que levam informações aos centros superiores) quanto eferentes (que trazem informações dos centros superiores para a periferia). Na figura a seguir, é possível identificar tais trajetos, assim com as vias aferentes e eferentes.

Figura 2.11 – Secção transversa da medula espinhal – vias de conexão aferente (em azul) e eferente (em vermelho) com os centros superiores, interneurônio e principais tractos medulares/lemniscos

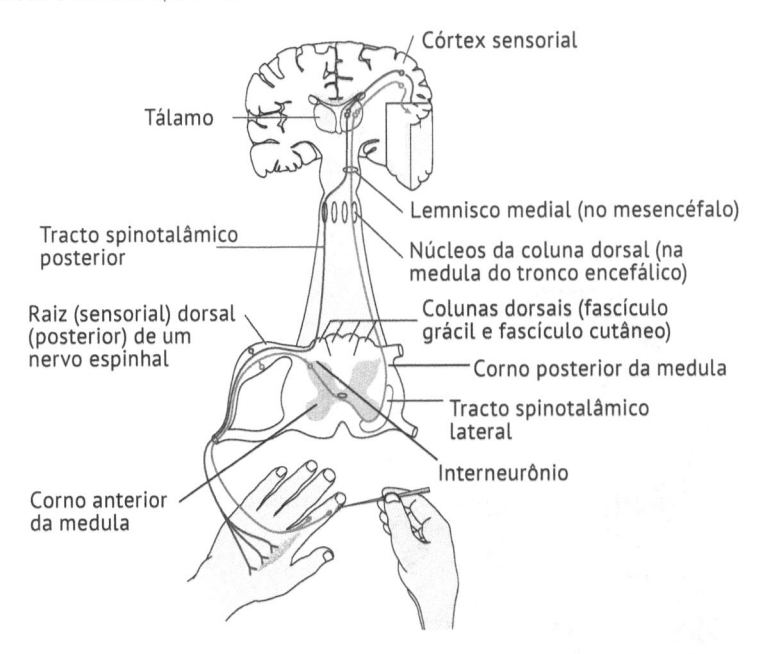

A medula espinhal está dividida em quatro segmentos, conforme a localização no esqueleto. São eles: (1) cervical, (2) torácico, (3) lombar e (4) sacral, de acordo com as vértebras adjacentes correspondentes. De cada região sai uma quantidade de pares bilaterais de nervos espinhais, os quais estudaremos no tópico referente ao SNP.

2.2.5 SNC: envoltórios e circulação liquórica

O SNC, pela sua importância e função, é protegido pelos ossos do esqueleto axial e pelos envoltórios laminares, denominados *meninges*. As meninges são lâminas de tecido conjuntivo que envolvem todo o SNC (encéfalo e medula espinhal). A membrana mais interna, diretamente ligada às estruturas anatômicas do SNC, é chamada de *pia-máter*; a membrana do meio é denominada *aracnoide*; e a mais externa – mais espessa, que recobre as outras – é a chamada *dura-máter*.

Entre a pia-máter e a aracnoide emergem fibras delicadas como uma rede, semelhante a uma teia de aranha (Dângelo; Fattini, 2003), constituindo o espaço subaracnoide por onde circula um líquido que inunda todo o SNC: o líquor ou líquido cefalorraquidiano (LCR). Entre a aracnoide e a dura-máter há o espaço subdural, espaço virtual que protege o sistema de impactos.

Figura 2.12 – Meninges e espaços entre meninges

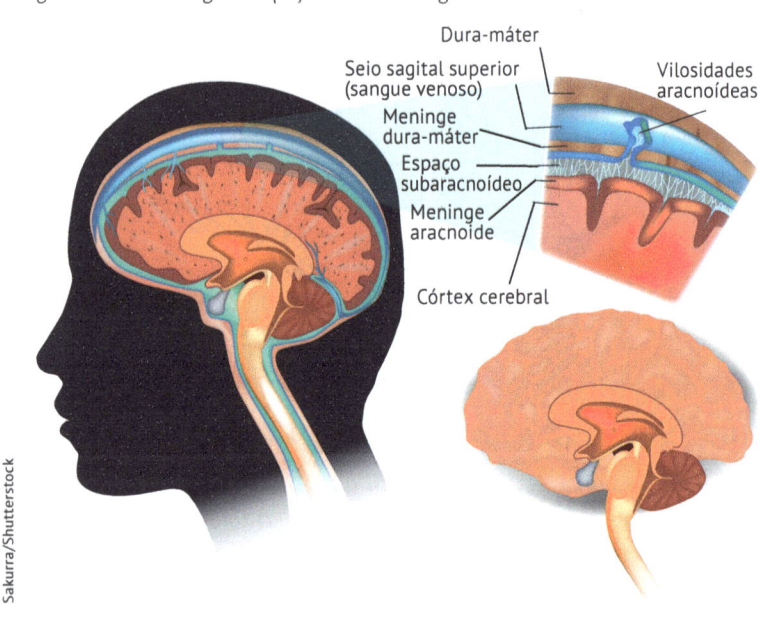

No espaço subaracnoide, ou subaracnoídeo, emerge um sistema importante de proteção físico-mecânica de amortecimento ao SNC, o *sistema ventricular*, que recebe esse nome por ser constituído de quatro ventrículos, os quais armazenam estruturas denominadas *plexo coroide*, membranas delicadas que produzem o líquido cefalorraquidiano, o líquor.

Figura 2.13 – Sistema ventricular: circulação liquórica

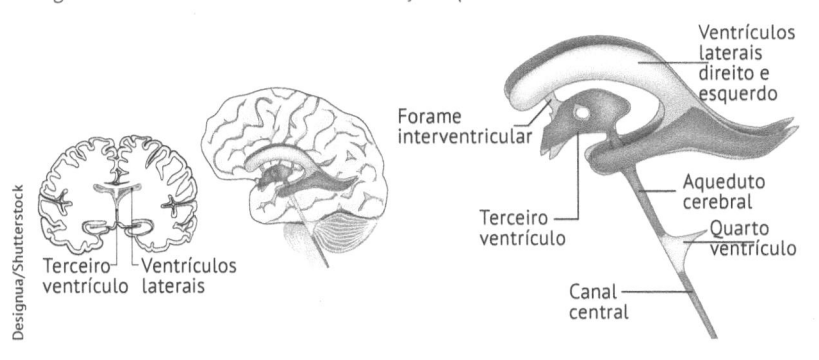

Como se vê, o sistema ventricular é constituído por várias estruturas que formam um circuito fechado para a circulação liquórica. Dessa forma, o líquido cefaloraquidiano flui dos ventrículos onde é formado e adentra o espaço aracnoide por meio dos forames laterais e mediais (forames interventriculares), recobrindo, assim, tanto o córtex quanto a medula espinhal. A reabsorção desse líquido ocorre nos vilos ou granulações aracnoides que emergem no seio sagital superior, canal venoso que passa acima da dura-máter.

2.3 Sistema nervoso periférico

Inicialmente, consideramos o SNP como sendo toda a parte que sai do tronco encefálico e da medula espinhal na forma de nervos cranianos e nervos espinhais, constituindo-se apenas de substância branca.

Figura 2.14 – SNP

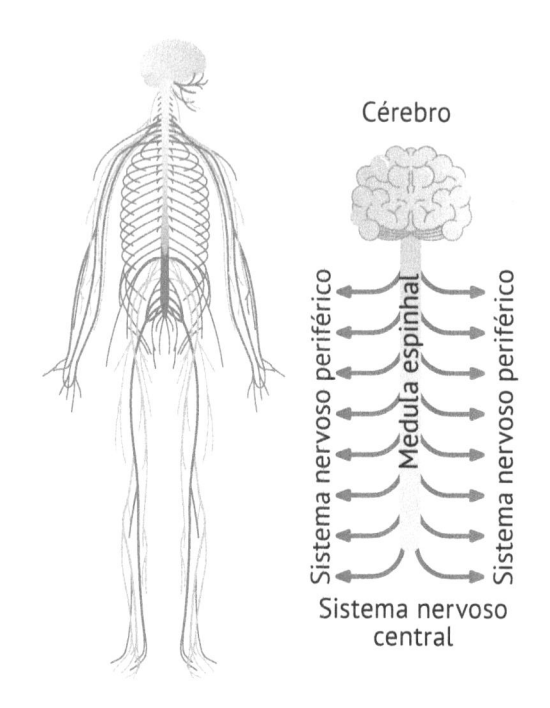

Cérebro

Sistema nervoso periférico

Medula espinhal

Sistema nervoso periférico

Sistema nervoso central

Esquematicamente, o SNP se organiza da seguinte maneira:

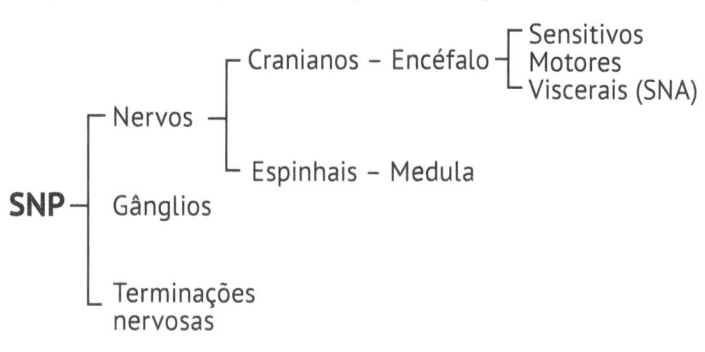

SNP
- Nervos
  - Cranianos – Encéfalo
    - Sensitivos
    - Motores
    - Viscerais (SNA)
  - Espinhais – Medula
- Gânglios
- Terminações nervosas

São incluídos como parte do SNP as terminações nervosas e os gânglios que constituem os nervos. As fibras motoras, também denominadas *eferentes*, saem do corno anterior da medula espinhal em direção aos órgãos que inervam – os músculos, por exemplo –, enquanto as fibras sensitivas, também denominadas *aferentes*, trazem as informações provenientes dos órgãos e das estruturas para o SNC. Antes dessa fibra sensorial entrar no SNC, ela se conecta a um núcleo, denominado "*gânglio*" *espinhal*.

Figura 2.15 – Via eferente (motora) e via aferente (sensitiva)

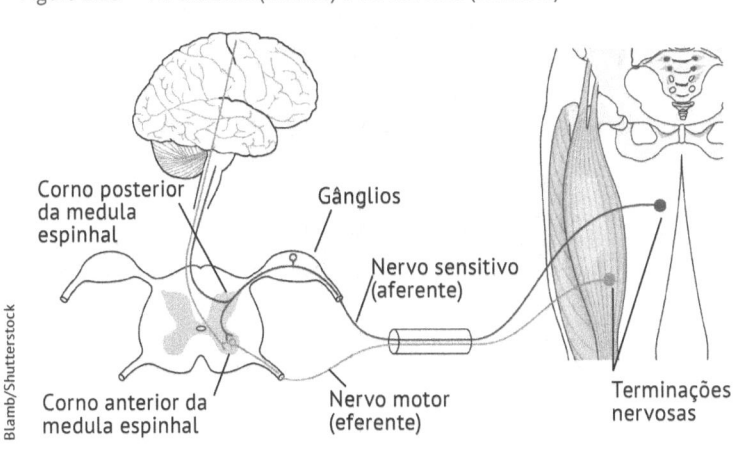

As terminações nervosas, portanto, são as extremidades das fibras nervosas que estão localizadas nos tecidos e nos órgãos. Também denominadas *receptores sensoriais*, são capazes de captar, tanto do meio interno do organismo quanto do meio externo ao corpo, os mais diversos estímulos, como frio, calor, pressão, peso, cheiro, sabor, entre outros.

2.3.1 Nervos cranianos

Os nervos cranianos correspondem, ao todo, a doze pares, sendo que dez pares saem do tronco encefálico em direção ao crânio e à face, e dois pares saem diretamente do encéfalo em direção ao nariz e aos olhos. Além dos nomes que lhes são atribuídos, os nervos cranianos são numerados de acordo com a sequência crânio-caudal em que emergem, conforme representado na figura a seguir.

Figura 2.16 – Nervos craniano: fibras sensitivas e motoras

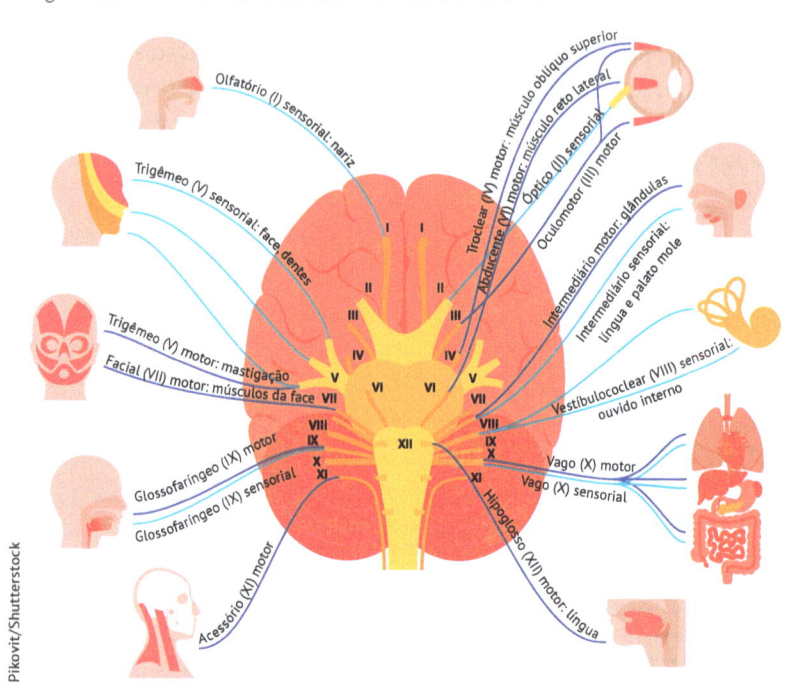

Alguns pares desses nervos são apenas sensitivos, enquanto outros são puramente motores; há, porém, alguns pares de nervos cranianos que são mistos, ou seja, possuem fibras nervosas, tanto sensitivas quanto motoras, a fim de levar informação ao SNC e trazer dele uma resposta.

2.3.2 Nervos espinhais

Os nervos espinhais correspondem, ao todo, a 31 pares, que saem da medula espinhal através dos forames vertebrais das vértebras da coluna. Tais nervos são uma junção das raízes dorsal e ventral (aferente e eferente) e inervam músculos e órgãos da região cervical, torácica, abdominal e lombar.

O corpo humano tem, ao todo, 33 vértebras, mas somente 31 nervos espinhais, sendo que o primeiro par de nervo espinhal sai de cima da C1 (atlas), e o último sai acima das quadro vértebras coccígeas. São nomeados como *raízes nervosas*, de C1 a C8, de T1 a T12, de L1 a L5, de S1 a S5, e um único nervo coccígeo.

Algumas raízes nervosas cervicais e a primeira raiz nervosa torácica formam o plexo braquial, que consiste em nervos que se destinam aos membros superiores. Dos forames torácicos emergem os nervos destinados às vísceras e à musculatura do tórax e abdômen superior. Por fim, da região lombar e sacral emerge a inervação dos músculos abdominais inferiores, dos órgãos pélvicos e dos músculos dos membros inferiores.

Conforme explicam Dângelo e Fattini (2003, p. 64):

> Como são vários os ramos ventrais que participam da formação de um plexo, devido às inúmeras interligações existentes nesta estrutura, as fibras de uma mesma raiz ventral podem se distribuir em vários nervos terminais do plexo. Assim, como regra geral, pode-se afirmar que as fibras de cada nervo espinhal que participa da formação de um plexo, contribuem para constituir diversos nervos que emergem do plexo e cada nervo terminal contém fibras de diversos nervos espinhais.

Figura 2.17 – Nervos espinhais: inervações

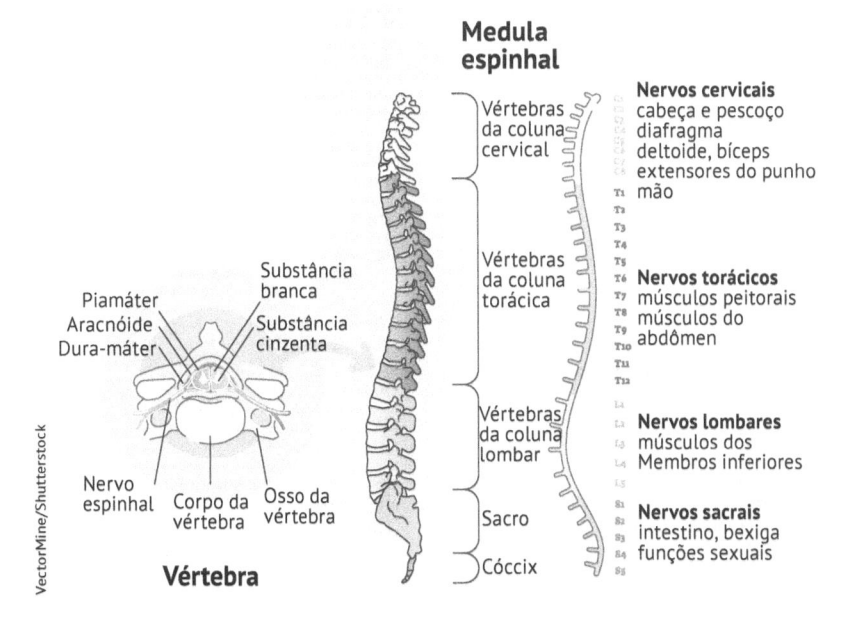

2.4 Sistema nervoso autônomo

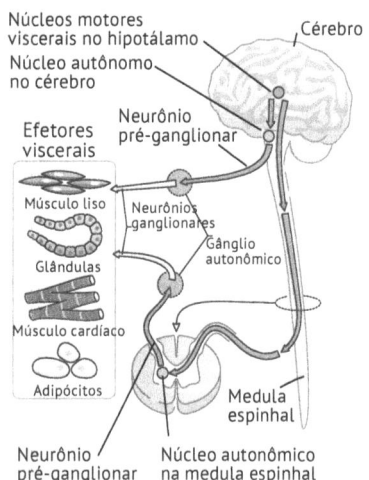

A divisão do SNA serve apenas do ponto de vista funcional, isto é, anatomicamente, as fibras nervosas desse sistema entram e saem da mesma maneira pela medula espinhal, e se comunicam da mesma forma com o SNC, recebendo seus comandos. A diferença está na atividade coordenada: uma atividade entre o organismo e o meio externo, por exemplo, geralmente é trazida e respondida pelo sistema nervoso voluntário, também chamado de *somático*, que leva as informações do ambiente externo para o SNC, e vice-versa; porém, quando as informações tratam do meio interno (sistema visceral), são transportadas por nervos involuntários do SNA e estão relacionadas com as funções dos órgãos e dos sistemas para o equilíbrio da homeostase, ocorrendo involuntariamente.

Autônomo significa "aquele que se governa", e na literatura médica esse sistema também é chamado de *sistema nervoso vegetativo* ou *sistema nervoso visceral*, pois controla as funções dos órgãos internos.

Figura 2.18 – Sistema nervoso somático (SNP) e sistema nervoso visceral (SNA)

As fibras nervosas de um nervo somático terminam na pele ou em um músculo estriado esquelético; já as fibras de um nervo visceral terminam em músculos lisos dos órgãos ou no músculo estriado cardíaco, ou, ainda, em glândulas.

Outra diferença importante está no fato de que no SNA existem gânglios espinhais que estão fora do SNC, sendo local de ligação do nervo autônomo proveniente das vísceras com o nervo que entra propriamente pela medula espinhal. Os gânglios são dilatações que agrupam corpos celulares de neurônios fora do SNC. Com base nos gânglios, classificamos os neurônios em *pré-ganglionares* e *pós-ganglionares*.

Quanto à organização, o SNA pode ser subdividido em *simpático* e *parassimpático*, relativamente a sua comunicação com o SNC e com os órgãos, por meio de substâncias liberadas em suas terminações nervosas, de acordo com suas funções.

Os sistemas simpático e parassimpático mantêm a homeostase pelo balanceamento de ativação entre um e outro, proporcionando, assim, o equilíbrio dinâmico das funções orgânicas em relação às atividades do dia a dia. A maioria dos órgãos internos são inervados por essas duas divisões, que exercem funções antagonistas: enquanto uma estimula, a outra inibe, e vice-versa, trabalhando de modo cooperativo para alcançar o objetivo comum, que é a homeostase.

Exemplificando

Silverthorn (2003, p. 326) propõe o seguinte exemplo:

> O piquenique foi maravilhoso. Você agora dorme ao sol da primavera enquanto a comida que ingeriu é digerida. Você sente então que alguma coisa está cruzando suas pernas, abre os olhos, e ao ajustá-los à luz brilhante do sol, vê uma cobra deslizando sobre seus pés. Muito mais por instinto do que pela razão, você atira a cobra na grama enquanto pula e sobe na mesa do piquenique. Você fica respirando de modo ofegante e o seu coração bate muito rápido.

Analisando a situação com base na neurofisiologia, em menos de um segundo o organismo saiu do estado de calma, quietude e digestão para um estado de medo e reação de luta. Essa mudança de atividade repentina do organismo reflete a atuação das duas divisões do SNA, integradas (comandadas) pelo SNC, por meio do sistema eferente e do SNP do SNA, ou seja, através de vias sensitivas aferentes, a informação de medo chegou ao SNC, que ativou vias eferentes da divisão simpática do SNA, responsável pela ativação de diferentes vísceras e glândulas que auxiliam em situações de luta ou de fuga.

2.4.1 Sistema nervoso simpático

O sistema nervoso simpático é anatomicamente denominado *toracolombar*, isto é, suas fibras nervosas adentram a medula espinhal ao nível de T1 a L2. Os gânglios localizam-se próximos à medula espinhal, sendo que o neuromodulador liberado pelo neurônio pré-ganglionar é a acetilcolina, enquanto os neurônios pós-ganglionares trabalham com a adrenalina e a noradrenalina, que ativam determinados órgãos e tecidos, e inibem outros, predominando, principalmente, as ativações para o "alerta" e para o estresse em atividades de luta ou de fuga.

Figura 2.19 – Sistema nervoso simpático (SNA)

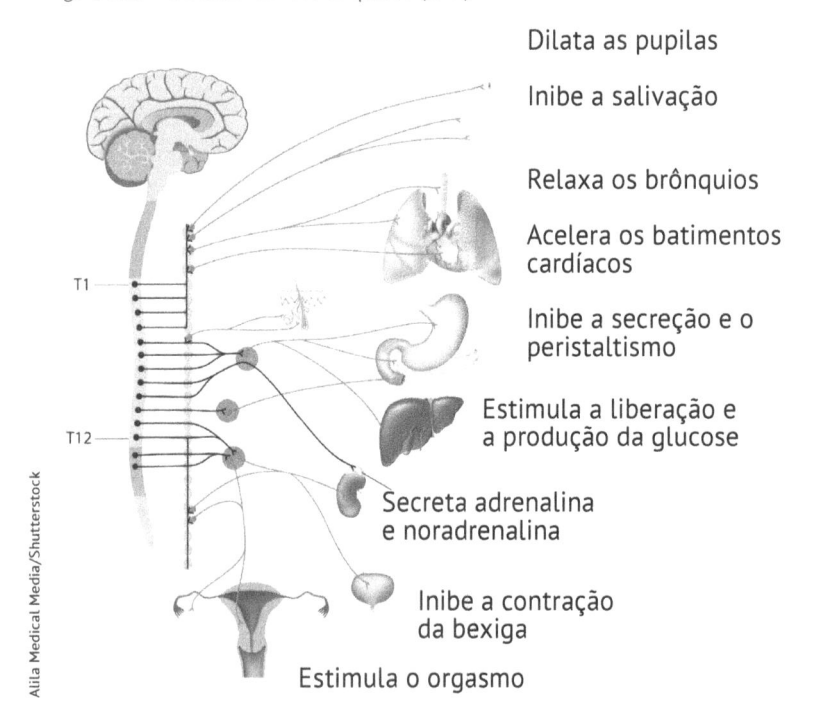

Dilata as pupilas

Inibe a salivação

Relaxa os brônquios

Acelera os batimentos cardíacos

Inibe a secreção e o peristaltismo

Estimula a liberação e a produção da glucose

Secreta adrenalina e noradrenalina

Inibe a contração da bexiga

Estimula o orgasmo

Alila Medical Media/Shutterstock

Retornando à cena do piquenique, o sistema nervoso simpático foi ativado quando a cobra foi identificada; rapidamente, essa informação chegou aos centros superiores, sendo avaliada como um perigo potencial, e isso fez com que o SNC ativasse funções orgânicas para que o organismo reagisse a essa situação de estresse.

Quando o corpo se prepara para lutar ou fugir, a pupila e os vasos sanguíneos se dilatam e o coração dispara, para que uma quantidade maior de sangue possa ser levada aos tecidos, principalmente aos músculos estriados esqueléticos, os quais comandam os movimentos de fuga. O fígado começa uma produção acelerada de glicose, a fim de fornecer energia aos músculos. A musculatura lisa dos brônquios relaxa, para que o ar possa ter maior diâmetro de passagem, a fim de que as trocas gasosas a nível alveolar aumentem e a oxigenação do sangue seja mais efetiva.

Em contrapartida, outras funções orgânicas são inibidas pela divisão simpática, como o peristaltismo gastrointestinal, as secreções para salivação e digestão e a contração da bexiga, que retém a urina. Isso ocorre porque todas essas funções não são prioritárias quando a vida está em risco, sendo o volume de sangue necessário para esses processos desviado para os músculos esqueléticos. Ocorre também uma descarga maciça de adrenalina/noradrenalina pela glândula suprarrenal, mediada pelo hipotálamo; essas substâncias neuromoduladoras perpetuam o ciclo enquanto durar a ameaça.

A divisão simpática, entretanto, não é ativada apenas em situações de ameaças, sustos, luta ou fuga, sendo que também exerce papel fundamental em mecanismos homeostáticos de controle em funções diárias do organismo, como é o caso de vários dos mecanismos que estudamos no Capítulo 1 deste livro, relativos aos processos de vasoconstrição e vasodilatação, constituindo o fluxo sanguíneo para os tecidos e até mesmo o bombeamento cardíaco, questões que veremos, em detalhes, no Capítulo 4. Essa divisão também é responsável pela ejaculação do homem durante a reprodução e por funções específicas do ciclo menstrual feminino.

2.4.2 Sistema nervoso parassimpático

O sistema nervoso parassimpático é anatomicamente denominado *craniossacral*, isto é, suas fibras nervosas adentram a medula espinhal ao nível do crânio (tronco encefálico) e da região sacral. Os gânglios dessa subdivisão estão localizados distante da medula espinhal, mais próximos aos órgãos e tecidos que inervam. Os neuromoduladores liberados são exclusivamente acetilcolina, que ativam determinados órgãos e tecidos e inibem outros, predominando, principalmente, ações de conservação e de restauração da energia corporal durante os períodos de repouso e de recuperação.

Figura 2.20 – Sistema nervoso parassimpático (SNA)

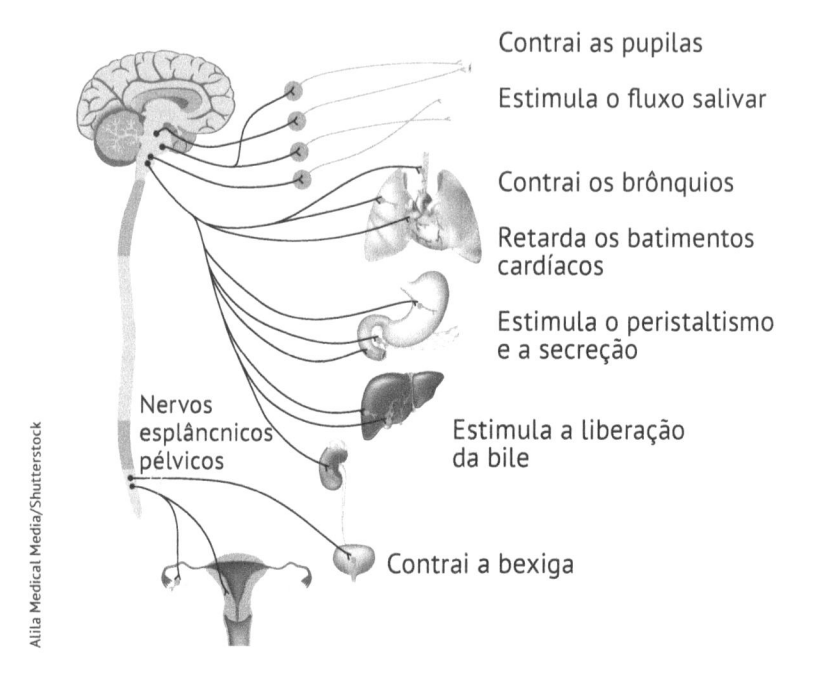

Contrai as pupilas

Estimula o fluxo salivar

Contrai os brônquios

Retarda os batimentos cardíacos

Estimula o peristaltismo e a secreção

Nervos esplâncnicos pélvicos

Estimula a liberação da bile

Contrai a bexiga

Alila Medical Media/Shutterstock

A divisão parassimpática é responsável pela quietude pós-prandial (alimentação), pois toda a energia está voltada aos processos digestivos e às atividades de rotina do organismo. Dessa forma, essa divisão é conhecida pelas funções inibitórias em diferentes órgãos e tecidos, as quais correspondem, na Figura 2.20, a: constrição pupilar; constrição brônquica, ocasionando a diminuição ou a calmaria da função respiratória; e diminuição da frequência cardíaca. Em contrapartida, todo o processo digestivo é estimulado, assim como as funções de excreção, pelo sistema urinário e gastrointestinal. Ocorre, ainda, estímulo peristáltico e liberação de secreções digestivas, desde saliva, na boca, a enzimas digestivas, secreção biliar, pancreática e hormonal, pelo pâncreas endócrino, fazendo com que a maior parte do sangue circulante no organismo esteja alimentando essas funções. Há contração do músculo da bexiga, o que proporciona a micção, enquanto o aumento do peristaltismo intestinal preconiza a evacuação. Essa divisão também exerce controle sobre a ereção do sistema reprodutor nos dois sexos.

Síntese

Formado por um conjunto de órgãos que, estrutural e funcionalmente, respondem pela integração de todo o organismo, o sistema nervoso, em toda a sua constituição, tem como unidade funcional os neurônios, células especializadas no processamento e no armazenamento de respostas aos mais variados estímulos internos e externos.

Enquanto o corpo celular executa propriamente as funções que lhe cabem, os axônios transportam as informações, por meio de sinapses elétricas ou químicas, até chegarem às terminações nervosas, que se ligam a outro neurônio ou à musculatura lisa e estriada esquelética. Os potenciais de ação mudam o potencial da membrana das células, despolarizando-as, e viajam longas distâncias sem perder sua força.

Quando falamos em *sistema nervoso*, é necessário identificar que, onde existem aglomerados de corpos celulares, também chamados de *núcleos*, está a substância cinzenta; enquanto a substância branca é constituída de fibras nervosas.

Didaticamente, o sistema nervoso pode ser classificado em:

» sistema nervoso central (SNC) – composto de cérebro, cerebelo, tronco encefálico e medula espinhal, onde acontece todo o processamento e integração;
» sistema nervoso periférico (SNP) – composto de 12 pares de nervos cranianos e 31 pares de nervos espinhais; saem do SNC carregando as informações para a periferia; e
» sistema nervoso autônomo (SNA) – parte do SNP que corresponde aos comandos viscerais involuntários do organismo.

Todo o processamento, além da integração e da resposta, ocorrem de maneira organizada. Fisiologicamente, identificamos três níveis de integração:

1. medular – a medula espinhal é uma via de passagem para os sinais vindos do corpo em direção ao SNC e responde, principalmente, por reflexos motores que protegem o corpo e que têm papel postural;
2. nível subcortical – tronco encefálico, diencéfalo e cerebelo comandam atividades subconscientes, automatismos viscerais e padrões emocionais;

3. nível cortical – o córtex armazena a memória e funciona em associação com os outros níveis de integração, nível dos processos mentais, pensamentos e funções específicas, determinadas em seus lobos e giros cerebrais (telencéfalo – áreas de Brodmann).

Com relação ao diencéfalo, é importante destacar a atuação do sistema límbico, que, por meio de circuitos neuronais, atua sobre o hipotálamo e sobre o tronco encefálico, influenciando diversos processos orgânicos controlados pelo SNA, além de ligar funções cognitivas superiores, como a razão e as respostas emocionais primitivas.

Cada estrutura anatômica apresenta funções específicas que se integram no controle do SNC, a fim de proporcionar equilíbrio fisiológico, necessário aos processos autônomos e voluntários do corpo, executando assim as funções de equilíbrio homeostático por meio de respostas automáticas, controle postural, controle motor, controle da coordenação e equilíbrio. Vias aferentes sensitivas recebem a informação proveniente das terminações nervosas (receptores sensoriais), distribuídas por todo o corpo, e a levam para os centros superiores, que processam essas informações, armazenam ou respondem por meio de vias eferentes motoras. Tais vias, por sua vez, levam as respostas provenientes dos centros superiores à periferia, podendo ocorrer, dessa forma, por meio de comandos motores voluntários, como o movimento da musculatura esquelética, ou involuntários, a partir de nervos e gânglios do sistema nervoso autônomo, que controla as vísceras.

A diferença está na atividade coordenada: uma atividade relacionada ao organismo com o meio externo, por exemplo, geralmente é trazida e respondida pelo sistema nervoso voluntário, também chamado de *somático*, que leva as informações do ambiente externo para o SNC, e vice-versa. No entanto, quando se trata de informações do meio interno (sistema visceral), são transportadas por nervos involuntários do SNA, ligados às funções dos órgãos e dos sistemas com vistas a garantir o equilíbrio homeostático, que ocorre involuntariamente.

Em termos de organização, os sistemas simpático e parassimpático (divisões do SNA) mantêm a homeostase por meio do balanceamento de ativação entre um e outro, alcançando assim o equilíbrio dinâmico das funções orgânicas em relação às atividades do dia a dia. Enquanto a divisão simpática é responsável por ativar órgãos e funções necessários

Sistema nervoso

em situação de luta e fuga quando o organismo está ameaçado, a divisão parassimpática é responsável pela conservação e pela manutenção da energia corporal durante os períodos de repouso e de recuperação. A maioria dos órgãos internos são inervados pelas duas divisões, as quais exercem funções antagonistas: enquanto uma estimula, a outra inibe, e vice-versa, trabalhando de modo cooperativo para alcançar o objetivo comum – a homeostase.

Questões para revisão

1. Observe a estrutura do neurônio representado na figura a seguir e, depois, marque a alternativa correta:

   Figura A – Esquema simplificado de um neurônio

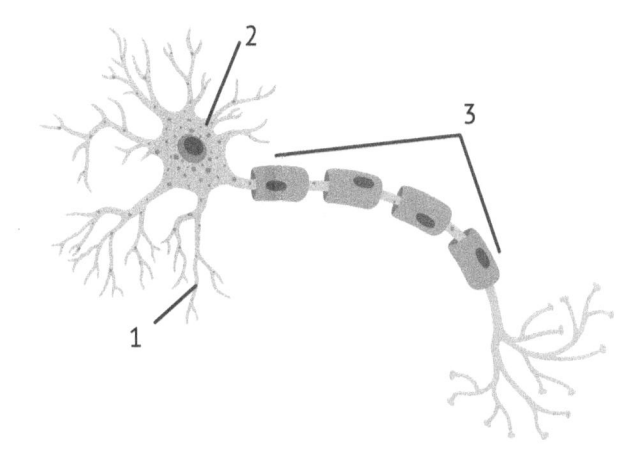

   a. A estrutura indicada pelo número 1 é o axônio.
   b. A estrutura indicada por 2 é o corpo celular, local de onde partem os dendritos e os axônios.
   c. A estrutura 3 é o dendrito, local especializado em receber os estímulos nervosos.
   d. A transmissão do impulso nervoso sempre ocorre no sentido 3-2-1.
   e. O axônio, estrutura 2, é envolto por uma camada denominada *bainha de mielina*.

2. A segmentação da medula espinhal é determinada conforme a conexão com o nervo espinhal correspondente. É importante conhecê-la para determinar quais movimentos e funções são perdidas em uma lesão segmentar da coluna vertebral.

Existem 31 pares de nervos espinhais, denominadas raízes nervosas, portanto, há 31 segmentos medulares, são eles:

___ cervicais; ___ torácicos; ___ lombares; ___ sacrais; e ___ coccígeo.

Marque a alternativa que completa corretamente a afirmação anterior:
a. 7, 12, 5, 5, 4.
b. 7, 13, 5, 5, 1.
c. 8, 12, 5, 5, 1.
d. 8, 12, 5, 2, 4.
e. 8, 15, 4, 2, 2.

3. O SNC é fundamental para manter o equilíbrio do corpo, trabalhando com o sistema endócrino na percepção das mudanças internas e externas ao organismo. Sobre o SNC, marque a alternativa **incorreta**:
a. O SNC é protegido pela caixa craniana e pela coluna vertebral.
b. Em um corte do SNC, é possível observar a presença de uma substância branca e de uma substância cinzenta.
c. No encéfalo, verifica-se a substância branca, localizada mais externamente, e a substância cinzenta, mais internamente.
d. A medula espinhal é uma das partes do SNC e localiza-se no interior do canal vertebral.
e. O SNC é envolto por três meninges.

4. (FUVEST – 2004) O esquema representa dois neurônios contíguos (I e II), no corpo de um animal, e sua posição em relação a duas estruturas corporais, identificadas por X e Y.

Figura B – Neurônios contíguos

Sistema nervoso

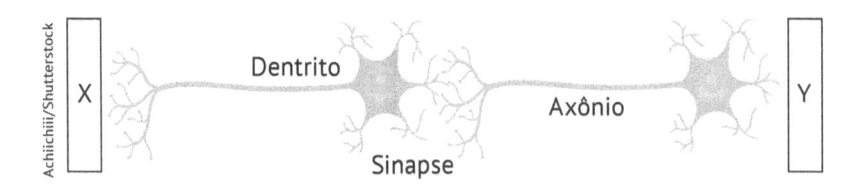

Dentrito
X
Axônio
Y
Sinapse

a. Tomando-se as estruturas X e Y como referência, em que sentido se propagam os impulsos nervosos através dos neurônios I e II?
b. Considerando-se que, na sinapse mostrada, não há contato físico entre os dois neurônios, o que permite a transmissão do impulso nervoso entre eles?
c. Explique o mecanismo que garante a transmissão unidirecional do impulso nervoso na sinapse.

5. (UFJF) A figura abaixo representa os neurônios pré e pós-ganglionares do sistema nervoso simpático e parassimpático. As flechas pontilhadas e as contínuas representam o neurotransmissor liberado pelos respectivos neurônios.

Figura C – Neurônios pré e pós-ganglionares: sistema nervoso simpático e parassimpático

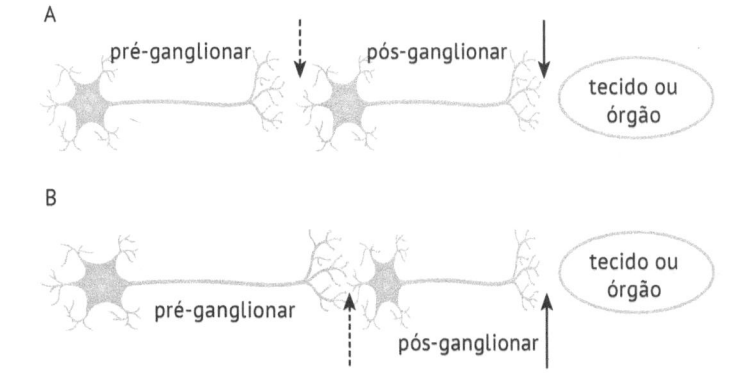

A
pré-ganglionar
pós-ganglionar
tecido ou órgão

B
pré-ganglionar
pós-ganglionar
tecido ou órgão

a. O sistema nervoso simpático está representado em A ou em B? Por quê?

b. Cite os neurotransmissores liberados pelos dois sistemas, representados pelas setas na figura.

Seta pontilhada:

Seta contínua:

Questões para reflexão

1. São 12 os pares de nervos cranianos, nervos que saem do cérebro (I e II) e do tronco encefálico (III a XII), respectivamente. Os nervos cranianos são constituídos de fibras sensitivas e motoras e numerados conforme a sequência crânio-caudal em que emergem. Aprofunde-se mais nesse assunto e descreva os nervos cranianos na ordem numérica, classificando-os como sensitivos puros, motores puros ou mistos.
2. Explique por que o impulso nervoso é transmitido mais rapidamente em nervos que apresentam bainha de mielina em comparação com nervos que não são envoltos por ela.
3. Computadores têm um circuito de entrada de informações e outro de saída de respostas que é controlado diretamente pelos sinais de entrada ou, ainda, por informações previamente armazenadas em sua memória; computadores mais complexos desenvolvem também a chamada *unidade de processamento central*, que é capaz de determinar a sequência de variadas operações. O sistema nervoso funciona de modo semelhante; nele, a medula espinhal é uma via de passagem para os sinais vindos do corpo em direção ao cérebro. Em 2001, Magil desenvolveu o modelo de processamento de informação, que envolve o estímulo, a percepção, o processamento central, a decisão de resposta e sua efetivação.

Considere a seguinte situação: uma pessoa prestes a ser atingida por uma bolada repentina defende-se rapidamente do impacto que ela causaria. Em qual nível de integração motora esse movimento de defesa foi executado?

4. Considere as seguintes situações:
   I. Um homem recebendo uma injeção não tem reação alguma com a agulhada e permanece, calmamente, com o braço bem esticado.
   II. Um homem está distraído enquanto outra pessoa pica seu braço com um alfinete, ao sentir o contado, ele leva um susto e pula.

   Quais são os órgãos do sistema nervoso que se relacionam às reações nos dois casos? Justifique sua resposta.

5. Com relação ao sistema nervoso somático e ao sistema nervoso autônomo, anatomicamente, as fibras nervosas dos dois entram e saem da mesma maneira pela medula espinhal e se comunicam da mesma forma com o SNC. Então, explique quais são as diferenças funcionais entre eles.

Capítulo 3

Sistema musculo-esquelético

Fernanda Maria Cercal Eduardo

Conteúdos do capítulo:
» Fisiologia e anatomia macroscópica do sistema esquelético.
» Sistema articular.
» Anatomia muscular.
» Fisiologia muscular.
» Mecanismo de contração muscular (ponte cruzada).

Após o estudo deste capítulo, você será capaz de:
1. identificar os diferentes tipos de ossos e seus formatos, espessuras, particularidades, nomenclaturas e funcionalidades;
2. localizar os acidentes ósseos em diferentes segmentos do corpo humano;
3. designar a relação funcional que as articulações exercem dentro do sistema locomotor e suas diferentes características segmentares em relação ao movimento;
4. localizar os diferentes tipos de articulações no corpo humano;
5. apontar as propriedades fisiológicas do tecido muscular, assim como seus diferentes tipos;
6. conceber o princípio de movimento do esqueleto por meio das alavancas biológicas, origens e inserção de músculos e tipos de movimentos;
7. localizar os diferentes tipos de músculos e seus formatos e suas nomenclaturas em cada segmento corporal;
8. relacionar a organização molecular proteica estrutural da fibra muscular com o mecanismo de contração da musculatura estriada esquelética e seus eventos.

Neste capítulo, estudaremos o sistema musculoesquelético, que é a união de três sistemas – (1) esquelético, (2) articular e (3) muscular –, também denominado *aparelho locomotor*.

Inicialmente, trataremos da constituição óssea e seu importante papel em diversas funções do organismo humano. Logo após, discorreremos sobre a anatomia e a classificação dos 206 ossos do esqueleto, passando por acidentes anatômicos cujas elevações, depressões e forames recebem denominações próprias e orientam a respeito do desempenho funcional do corpo humano, pois servem como pontos de origem e de inserção para a ação muscular entre os segmentos. Ainda, classificaremos os diferentes tipos articulares a fim de entender os aspectos funcionais do movimento ao redor de seus eixos.

Por fim, abordaremos a anatomia muscular e a fisiologia da contração do músculo estriado esquelético, com descrição minuciosa da organização molecular e bioquímica estrutural, assim como dos eventos que levam esse tecido a proporcionar o movimento voluntário das peças ósseas do esqueleto humano.

3.1 Sistema esquelético: fisiologia

O sistema esquelético, como arcabouço de proteção para órgãos e outros sistemas, é parte integrante do aparelho locomotor (constituído de esqueleto, articulações e músculos): armazena registros duradouros da vida de um indivíduo, pois, ao contrário dos demais tecidos, conhecidos como *tecidos moles*, não se deteriora com a morte, sendo, por isso, capaz de fornecer informações úteis a especialistas forenses e antropólogos (Tortora; Nielsen, 2019).

A constituição desse tecido que forma os ossos é única. Suas células são capazes de estruturar diferentes tipos ósseos, de acordo com o armazenamento e a liberação de minerais reguladores, os quais, por sua vez, são utilizados em diferentes processos químicos do organismo humano. Dessa forma, a matriz óssea representa o maior reservatório de minerais do corpo, principalmente de cálcio e fósforo, que são os atores principais na manutenção da homeostase em relação aos níveis de cálcio no sangue e ao líquido intersticial. O tecido ósseo é um tecido conjuntivo especializado, formado essencialmente por cristais de fosfato de cálcio, sob a forma de hidroxiapatita misturada a uma matriz de colágeno (Judas et al., 2012), que proporciona, além do suporte estrutural, a reserva metabólica.

> **Curiosidade**
>
> O esqueleto humano e os dentes possuem 99% do cálcio presente no organismo. A falta de cálcio na infância causa um problema conhecido como *raquitismo*, em decorrência do qual os ossos não crescem normalmente e as extremidades dos ossos longos se deformam.
> Em condições fisiológicas normais, existe um equilíbrio estável em relação a esse armazenamento e essa utilização mineral; porém, em caso de desequilíbrio, a função estrutural sempre é sacrificada em favor da função metabólica, pois esta é mais importante para a manutenção da vida.
> Alguns ossos do corpo humano (ossos longos) armazenam a capacidade de produção de células sanguíneas em seu interior.

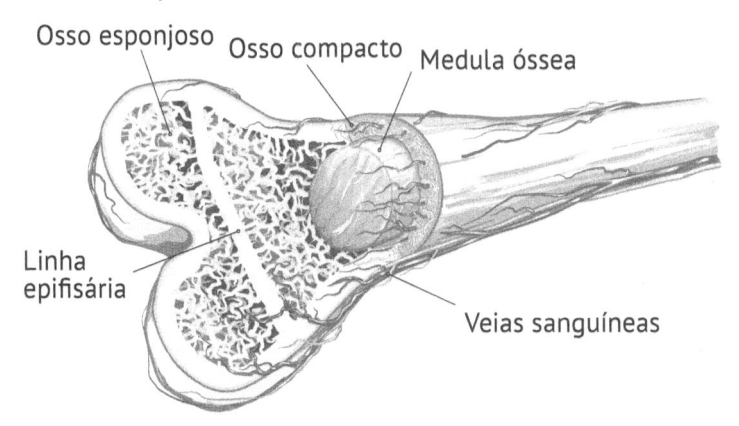

Figura 3.1 – Constituição dos ossos

Osso esponjoso Osso compacto Medula óssea

Linha epifisária

Veias sanguíneas

ErebolMountain/Shutterstock

Conforme representado na figura, um osso do tipo longo tem um corpo alongado, o comprimento maior que a largura e duas extremidades ósseas: uma proximal e outra distal; o corpo é chamado de *diáfise*, e as extremidades, de *epífises ósseas*. Envolvendo o canal medular que armazena a medula óssea, há um osso compacto, duro, cuja maior função é a proteção da estrutura que produz células para o sangue. Nas extremidades, a rigidez do tecido é diferente: o osso é esponjoso e apresenta inúmeras trabéculas, as quais permitem maiores deformações aos impactos do tecido, proporcionando, dessa forma, amortecimento necessário aos movimentos e aos impactos gerados pelas articulações. Nas extremidades do osso, está presente, ainda, a linha epifisária, constituída de cartilagem, necessária ao crescimento do tecido ósseo. Quando criança, possuímos uma linha espessa, que aos poucos vai se fechando, até que, na fase adulta, epífise e diáfise se apresentam completamente fundidas.

Figura 3.2 – Linha epifisária: crescimento ósseo

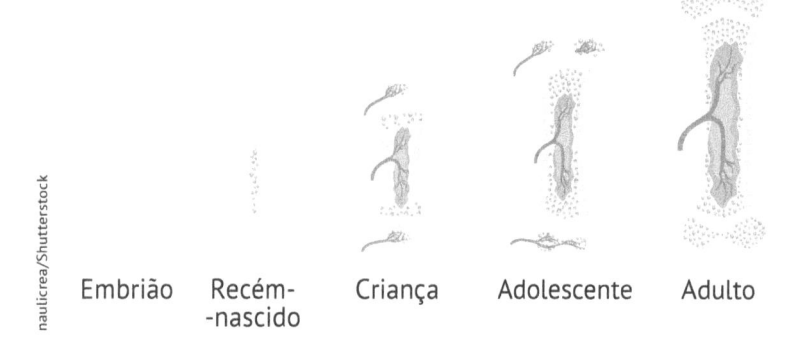

Embrião Recém- Criança Adolescente Adulto
         -nascido

naulicrea/Shutterstock

Importante

O esqueleto adulto contém 206 ossos; após o nascimento, porém, uma criança tem, em média, 270 ossos, pois somente depois de determinado tempo alguns ossos se fundem, diminuindo, assim, o número inicial.

Desse modo, apesar de parecerem rígidos e resistentes, os ossos apresentam propriedades plásticas e dinâmicas, e passam, ao longo da vida, por constante remodelação, com grande capacidade regenerativa, quando lesionados, formando, em vez de tecido fibroso, um osso novo. As equipes celulares responsáveis pela remodelação do tecido não são apenas as constituintes do próprio tecido, mas também células endoteliais e agregados do sistema imune do organismo. Nesse sentido:

> A remodelação óssea consiste num mecanismo de substituição, ou de reconstrução, de áreas de tecido ósseo de modo a preservar a integridade, otimizar a função e prevenir a degradação ósseas. No processo de remodelação intervêm duas atividades opostas, mas complementares:

a formação e a reabsorção do tecido ósseo a cargo das células das linhas osteoblástica e osteoclástica. Desta forma, elimina-se uma porção de osso velho, substituindo-o por osso novo, com pouca ou nenhuma alteração da massa óssea [...]. (Judas et al., 2012, p. 2)

O processo de remodelação óssea é indiscutivelmente complexo. Estudos demonstram que seu controle está fortemente direcionado a fatores mecânicos, a fim de adaptar e de otimizar a estrutura óssea em sua função estrutural. A remodelação óssea, no entanto, também funciona com base no controle de armazenamento do cálcio, cujo transporte, entre o osso e o sangue, é liberado por meio de processos de remoção, contribuindo eficazmente para a homeostase do organismo.

3.2 Sistema esquelético: anatomia macroscópica

Como sabemos, o corpo humano tem 206 ossos, que podem ser classificados em diferentes tipos, de acordo com seu respectivo formato e espessura (Figura 3.3).

Figura 3.3 – Tipos de ossos

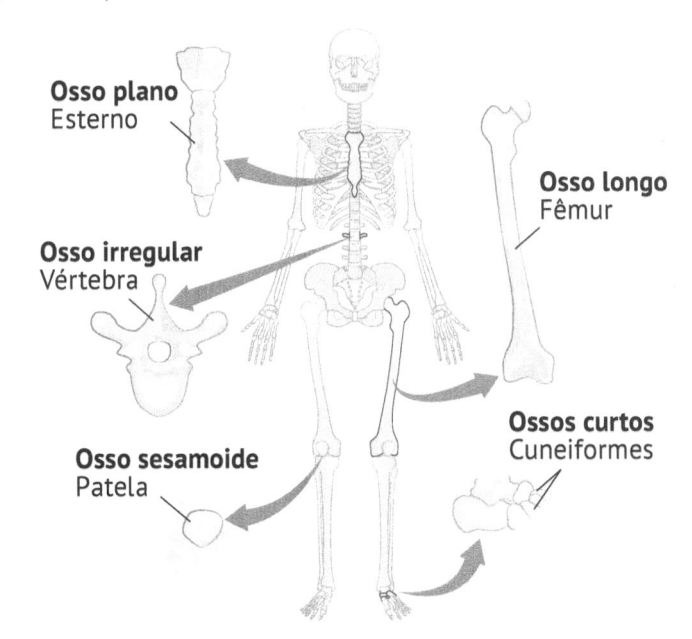

Osso plano
Esterno

Osso longo
Fêmur

Osso irregular
Vértebra

Ossos curtos
Cuneiformes

Osso sesamoide
Patela

VectorMine/Shutterstock

O osso longo, como vimos, tem o comprimento maior do que a largura; já ossos curtos apresentam um comprimento semelhante à largura. Os ossos planos, por sua vez, são finos e chatos; enquanto os ossos sesamoides são aqueles que se desenvolvem entre os tendões, sem conexão direta com outro osso. Os ossos irregulares, por fim, têm formatos únicos e complexos, não podendo ser classificados em nenhuma outra categoria apresentada.

No quadro a seguir, apresentamos exemplos dessas classificações no corpo humano.

Quadro 3.1 – Tipo ósseo

Tipo de osso	Osso do corpo humano
Longos	Fêmur, tíbia, fíbula, úmero, rádio, ulna, metacarpos, metatarsos e falanges.
Curtos	Ossos do carpo e ossos do tarso.
Planos	Esterno, costelas, escápula e ossos do crânio (frontal, parietais, occipital).
Sesamoides	Patela, pisiforme.
Irregulares	Vértebras, mandíbula, calcâneo.

Ainda em relação às divisões desse sistema, e para fins didático, podemos dividir o esqueleto em duas partes: esqueleto axial e esqueleto apendicular.

O **esqueleto axial** é a parte que forma o eixo central do esqueleto sobre o qual ocorrem os movimentos do corpo humano; já o **esqueleto apendicular** forma o apêndice – sinônimo de *suplemento*, *anexo* ou *acréscimo* –, que se apoiará sobre o eixo para produzir as ações do sistema. Na figura a seguir, podemos identificar e observar essa divisão funcional do sistema esquelético.

Figura 3.4 – Esqueleto axial e Esqueleto apendicular

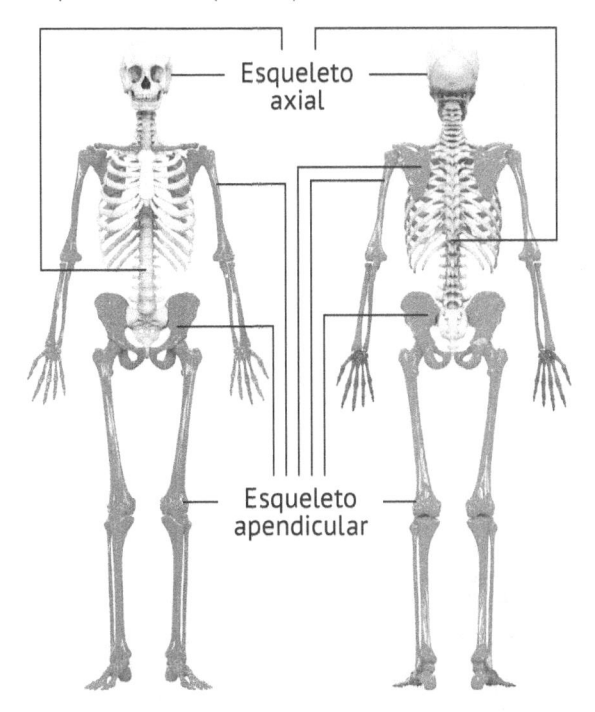

Dessa forma, o esqueleto axial é constituído por ossos do crânio, ossos da face, ossos da coluna até o cóccix e ossos do tórax. O esqueleto apendicular, por sua vez, é constituído por ossos do cíngulo e membros superiores e ossos do cíngulo e membros inferiores

Os cíngulos se referem às partes que envolvem o esqueleto axial, no caso: cíngulo do membro superior, formado por escápula e clavícula; e cíngulo do membro inferior, formado pelos ossos do quadril, que são três: íleo, ísquio e púbis.

Dos 206 ossos do esqueleto humano, 80 fazem parte do esqueleto axial, e 126, do esqueleto apendicular. Na figura a seguir, estão descritas as nomenclaturas dos ossos de acordo com sua divisão:

Figura 3.5 – Subdivisões de ossos do corpo humano: esqueletos apendicular e axial

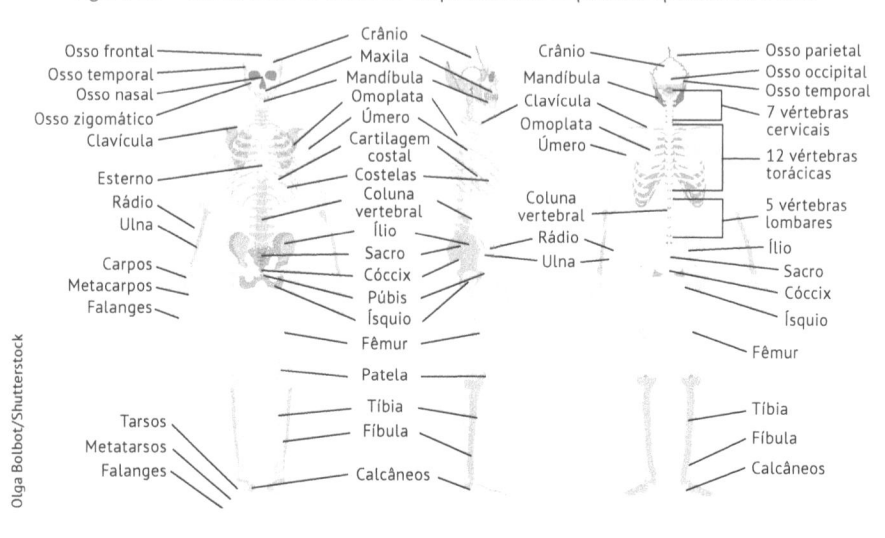

- Osso frontal
- Osso temporal
- Osso nasal
- Osso zigomático
- Clavícula
- Esterno
- Rádio
- Ulna
- Carpos
- Metacarpos
- Falanges
- Tarsos
- Metatarsos
- Falanges

- Crânio
- Maxila
- Mandíbula
- Omoplata
- Úmero
- Cartilagem costal
- Costelas
- Coluna vertebral
- Ílio
- Sacro
- Cóccix
- Púbis
- Ísquio
- Fêmur
- Patela
- Tíbia
- Fíbula
- Calcâneos

- Crânio
- Mandíbula
- Clavícula
- Omoplata
- Úmero
- Coluna vertebral
- Rádio
- Ulna

- Osso parietal
- Osso occipital
- Osso temporal
- 7 vértebras cervicais
- 12 vértebras torácicas
- 5 vértebras lombares
- Ílio
- Sacro
- Cóccix
- Ísquio
- Fêmur
- Tíbia
- Fíbula
- Calcâneos

Olga Bolbot/Shutterstock

Curiosidade

O maior osso do esqueleto humano é o fêmur. Em pessoas de 1,80 m, o fêmur apresenta, aproximadamente, 50 cm. Já o menor osso é o estribo, localizado na orelha média: possui cerca de 2,6 a 3,4 mm de comprimento e pesa cerca de 2 a 4,3 mg.

Esse conjunto de ossos forma a parte passiva do sistema de locomoção humana, apoia e sustenta toda a musculatura (parte ativa) e as articulações (parte funcional). Ao longo da vida, as tensões exercidas nos ossos, pelos movimentos do corpo, impactos e impressões de outras estruturas anatômicas, formam o que denominamos *acidentes ósseos*, mediante o processo de remodelação óssea. Trata-se de elevações, depressões e forames que recebem ou dão origem ou passagem a estruturas musculares, tendões e ligamentos que se ligam ao esqueleto.

3.2.1 Ossos do crânio e da face

Os ossos do crânio e da face são numerosos e distinguem-se a partir dos seguintes conceitos:

» **Crânio:** Esqueleto que forma uma caixa óssea, abrigando o cérebro, cerebelo, tronco encefálico e outras estruturas do sistema nervoso central.
» **Face:** Parte anterior do crânio formadas pelos ossos frontais com exceção do osso denominado *frontal*, que faz parte do neurocrânio.

A estrutura craniana é formada por 22 ossos, sendo oito deles da caixa craniana e 14 da face.

Figura 3.6 – Ossos do crânio e da face

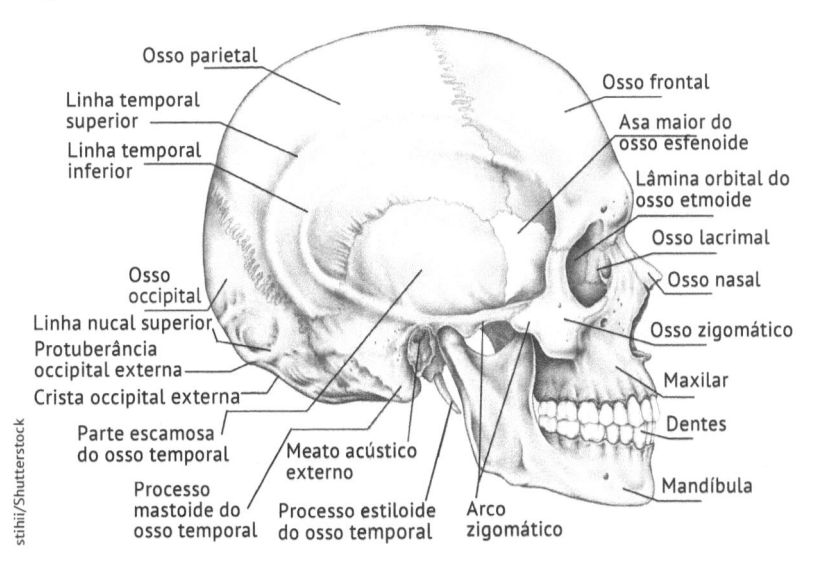

3.2.2 Coluna vertebral

A coluna vertebral é formada por 33 vértebras, sendo sete cervicais, doze torácicas, cinco lombares, cinco sacrais e quatro coccígeas, as quais diferem entre si em tamanho e em acidentes ósseos.

Figura 3.7 – Divisão da coluna vertebral e acidentes ósseos das vértebras

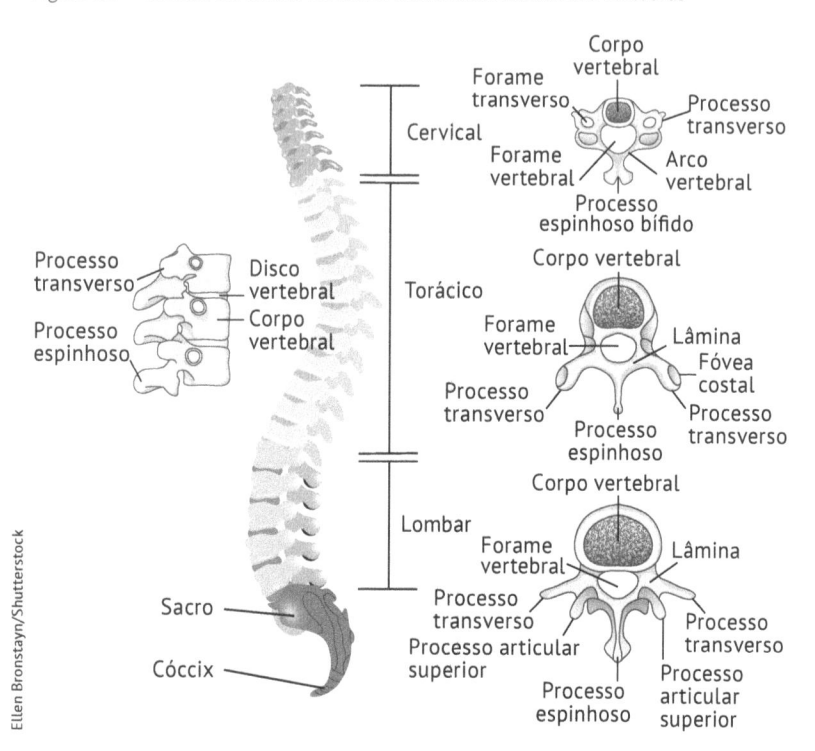

As vértebras cervicais são menores e, diferentemente das outras, apresentam como características principais o processo espinhoso bipartido, ou bífido, e os forames transversários em cada processo transverso por onde passa a artéria vertebral. As vértebras torácicas têm um tamanho médio e apresentam como principal característica a articulação bilateral para as costelas (fóveas costais); além disso, seu processo espinhoso tende a ser curvo em direção caudal. Já a vértebra lombar é robusta e apresenta apenas os acidentes ósseos de uma vértebra típica.

3.2.3 Esterno e costelas

O osso esterno divide-se em três partes: (1) manúbrio, (2) corpo e (3) processo xifoide.

Figura 3.8 – Esterno e costelas

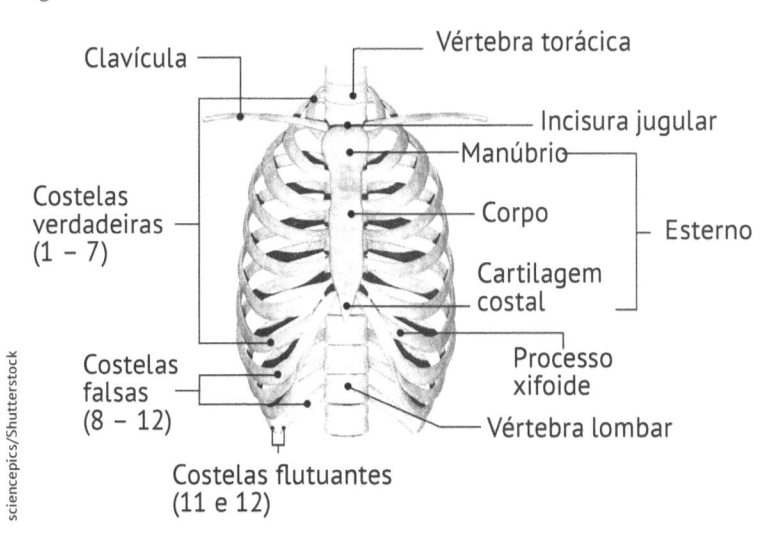

As costelas se conectam ao esterno por meio de cartilagens costais e, em razão dessa conexão, são denominadas: *costelas verdadeiras* (7), *costelas falsas* (3) e *costelas flutuantes* (2). As sete costelas verdadeiras ligam-se diretamente ao esterno por meio de uma cartilagem costal; as costelas falsas, por sua vez, conectam sua cartilagem costal à cartilagem da sétima costela; enquanto as costelas flutuantes são desprovidas de conexão.

3.2.4 Osso hioide e ossículos da audição

O osso hioide (Figura 3.9) está localizado anteriormente à coluna cervical e é ponto de origem e inserção para músculos anteriores do pescoço e para a mastigação; já os ossículos da audição (Figura 3.10) estão localizados dentro da orelha média, na parte petrosa do osso temporal.

Figura 3.9 – Osso hioide

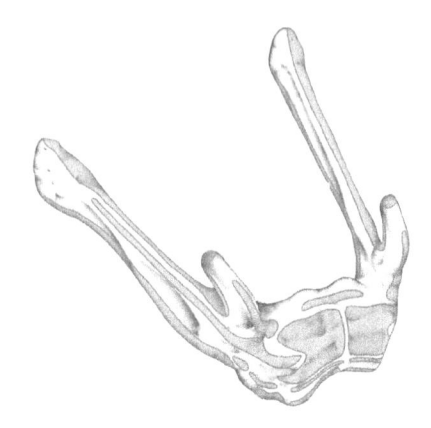

stihii/Shutterstock

Figura 3.10 – Ossículos da audição

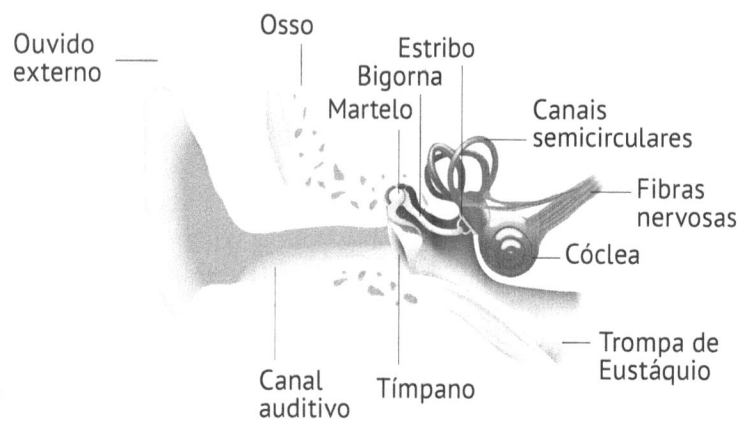

Designua/Shutterstock

Importante

O osso hioide não possui articulações e está localizado na região do pescoço, suspenso pelos músculos, entre a mandíbula e a laringe.

3.2.5 Esqueleto apendicular: cíngulo do membro superior

O cíngulo do membro superior é formado por clavícula, escápula, úmero, ulna, rádio, ossos do carpo, metacarpos e falanges. A escápula (Figura 3.11) e a clavícula (Figura 3.12) fazem parte dos movimentos de membros superiores, que deslizam sobre a caixa torácica e apresentam acidentes ósseos importantes para apoio, origem e inserção de músculos, os quais, de maneira geral, movem o ombro e o braço.

Figura 3.11 – Escápula: acidentes ósseos

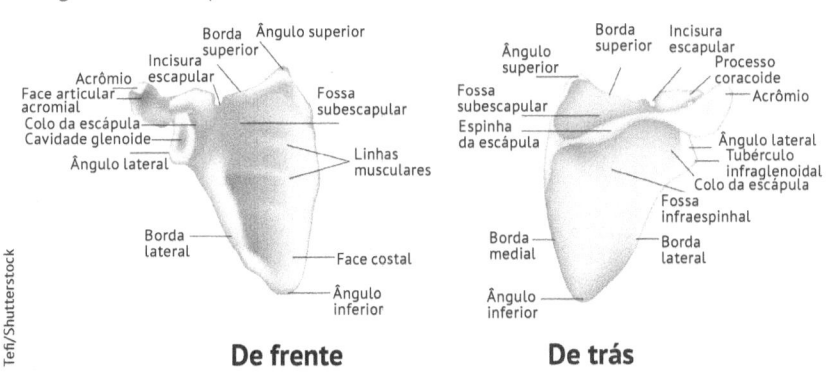

Figura 3.12 – Clavícula: acidentes ósseos

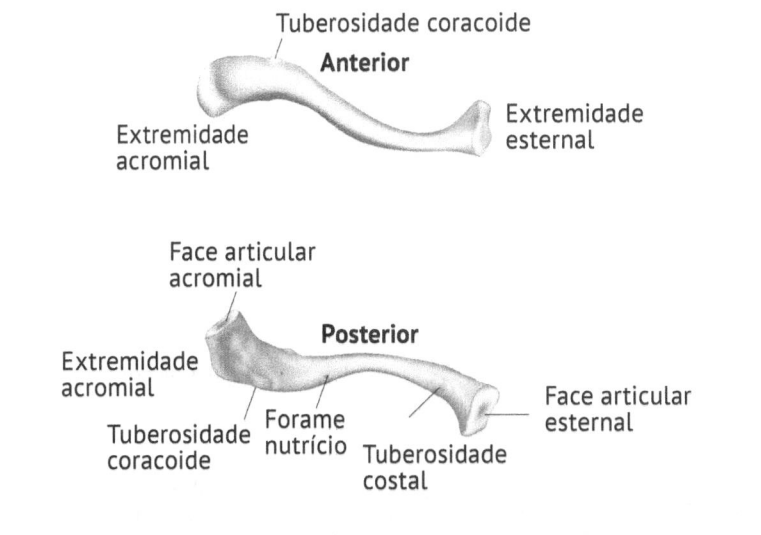

O úmero (Figura 3.13) é o osso do braço; nele, inserem-se músculos para os movimentos do ombro e originam-se músculos para a articulação de cotovelo, punho e dedos. A ulna e o rádio são os ossos do antebraço; seus acidentes ósseos servem como ponto de inserção muscular para ação do cotovelo e origem de músculos do punho.

Figura 3.13 – Úmero: acidentes ósseos

- Tubérculo maior
- Sulco intertubercular
- Tubérculo menor
- Cabeça do úmero
- Colo anatômico
- Colo cirúrgico
- Tubérculo maior
- Tuberosidade deltoídea
- Fossa coronoide
- Epicôndilo lateral
- Capítulo
- Tróclea
- Epicôndilo medial
- Tróclea
- Fossa do olecrano
- Epicôndilo lateral

VectorMine/Shutterstock

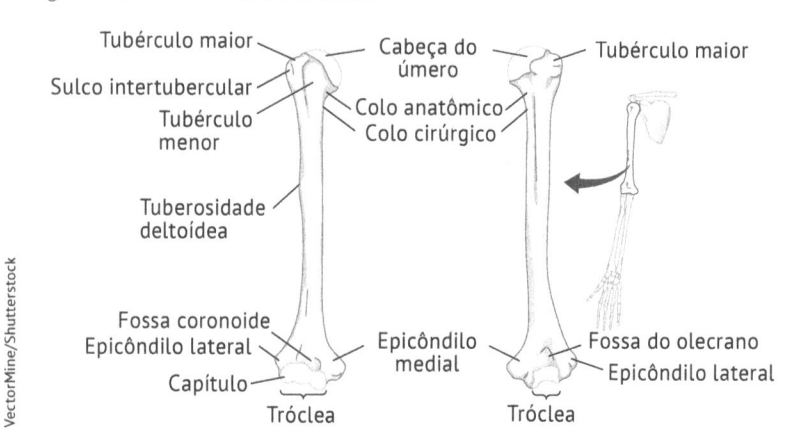

Figura 3.14 – Rádio e Ulna: acidentes ósseos

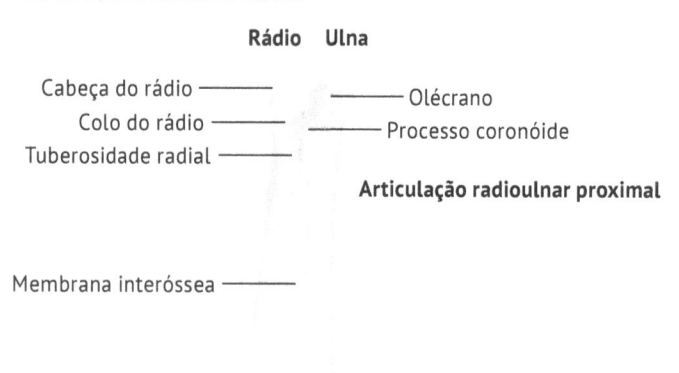

Rádio   **Ulna**

- Cabeça do rádio
- Colo do rádio
- Tuberosidade radial
- Olécrano
- Processo coronóide

Articulação radioulnar proximal

Membrana interóssea

Articulação radioulnar distal

- Processo estiloide do rádio
- Incisura ulnar
- Cabeça da ulna

joshya/Shutterstock

Os oito ossos carpais articulam-se com a extremidade distal do rádio e da ulna. Na fileira proximal, da lateral para medial, há: o **escafoide**, o **semilunar**, o **piramidal** e o **pisiforme**; enquanto na fileira distal, estão: o **trapézio**, o **trapezoide**, o **capitato** e o **hamato**, respectivamente. A mão ainda é constituída de cinco metacarpos e quatorze falanges, conforme representado na figura a seguir.

Figura 3.15 – Ossos da mão

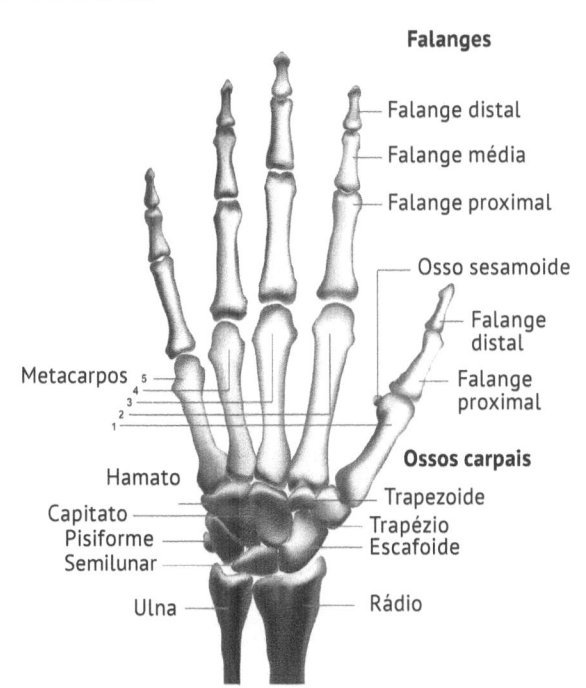

3.2.6 Esqueleto apendicular: cíngulo do membro inferior

O cíngulo do membro inferior é formado por ossos do quadril, fêmur, patela, tíbia, fíbula, ossos do tarso, metatarsos e falanges. Os ossos do quadril articulam-se ao sacro do esqueleto axial, o que permite a locomoção. Da mesma forma, apresentam acidentes ósseos importantes para apoio, origem e inserção de músculos.

Figura 3.16 – Acidentes ósseos do quadril: vista frontal da pélvis

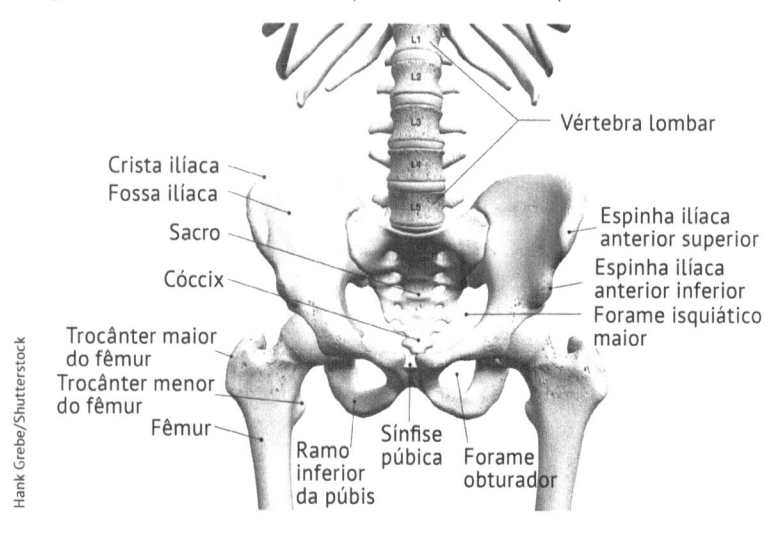

Figura 3.17 – Acidentes ósseos do quadril: vista lateral da pélvis

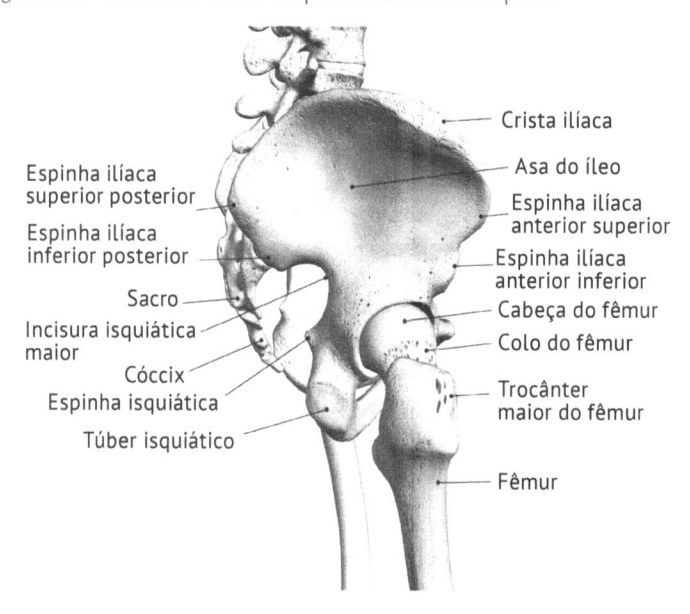

Sistema musculoesquelético

O fêmur é o osso da coxa; nele, inserem-se músculos para os movimentos do quadril e originam-se músculos para articulação de joelho e tornozelo. A tíbia e a fíbula são os ossos da perna; seus acidentes ósseos também servem como ponto de origem e de inserção para a ação muscular sobre esse segmento.

Figura 3.18 – Acidentes ósseos do fêmur

Vista anterior
- Pescoço
- Fóvea da cabeça
- Cabeça
- Linha intertrocantérica
- Trocânter menor
- Tuberosidade glútea
- Epicôndilo lateral
- Face patelar
- Epicôndilo medial
- Côndilo medial

Vista posterior
- Trocânter maior
- Crista intertrocantérica
- Linha áspera
- Crista supracondilar lateral e medial
- Tubérculo adutor
- Côndilo lateral
- Epicôndilo lateral
- Fossa intercondilar

studiovin/Shutterstock

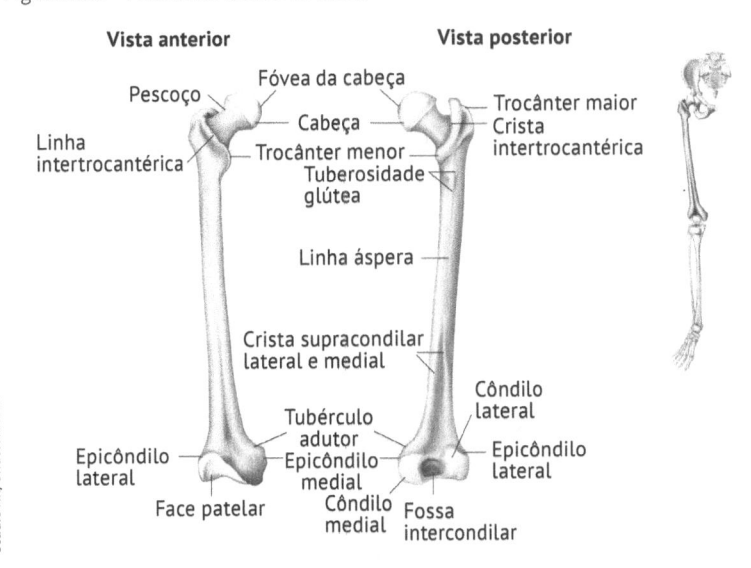

Figura 3.19 – Acidentes ósseos da tíbia e fíbula
- Côndilo medial
- Côndilo lateral
- Cabeça
- Tíbia
- Fíbula
- Maléolo lateral
- Maléolo medial

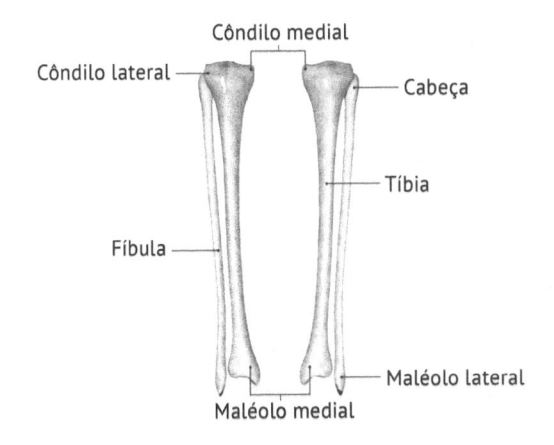

sciencepics/Shutterstock

Os sete ossos tarsais articulam-se com a extremidade distal da tíbia e da fíbula. Em contato direto com a tíbia e com a fíbula, encontra-se o osso denominado *talus*; o calcâneo está logo abaixo, sendo o maior de todos eles. Os ossos tarsais anteriores são: o **navicular**, os três **ossos cuneiformes** – denominados cuneiforme *lateral* (terceiro), *intermédio* (segundo) e *medial* (primeiro) – e o **cuboide**. Assim como a mão, o pé tem cinco metatarsos, enumerados de I a V, e 14 falanges.

Figura 3.20 – Ossos do pé

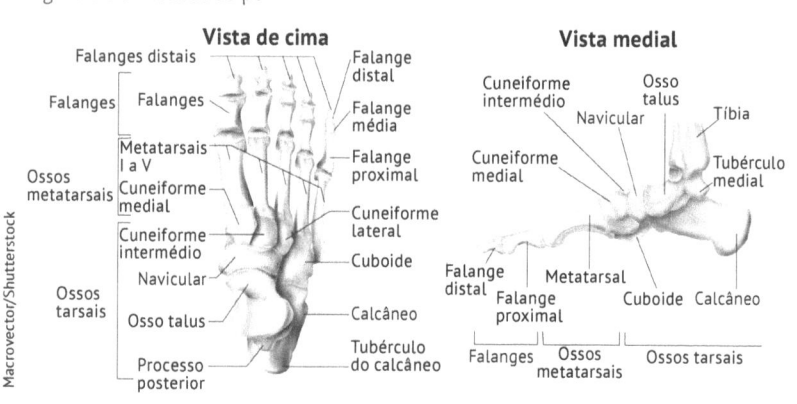

3.3 Sistema articular

As articulações representam a união entre duas ou mais peças ósseas. Uma articulação é o ponto de contato entre duas superfícies articulares recobertas por cartilagens de diferentes composições. Tanto as cartilagens quanto as diferentes faces articulares que se inter-relacionam permitem maior ou menor movimento entre os ossos. Funcionalmente, podem ser classificadas em três tipos:

1. **Sinartroses**: Articulações que não permitem movimentação voluntária, ou seja, imóveis.

2. **Anfiartroses**: Articulações que permitem pouca movimentação, pequenos movimentos, ou seja, semi-imóveis.

3. **Diartroses**: Articulações que permitem ampla mobilidade em variadas direções e sentidos, ou seja, móveis.

Sistema musculoesquelético

O movimento articular, como já mencionamos, depende do tipo de estrutura ou material que se interpõe entre as peças ósseas e, ainda, do formato das superfícies articulares.

Nas **sinartroses**, a substância de tecido conjuntivo denso não modelado que se interpõe às peças ósseas restringe o movimento em qualquer sentido e direção. Essas articulações também podem ser chamadas de *fibrosas* e estão localizadas, principalmente, no esqueleto axial, entre os ossos do crânio, por exemplo. São subtipos de sinartroses as **suturas**, as **sindesmoses** e a **gonfose**. As articulações ossificadas do sacro são classificadas como *sinostoses*.

Figura 3.21 – Sinartroses

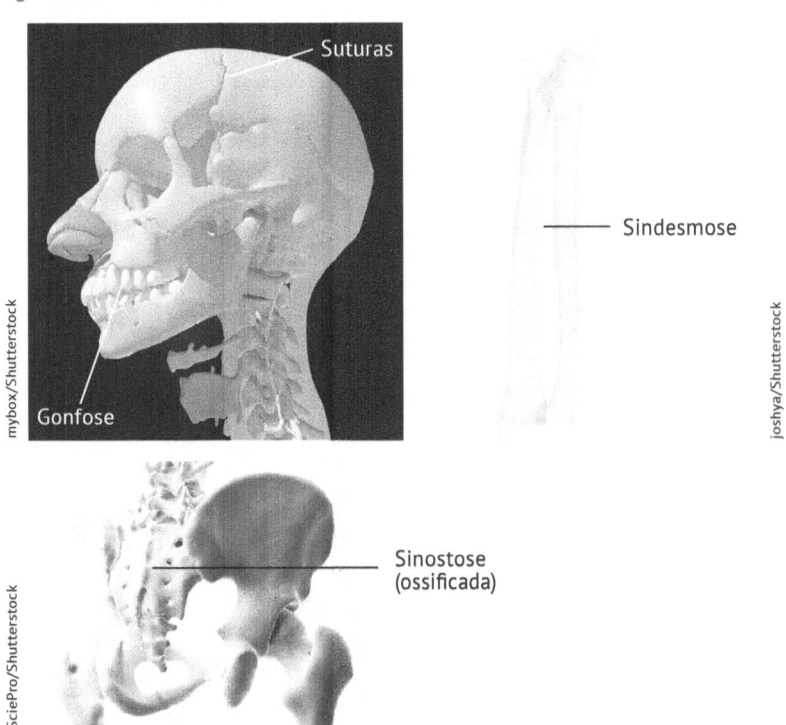

As suturas apresentam-se de três maneiras, de acordo com as bordas dos ossos que se articulam, podendo ser: (1) **planas**, quando essa união ocorre de forma linear; escamosas; (2) **oblíqua**, com arestas ou quinas; e **serreadas**, quando a sutura se apresenta denteada.

As sindesmoses só ocorrem entre ossos dos antebraços e pernas, ou seja, entre rádio e ulna e entre tíbia e fíbula, apresentando-se como cartilagem fibrosa, capaz de estabilizar esses ossos de acordo com as necessidades de movimento desses segmentos.

Já nas **anfiartroses**, a substância de tecido conjuntivo não é mais tão densa, unindo os ossos e permitindo certos movimentos, como deslizamentos anteroposteriores, laterolaterais e até pequenas rotações. Também denominadas *cartilagíneas*, estão localizadas, predominantemente, no esqueleto axial. São exemplos: as articulações intervertebrais e as esternocostais, referenciada como *sincondroses*, e a articulação púbica, classificada como *sínfise*.

Figura 3.22 – Anfiartroses

Sincondroses
Sínfise

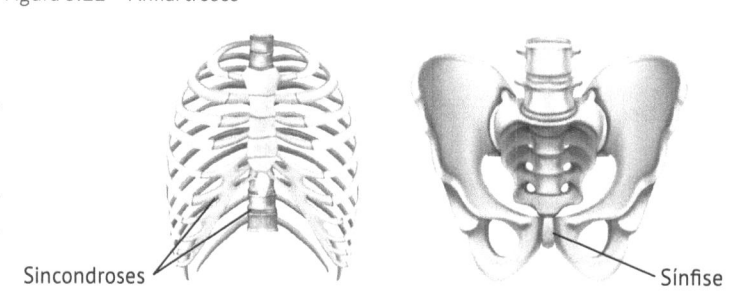

Por sua vez, as **diartroses** são articulações mais complexas, formadas por várias estruturas importantes, que têm como função estabilizar as peças ósseas, porém proporcionando ampla mobilidade. Para isso, são várias as estruturas que compõem esse tipo de articulação, também chamadas de *sinoviais*, haja vista a substância circulante principal, o líquido sinovial, produzido pelas bainhas dos tendões e pela membrana sinovial, com função de nutrir e lubrificar as articulações desse tipo. O líquido sinovial é um filtrado do sangue; o ácido hialurônico contido nesse filtrado é o que confere a viscosidade necessária à lubrificação.

Sistema musculoesquelético

As superfícies articulares das diartroses são recobertas por cartilagem do tipo hialina – cartilagem diferenciada, fina e flexível, circundada por pericôndrio –, que lhe proporciona não apenas a função de cobertura, mas também a nutrição e a oxigenação necessárias.

Os meios de união entre as peças esqueléticas articuladas não se prendem apenas às superfícies articulares, compondo uma diartrose típica, uma vez que há também os ligamentos, que são faixas de suporte de tecido conjuntivo que ligam osso com osso, limitando a amplitude de seu movimento. Recobrindo todos os elementos articulares, há também uma cápsula articular, uma espécie de manguito, que envolve toda a articulação, como representado na figura a seguir.

Figura 3.23 – Diartroses

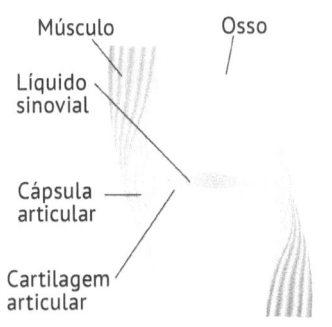

- Músculo
- Líquido sinovial
- Osso
- Cápsula articular
- Cartilagem articular

joshya/Shutterstock

Acessórios como bursas, discos, meniscos e lábios articulares podem estar presentes nas articulações sinoviais, em regiões específicas do esqueleto, nas quais existe maior atrito ou que apresentam necessidade de aumento da área de contato entre as peças ósseas. Esse tipo de articulação é predominante no esqueleto apendicular. As figuras a seguir apresentam alguns exemplos da aplicação desses acessórios articulares.

Figura 3.24 – Bursa subdeltoídea no ombro

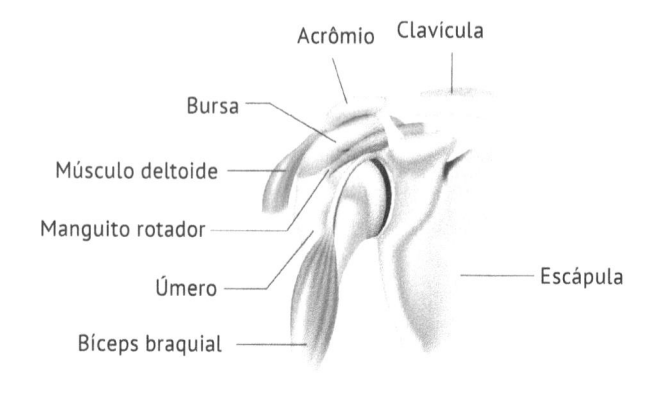

Acrômio
Clavícula
Bursa
Músculo deltoide
Manguito rotador
Úmero
Escápula
Bíceps braquial

Alila Medical Media/Shutterstock

Figura 3.25 – Discos articulares: articulação temporomandibular

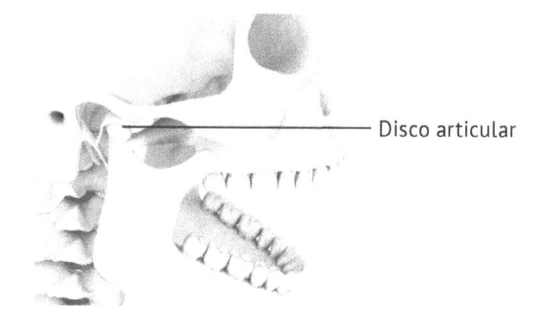

Disco articular

Alex Mit/Shutterstock

Figura 3.26 – Meniscos: articulação femorotibial I (joelho)

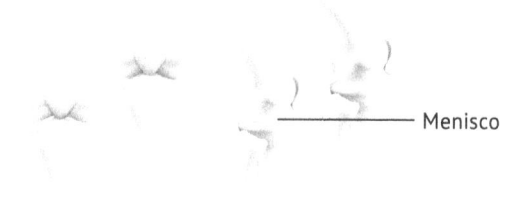

Menisco

Vector Tradition/Shutterstock

Figura 3.27 – Labrum: articulação glenoumeral (ombro)

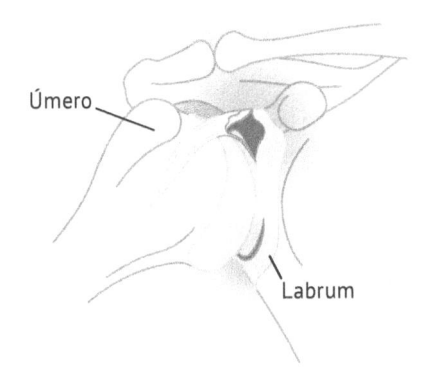

Úmero
Labrum

As diartroses são ainda classificadas de acordo com os formatos das superfícies articulares, conforme mostra a figura a seguir.

Figura 3.28 – Subtipos de diartroses

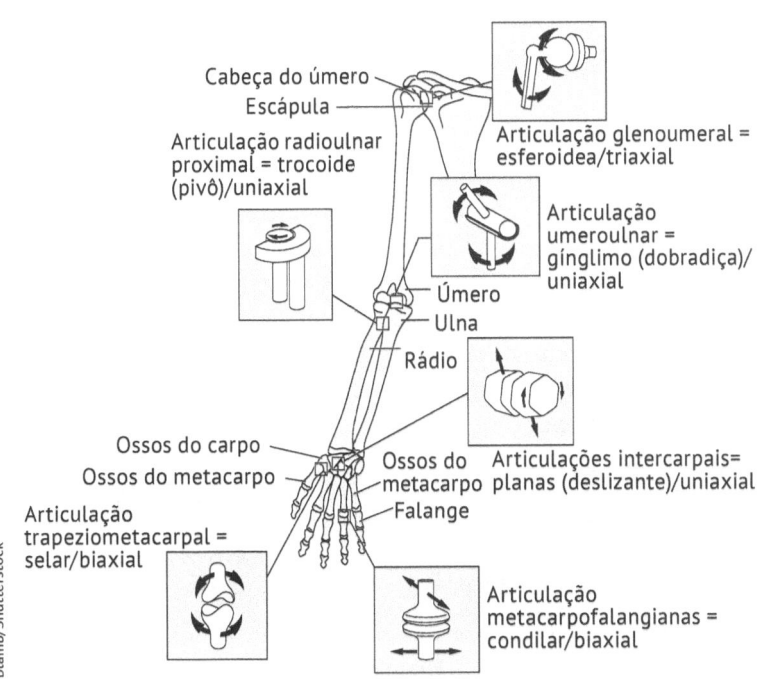

Cabeça do úmero
Escápula
Articulação radioulnar proximal = trocoide (pivô)/uniaxial
Articulação glenoumeral = esferoidea/triaxial
Articulação umeroulnar = gínglimo (dobradiça)/uniaxial
Úmero
Ulna
Rádio
Ossos do carpo
Ossos do metacarpo
Ossos do metacarpo
Articulações intercarpais= planas (deslizante)/uniaxial
Falange
Articulação trapeziometacarpal = selar/biaxial
Articulação metacarpofalangianas = condilar/biaxial

Esses formatos acabam por limitar ou facilitar os movimentos articulares em diferentes planos e eixos de movimento. Assim, as articulações sinoviais podem ser categorizadas conforme a movimentação em torno dos eixos, quais sejam:

» **Uniaxial**: Movimentam-se ao redor de apenas um eixo de movimento. Exemplos: articulação umeroulnar (gínglimo), articulações intercarpais (planas) e radioulnar proximal (trocoide).
» **Biaxial**: Movimentam-se ao redor de dois eixos de movimento. Exemplos: articulações metacarpofalangianas (condilares) e articulação trapeziometacarpal (selar).
» **Triaxial**: Movimentam-se ao redor dos três eixos de movimento conhecidos. Exemplo: articulação glenoumeral (esferoidea).

A cartilagem articular, estrutura principal das articulações, é avascular e não possui inervação; sua nutrição é, por isso, precária, proveniente de estruturas circundantes por meio de difusão de substâncias entre os vasos sanguíneos e o tecido cartilaginoso. O líquido sinovial das diartroses também desempenha esse papel nutricional, mas essa conformação torna a sua regeneração difícil e lenta em caso de qualquer tipo de lesão estrutural.

3.4 Sistema muscular: anatomia

O corpo humano tem, em média, 650 músculos, o que representa, aproximadamente, 50% da massa corporal. Os músculos são estruturas constituídas por células específicas, denominadas *fibras musculares*, as quais, por sua conformação, contraem e relaxam, gerando, dessa forma, força para que o esqueleto empregue diferentes ações, como locomoção e respiração. A musculatura mais próxima do esqueleto (mais profunda) também exerce a função de sustentação postural, mantendo unidas as peças ósseas em determinadas posições.

Importante
O número de fibras musculares depende do tamanho do músculo e pode variar de poucas centenas a milhares (Kostopoulos; Rizopoulos, 2007).

Para que essa ação seja possível, cada músculo se une, por meio de tendões, aos ossos. Quando a extremidade do músculo se prende a um osso que permanece fixo no movimento, essa região é denominada *origem*

Sistema musculoesquelético

muscular ou *inserção proximal*; quando a extremidade do músculo se prende a um osso que se move, ocorre o que se chama de *inserção muscular* ou *inserção distal*, conforme exemplo ilustrado na figura a seguir.

Figura 3.29 – Exemplo de origem e inserção muscular

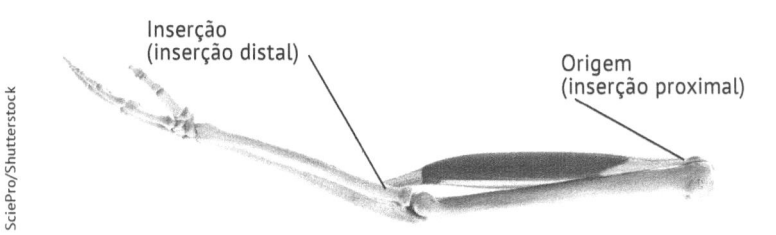

Inserção (inserção distal)

Origem (inserção proximal)

SciePro/Shutterstock

Quanto à ação proporcionada ao esqueleto por meio dos eixos de movimentos permitidos pelas articulações, os músculos são classificados em: extensores, flexores, adutores, abdutores, rotadores, supinadores e pronadores.

Figura 3.30 – Ações musculares

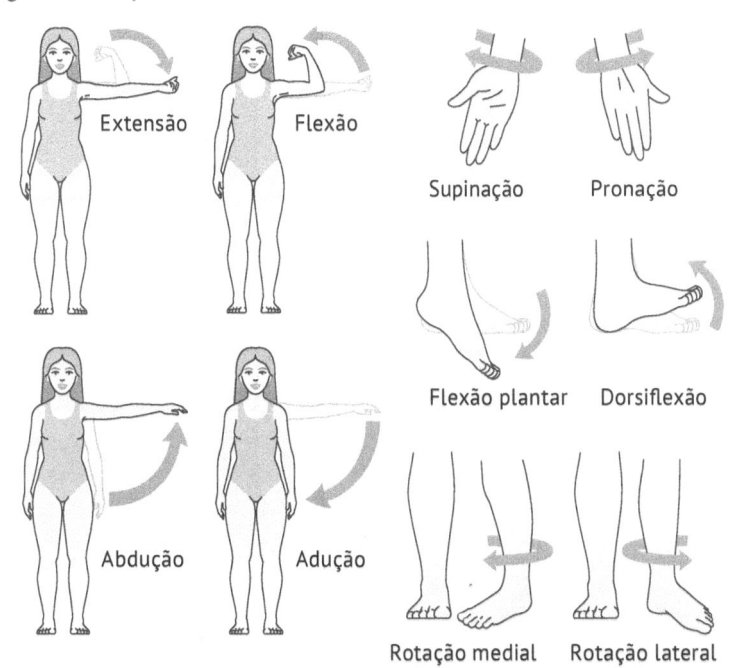

Extensão

Flexão

Supinação

Pronação

Flexão plantar

Dorsiflexão

Abdução

Adução

Rotação medial

Rotação lateral

VectorMine/Shutterstock

O corpo humano apresenta três tipos de músculos em relação a sua constituição histológica: (1) **músculo liso**, constituinte das vísceras comandadas pelo sistema nervoso autônomo; (2) **músculo estriado cardíaco**, constituinte do órgão cardíaco e que apresenta conformação necessária para a contração síncrona das câmaras do coração, garantindo o controle de sua ritmicidade também pelo sistema nervoso autônomo (SNA), no processo de excitação cardíaca; e (3) **músculo estriado esquelético**, que distingue-se histologicamente dos músculos involuntários por apresentar estriações transversais, capazes de produzir o movimento voluntário às alavancas biológicas do esqueleto humano.

Figura 3.31 – Tipos de músculos

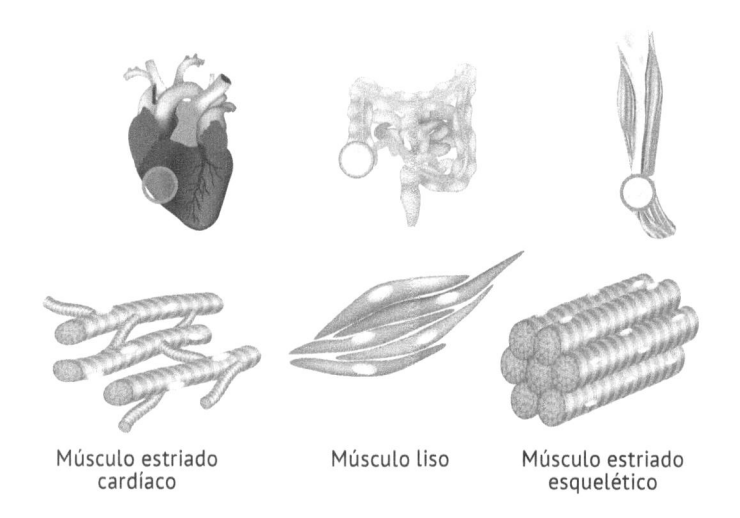

Músculo estriado cardíaco — Músculo liso — Músculo estriado esquelético

Sakurra/Shutterstock

Para saber mais
Todos os músculos têm como característica própria a contração e o relaxamento, tornando-se mais tensos em resposta ao estímulo do sistema nervoso. Porém, tanto o mecanismo de contração da musculatura lisa quanto da musculatura estriada cardíaca diferem da contração da musculatura estriada esquelética. No capítulo 8, intitulado "Excitação e contração do músculo liso", do livro *Tratado de fisiologia médica*, John Hall explica tais mecanismos.
HALL, J. E. Excitação e contração do músculo liso. In: HALL, J. E. **Tratado de fisiologia médica**. Tradução de Alcides Marinho Junior et al. 12. ed. Rio de Janeiro: Elsevier, 2011. p. 95-103.

Com relação ao formato e ao arranjo de suas fibras, os músculos estriados esqueléticos podem ser classificados em diferentes tipos. Geralmente, as fibras são dispostas de forma paralela ou oblíqua em relação à direção de tração exercida. Os músculos que apresentam fibras paralelas podem ser classificados em: *longos*, *largos* e *leque*; já os que apresentam fibras em disposição oblíqua denominam-se: *peniformes* (semipeniformes e multipeniformes) e *fusiformes*. Há, ainda, músculos paralelos, convergentes, circulares e digástricos. Na figura a seguir estão identificados cada um deles.

Figura 3.32 – Classificação muscular de acordo com a forma e o arranjo das fibras

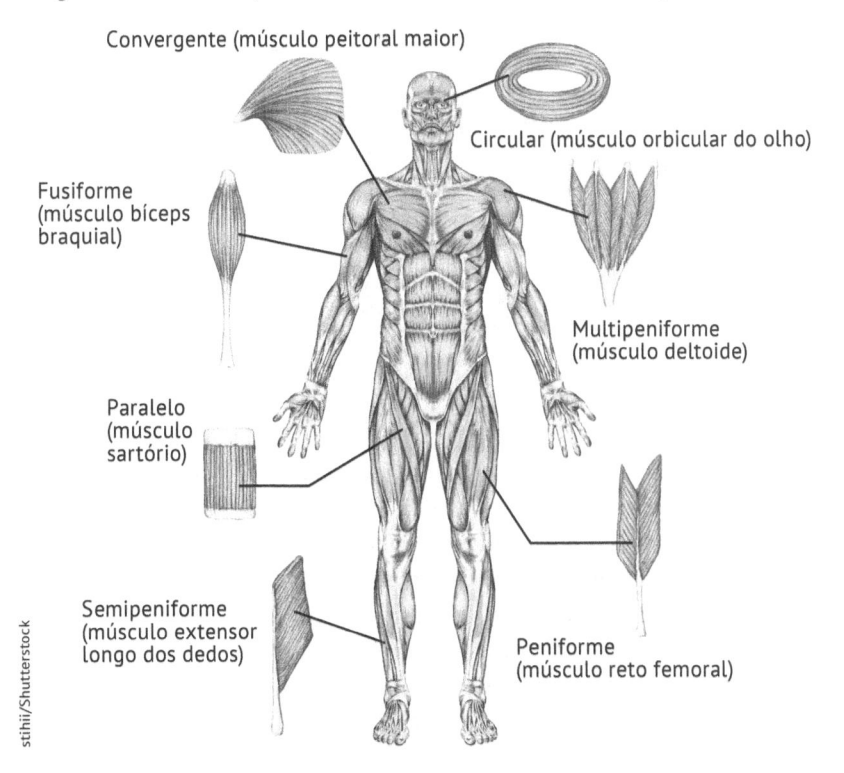

Convergente (músculo peitoral maior)
Circular (músculo orbicular do olho)
Fusiforme (músculo bíceps braquial)
Multipeniforme (músculo deltoide)
Paralelo (músculo sartório)
Semipeniforme (músculo extensor longo dos dedos)
Peniforme (músculo reto femoral)

stihii/Shutterstock

3.4.1 Músculos: pescoço, dorso, tórax e abdômen

Os músculos são denominados de acordo com o número de ventres musculares, a localização (região), a passagem, o formato ou a ação propriamente dita.

A Figura 3.33 apresenta os músculos do pescoço. Anteriormente, localizam-se em sua maioria os músculos flexores e auxiliares da deglutição. Lateralmente, podemos localizar o famoso músculo esternocleidomastóideo, que teve sua nomenclatura redefinida recentemente e passou a se chamar esternocleidooccipitomastóideo, importante flexor lateral e rotador. Ainda lateralmente podemos localizar os escalenos, que, por sua inserção nas costelas, são importantes acessórios da inspiração. Posteriormente estão os grupos extensores da cabeça e do pescoço.

Figura 3.33 – Músculos do pescoço

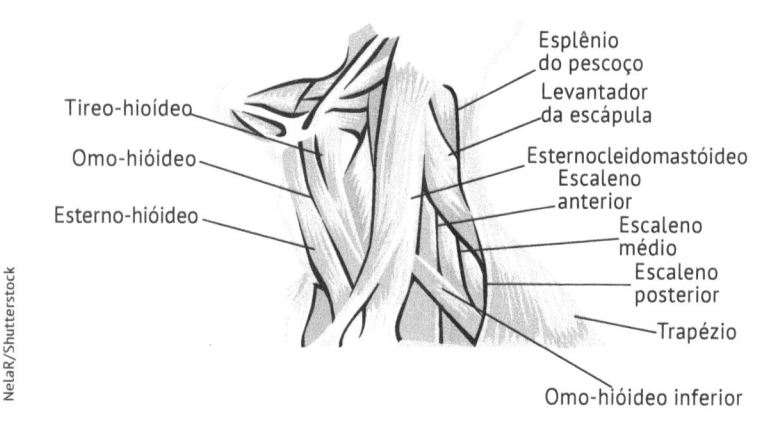

No dorso, temos grandes músculos na camada superficial e músculos menores nas camadas mais profundas. Muitos músculos localizados no dorso participam dos movimentos do ombro por meio de suas inserções na escápula e no úmero – é o caso dos músculos do manguito rotador, constituído pelo supraespinhal, infraespinhal, redondo menor e subescapular por exemplo. Outros músculos localizados no dorso são classificados como posturais, mantendo a posição ereta da coluna vertebral com suas curvaturas fisiológicas, como exemplo podemos citar.

Figura 3.34 – Músculos do dorso

- Semiespinhal da cabeça
- Esplênio da cabeça e esplênio do pescoço
- Esternocleidomastoídeo
- Trapézio
- Levantador da escápula
- Supraespinhal
- Infraespinhal
- Redondo menor
- Redondo maior
- Redondos maior e menor
- Romboides maior e menor
- Grande dorsal ou latíssimo do dorso
- Longuíssimo – grupo eretores da espinha
- Serrátil póstero-inferior
- Oblíquo externo do abdômen
- Oblíquo interno do abdômen
- Ilíeocostal – grupo eretores da espinha
- Espinhal – grupo eretores da espinha

Nerthuz/Shutterstock

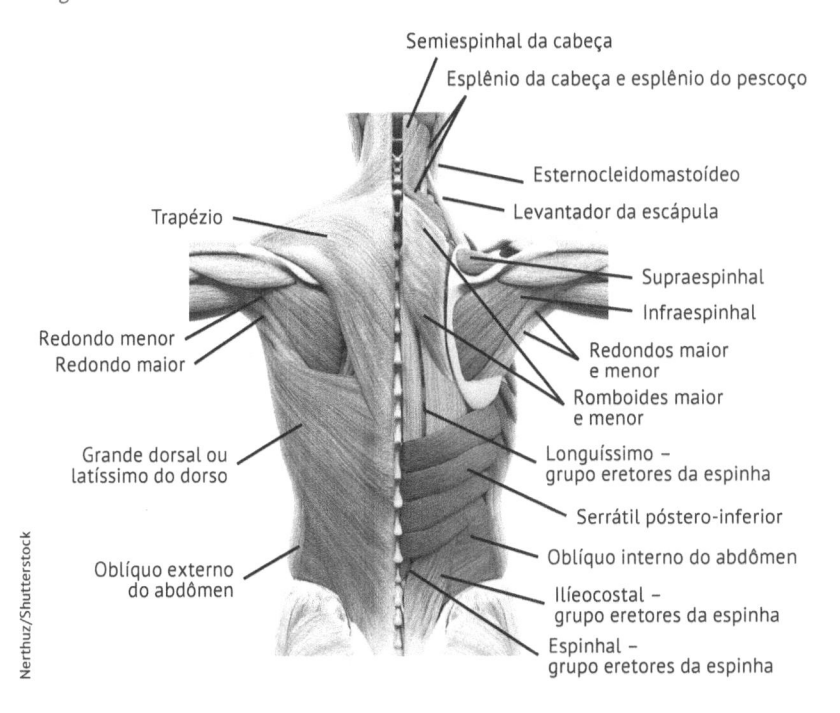

Já em relação aos músculos do tórax e do abdômen, estão localizados na região frontal do corpo. No tórax, o músculo peitoral maior está envolvido com a maioria dos movimentos que executamos com os membros superiores na região frontal e na linha média do corpo, enquanto abaixo dele o peitoral menor faz a protração do ombro, puxando a escápula anteriormente e inferiormente em direção às costelas. O grupo abdominal é formado por 4 grandes músculos: o reto do abdome, o oblíquo externo, oblíquo interno e o transverso do abdome. De modo geral, esses músculos possuem como função global a flexão anterior, a inclinação e a rotação do tronco. O transverso do abdome, mais profundo, destaca-se pelo papel estabilizador e de manutenção dos órgãos abdominais e pélvicos.

Figura 3.35 – Músculo do pescoço (anterior), tórax e abdômen

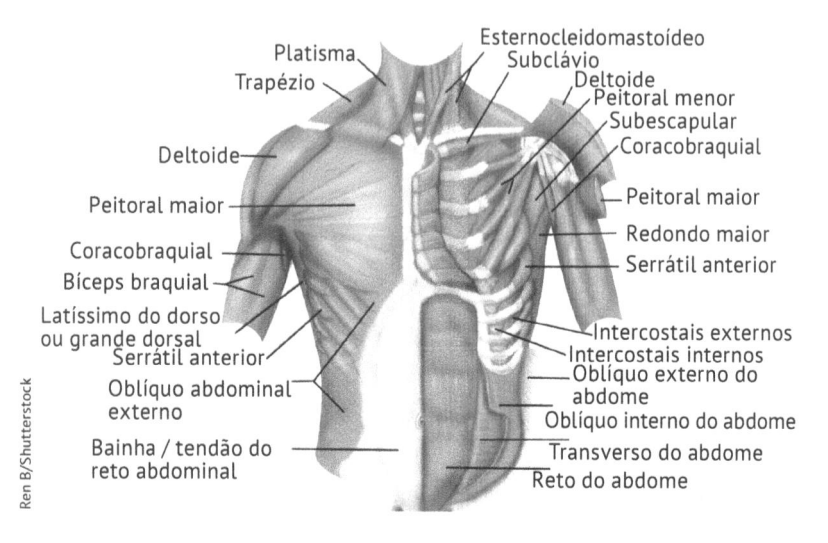

3.4.2 Músculos da cintura escapular

A cintura escapular é o ponto de apoio da maioria dos músculos que movimentam o braço (MS), enquanto a cintura pélvica é o ponto de apoio dos músculos que movimentam a coxa (MI). Toda a musculatura do manguito rotador do ombro origina-se na escápula e insere-se no úmero, osso que será movido. Veja a figura a seguir.

Figura 3.36 – Músculos da cintura escapular

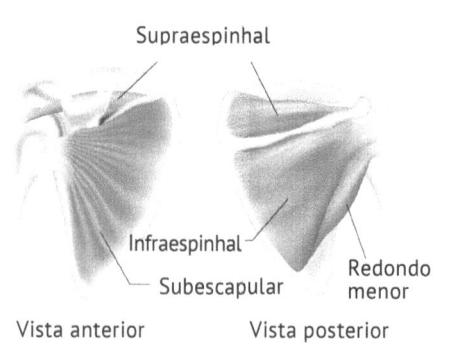

3.4.3 Músculos e movimentos dos membros superiores (MMSS)

Os músculos dos membros superiores originam-se na cintura escapular, sendo principalmente a escápula o ponto de apoio da maioria dos músculos que movimentam o braço. A musculatura rotadora do ombro que vimos anteriormente é originada na escápula e insere-se na epífise proximal do úmero, proporcionando as rotações interna e externa do mesmo. Músculos de ação flexora, extensora e abdutora da articulação do ombro também originam-se na cintura escapular (escápula e clavícula) para se inserir no úmero e movê-lo. Existem, ainda, músculos que se originam no próprio úmero, cuja ação, porém, está relacionada à articulação do cotovelo, como é o caso do braquial. Na região do cotovelo emergem dos epicôndilos medial e lateral a maioria dos músculos que movimentarão o punho e os dedos das mãos.

Figura 3.37 – MMSS (vista anterior)

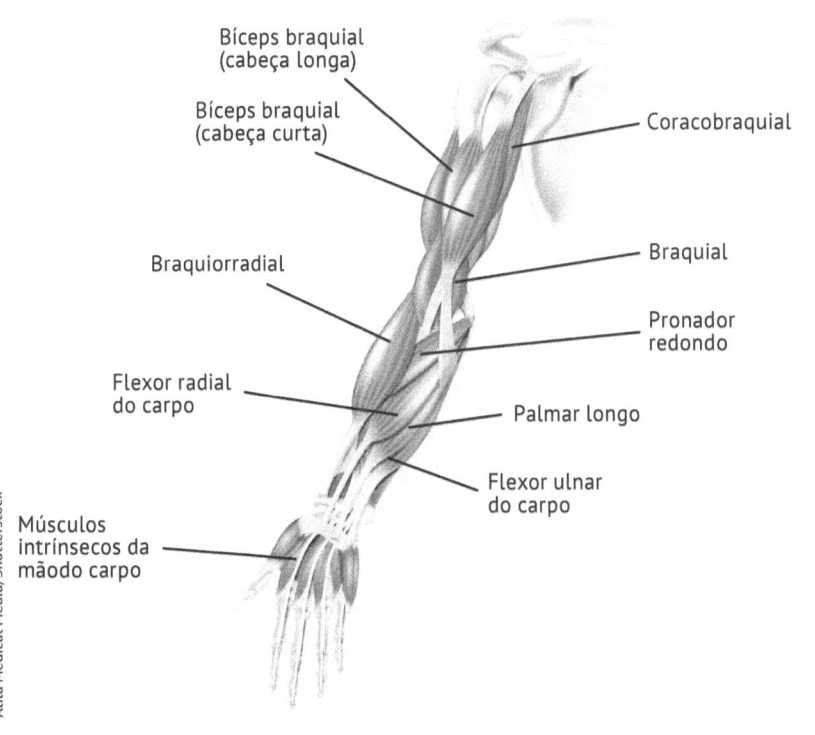

- Bíceps braquial (cabeça longa)
- Bíceps braquial (cabeça curta)
- Coracobraquial
- Braquiorradial
- Braquial
- Pronador redondo
- Flexor radial do carpo
- Palmar longo
- Flexor ulnar do carpo
- Músculos intrínsecos da mãodo carpo

Alila Medical Media/Shutterstock

Figura 3.38 – MMSS (vista posterior)

Tríceps braquial
Cabeça lateral
Cabeça longa
Braquiorradial
Ancôneo
Extensor radial longo do carpo
Flexor ulnar do carpo
Extensor radial curto do carpo
Extensor ulnar do carpo
Abdutor longo do polegar
Extensor do dedo mínimo
Extensor curto do polegar
Extensor longo do polegar
Extensor comum dos dedos
Tendões dos extensores dos dedos (corte)
Retináculo dos extensores
Tendões do extensor longo do polegar
Abdutor do dedo mínimo
Tendão do extensor do dedo mínimo
Interósseos dorsais

Alila Medical Media/Shutterstock

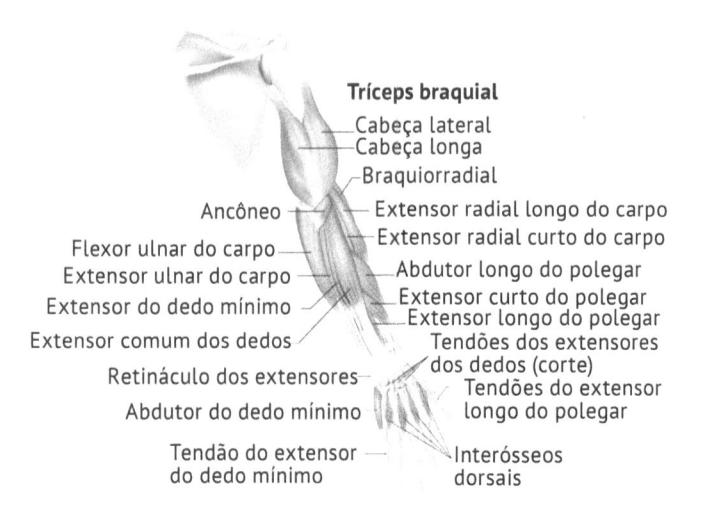

Na região anterior do antebraço está localizado o grupo flexor do punho e dos dedos, composto de músculos que se estendem do carpo aos dedos da mão – mas se originam separadamente do epicôndilo medial do úmero – e de tendões para os movimentos de pronação e supinação do antebraço, para o carpo e para os dedos:

» **antebraço** – músculo pronador redondo;
» **carpo** – músculo flexor ulnar do carpo; músculo flexor radial do carpo; músculo palmar longo;
» **dedos** – músculos flexores superficiais dos dedos.

Na região posterior do antebraço está localizado o grupo extensor do punho e dos dedos, composto de músculos que movimentam o carpo e todos os dedos da mão – mas se originam separadamente do epicôndilo lateral do úmero – e de tendões para o carpo, para o polegar e para o dedo mínimo:

» **carpo** – músculo extensor radial curto do carpo; músculo extensor radial longo do carpo; músculo extensor ulnar do carpo;

Sistema musculoesquelético

» **polegar** – músculo abdutor longo do polegar; músculo extensor curto do polegar; músculo extensor longo do polegar;
» **outros dedos** – músculo extensor comum dos dedos; dedo mínimo: músculo extensor do dedo mínimo.

3.4.4 Músculos dos membros inferiores (MMII)

Os músculos dos membros inferiores originam-se na cintura pélvica, sendo, principalmente, os dois ossos do quadril os pontos de apoio da maioria dos músculos que movimentam a coxa. Toda a musculatura rotadora do quadril é originada na pelve e insere-se na epífise proximal do fêmur. Músculos de ação flexora, extensora, adutora e abdutora da articulação do quadril originam-se nos ossos ilíacos, ísquios e púbis para se inserir no fêmur e movê-lo. Existem, ainda, músculos que se originam no próprio fêmur, cuja ação, porém, está relacionada à articulação do joelho, como é o caso do quadríceps femoral, constituído de quatro ventres musculares, dos quais três originam-se na diáfise do osso: (1) vasto lateral, (2) vasto medial e (3) vasto intermédio. Somente o reto femoral origina-se na espinha ilíaca anterior superior, participando, nesse caso, do movimento articular do quadril.

Figura 3.39 – MMII

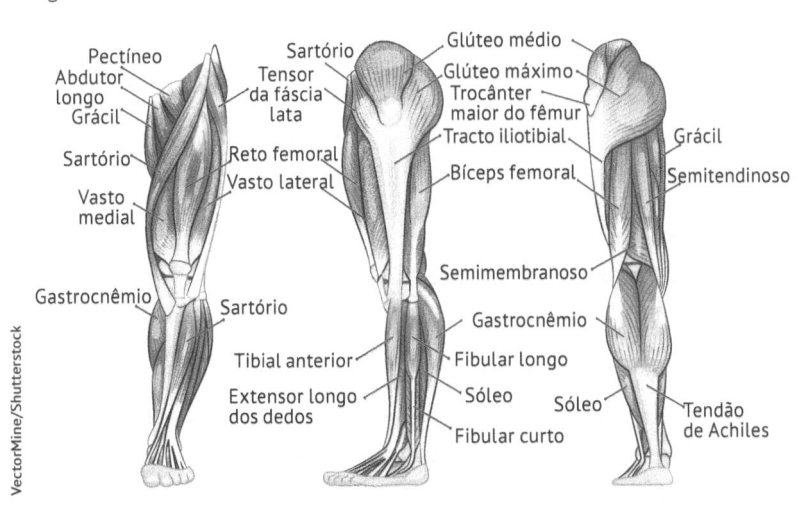

3.5 Sistema muscular: fisiologia

Para que os movimentos ocorram, mesmo os mais simples, as atividades neural, bioquímica e molecular são extremamente complexas e possibilitadas pela estrutura do músculo esquelético. Qualquer movimento envolve a ação não de um, mas de vários músculos, e a contração organizada só ocorre quando o sistema nervoso está em perfeito funcionamento. Chamamos esse evento de *coordenação motora*.

Exemplificando

Se você está sentado e deve se movimentar para pegar determinado objeto que caiu no chão, o uso dos dedos da mão é o movimento principal, desejado e consciente. Isso mesmo, você se concentra na atuação de sua mão para apanhar o objeto do chão e, para que você possa alcançar tal objeto, o antebraço tem de ser estendido, o ombro, flexionado, e vários músculos, contraídos, a fim de estabilizar segmentos para que se efetuem os movimentos desejados. Ainda, outros músculos agem sobre a coluna vertebral, eixo central do corpo que recebe muita carga, vetores de dissipação de força física, enquanto músculos dos membros inferiores também entram em ação, assegurando o equilíbrio do corpo e possibilitando, todos em conjunto, a perfeita execução do movimento desejado.

Os músculos que trabalham como agentes principais dos movimentos são classificados como *agonistas*; *antagonistas* são os músculos que se opõem ao trabalho do agonista. Por exemplo: para que a mão se feche (flexione – grupo flexor dos dedos e da mão), a fim de apanhar o objeto, é necessário que o grupo antagonista (grupo extensor dos dedos) relaxe. Nesse exemplo, os flexores trabalham como agonistas, enquanto os músculos do grupo extensor são os antagonistas ao movimento.

Já os músculos que oferecem suporte ao movimento principal, eliminando algum movimento indesejado ou associando-se à ação, são chamados de *sinergistas*. Por sua vez, os músculos que não estão diretamente ligados aos movimentos descritos no exemplo, mas que trabalham na estabilização das articulações para tornar possível a ação principal, são denominados *fixadores* ou *posturais*.

Nesse exemplo também fica evidente que nenhum músculo estriado esquelético pode ser contraído se não receber um comando do sistema nervoso central (córtex motor – motricidade voluntária) por meio de um nervo motor (eferente). Por isso, agora vamos nos dedicar à neurofisiologia da contração muscular em toda a sua complexidade estrutural, molecular e bioquímica.

3.5.1 Estrutura muscular

Cada músculo esquelético é formado por um conjunto de células, denominadas *fibras musculares*, cobertas e protegidas por tecido conjuntivo fascial (epimísio, perimísio). Essas fibras, com diâmetro entre 10 e 80 micrômetros, compõem fascículos. Cada fascículo contém cerca de 100 fibras musculares, as quais, por sua vez, são constituídas de 1.000 a 2.000 miofibrilas, que formam os sarcômeros, unidades funcionais, constituídas por proteínas, que efetivamente proporcionam a contração do músculo estriado esquelético.

Figura 3.40 – Fascículo recebendo neurônio motor do sistema nervoso central (A); estrutura do músculo estriado esquelético (B)

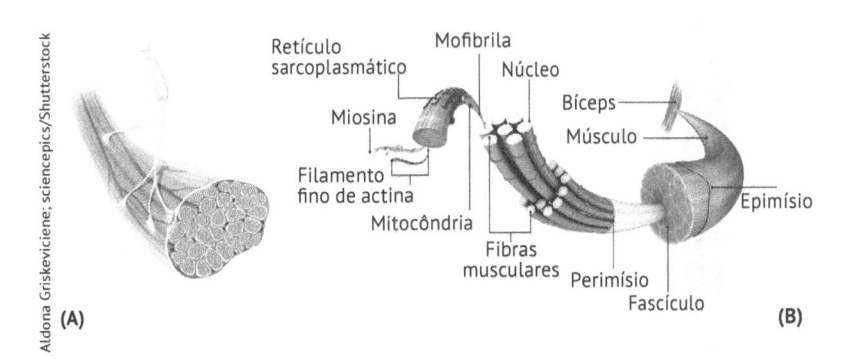

A célula muscular, denominada *fibra muscular*, tem uma membrana plasmática chamada de *sarcolema*; as organelas celulares, porém, são as mesmas de qualquer outra célula, com vistas a manter as funções vitais em funcionamento.

O retículo endoplasmático do tecido muscular recebe o nome de *retículo sarcoplasmático*, pois sua rede tubular se estende pelas miofibrilas. Túbulos longitudinais encerram-se em cisternas terminais, que, com os túbulos T, vertem, dentro dos sarcômeros, os íons necessários para a contração, cujo papel é de suma importância na condução do potencial de ação para a profundidade do músculo.

A actina é uma proteína fibrosa que forma longas cadeias helicoidais, constituindo os filamentos finos. A miosina, por sua vez, é uma proteína cujo formato especial assemelha-se a duas cabeças ligadas a uma cauda; um filamento de miosina contém, aproximadamente, 250 dessas proteínas – que formam um filamento que pode ser grosso ou espesso. Uma conformação também especial dessa molécula é a apresentação de dois sítios de ligação: um para o trifosfato de adenosina (ATP) ou para o difosfato de adenosina (ADP) e outro para a proteína actina. Outra proteína importante é a tropomiosina, polímero alongado que se estende com os filamentos de actina, encobrindo seus sítios de ligação para a miosina – por isso essa proteína funciona como reguladora da contração muscular, já que cobre e descobre o sítio ativo de ligação entre as proteínas para a ponte cruzada (contração muscular propriamente dita) (Kostopoulos; Rizopoulos, 2007).

A troponina é a proteína reguladora que controla a tropomiosina, formada por três moléculas globulares que se conectam ao filamento de tropomiosina a intervalos regulares, mudando sua conformação e influenciando, assim, a cobertura e a "descobertura" dos sítios de ligação.

A fim de que todos os filamentos se encontrem estruturalmente estáveis para todo o processo de contração, duas outras proteínas entram em cena: a tinina e a nebulina, cuja função é a mesma – sustentação do sarcômero e retorno de seu comprimento em repouso.

Cada sarcômero é formado por filamentos finos e grossos, intercalados, que conferem às miofibrilas o aspecto característico de faixas claras e escuras, limitadas pelos discos Z, formados por proteínas e que servem de ancoragem aos filamentos finos. Cada sarcômero inclui dois discos Z e filamentos finos entre eles. A banda clara contém somente filamentos de actina e é chamada de *banda I*. A área do sarcômero ocupada pelos filamentos grossos de miosina é denominada *banda A*. A presença de somente uma banda A no sarcômero indica encurtamento máximo e superposição completa dos filamentos finos e grossos (Kostopoulos; Rizopoulos, 2007).

Sistema musculoesquelético

Figura 3.41 – Sarcômero

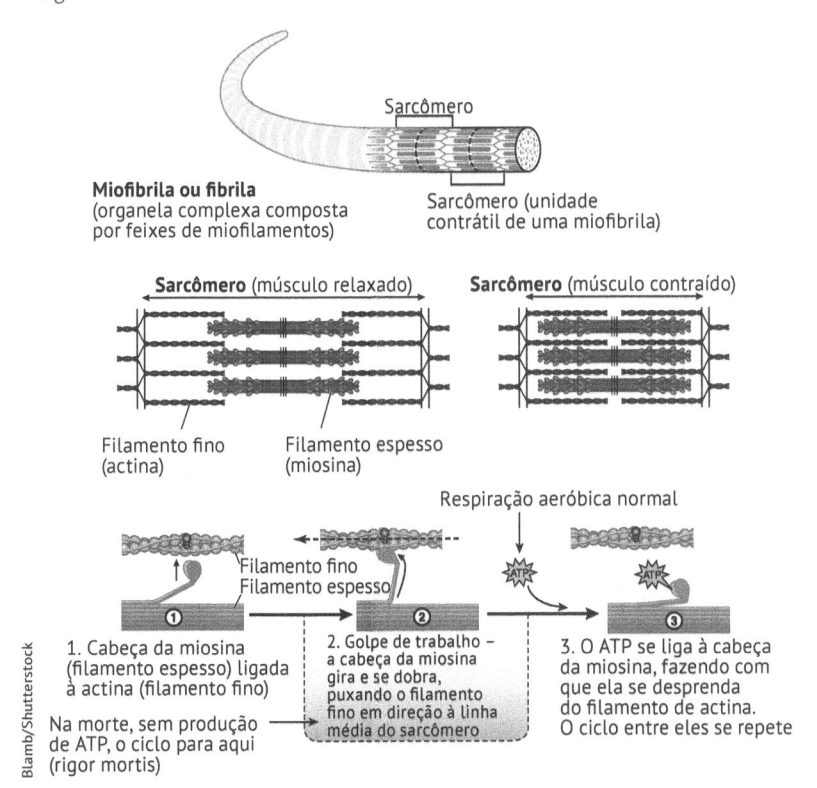

Miofibrila ou fibrila
(organela complexa composta por feixes de miofilamentos)

Sarcômero (unidade contrátil de uma miofibrila)

Sarcômero (músculo relaxado)

Sarcômero (músculo contraído)

Filamento fino (actina)

Filamento espesso (miosina)

Respiração aeróbica normal

Filamento fino
Filamento espesso

1. Cabeça da miosina (filamento espesso) ligada à actina (filamento fino)

Na morte, sem produção de ATP, o ciclo para aqui (rigor mortis)

2. Golpe de trabalho – a cabeça da miosina gira e se dobra, puxando o filamento fino em direção à linha média do sarcômero

3. O ATP se liga à cabeça da miosina, fazendo com que ela se desprenda do filamento de actina. O ciclo entre eles se repete

Blamb/Shutterstock

No próximo tópico, explanaremos em detalhe o ciclo apresentado na figura anterior, para que fique bem clara a participação de cada estrutura proteica do sarcômero no mecanismo de contração muscular.

3.5.2 Mecanismo de contração muscular

Todo o processo de contração muscular tem início no sistema nervoso motor, que controla a coordenação dos vários músculos simultaneamente – lembremos que o comando é iniciado no córtex motor (núcleos celulares neuronais) e transita, via descendente, pela medula espinhal, pelos tractos ou lemniscos motores. No corno anterior da medula, a sinapse neural sai da medula pela fibra nervosa motora (axônio), que se divide em ramos menores, nos nervos periféricos, até atingir o músculo controlado pelo nervo.

A terminação nervosa percorre pequenas distâncias sobre a superfície do músculo; a região dessa fibra muscular e seu respectivo nervo formam uma placa motora; enquanto um neurônio motor alfa e suas terminações nervosas e respectivas placas motoras, com as fibras musculares por ele inervadas, formam a unidade motora (Kostopoulos; Rizopoulos, 2007; Hall, 2011).

Em 98% dos músculos normais, cada fibra muscular é inervada por uma placa motora, correspondendo, assim, a apenas um neurônio motor. As exceções são os músculos muito longos, como o sartório. Uma unidade motora pode incluir centenas de fibras musculares. Grandes músculos, com atividades motoras grosseiras, têm alta relação de inervação terminal (número de fibras musculares inervadas por um axônio). Os músculos responsáveis pelo controle motor fino, como os músculos extraoculares, têm baixa relação de inervação terminal – às vezes, 1:1 (Kostopoulos; Rizopoulos, 2007).

Dessa forma, o potencial de ação despolariza a membrana do nervo (movimentação iônica de sódio – Na^+ – e potássio – K^+) e chega até as terminações nervosas, as quais, por sua vez, atingem as fibras musculares. A fibra nervosa não se conecta diretamente ao sarcolema muscular, mas à fenda sináptica, o que faz com que o potencial de ação do nervo, chegando às suas terminações nervosas, libere na fenda sináptica, por meio de estímulo elétrico, um neurotransmissor que se encontrava armazenado em vesículas pré-sinápticas: a **acetilcolina**. Uma vez liberado na fenda sináptica, esse neurotransmissor encontra receptores no sarcolema e, ao se ligar a esses canais, permite a difusão dos íons de Sódio (Na^+) para dentro das células, despolarizando, assim, todo o sarcolema. Da mesma forma como cursou pela fibra nervosa, o potencial de ação propaga-se pelo sarcolema, espalhando-se inclusive pela rede tubular do retículo sarcoplasmático, a qual, por armazenar o íon cálcio em suas cisternas, sofre abertura dos canais de cálcio (Ca^+) de sua membrana e o libera para dentro do sarcômero, iniciando, assim, o mecanismo molecular proteico da contração muscular.

Figura 3.42 – Junção neuromuscular e transmissão do potencial de ação do nervo para o músculo

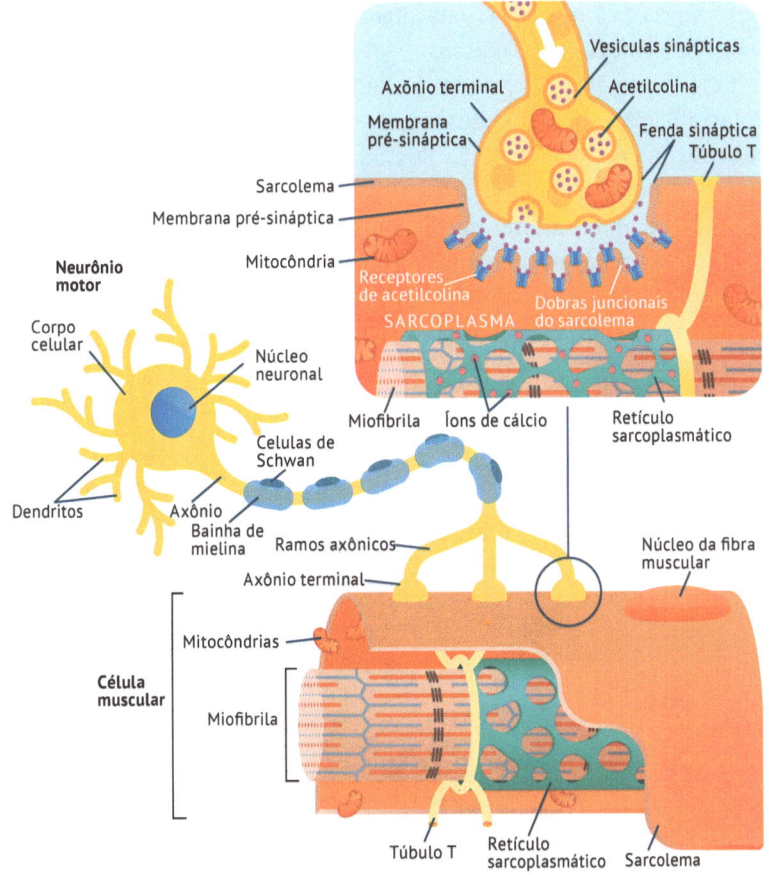

3.5.2.1 MECANISMO PROTEICO DA CONTRAÇÃO MUSCULAR: PONTE CRUZADA

O mecanismo proteico da contração muscular diz respeito ao mecanismo de deslizamento dos filamentos proteicos internos às fibras musculares, onde ocorre a interação necessária para a ponte cruzada no sarcômero.

Os sarcômeros, no estado relaxado, apresentam as extremidades dos filamentos de actina, entre as duas linhas Z, afastadas, enquanto, no estado contraído, elas estão próximas. Da mesma forma, os filamentos espessos (constituídos de miosina) aproximam-se – são esses, inclusive, que tracionam os filamentos de actina até se sobreporem umas às outras, em decorrência da força gerada pela interação das pontes cruzadas, formadas pelos filamentos finos e grossos.

Essa interação inicia-se com a chegada do potencial de ação no sarcolema da fibra muscular, quando, de dentro das cisternas terminais do retículo sarcoplasmático, são liberados íons de Ca^+ que rapidamente circulam entre as miofibrilas. Circulando entre os filamentos, os íons de Ca^+ encontram receptores para se ligar à molécula de troponina; ao se ligar a essa molécula, mudam sua conformação, fazendo com que a tropomiosina descubra os sítios ativos de ligação das moléculas de actina, permitindo, assim, a ligação da molécula de miosina.

Figura 3.43 – Sarcômero muscular: filamentos finos e grossos e mecanismo de contração mecânica

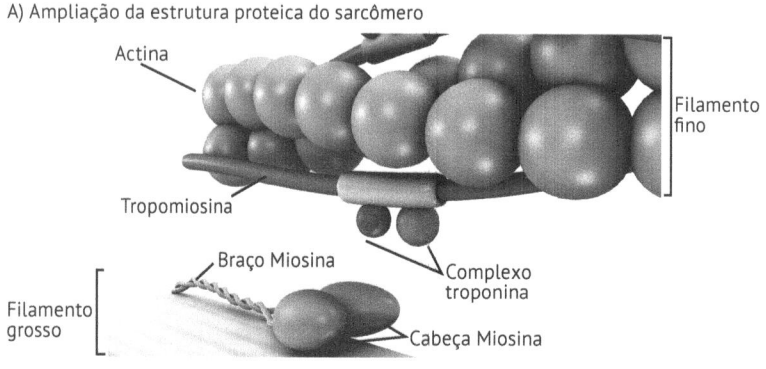

A) Ampliação da estrutura proteica do sarcômero

B) Interação molecular da ponte cruzada

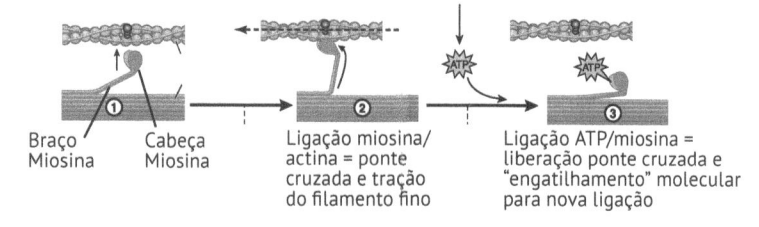

① Braço Miosina / Cabeça Miosina
② Ligação miosina/actina = ponte cruzada e tração do filamento fino
③ Ligação ATP/miosina = liberação ponte cruzada e "engatilhamento" molecular para nova ligação

sciencepics; Blamb/Shutterstock

A partir da ligação entre a cabeça da miosina e o sítio ativo da actina, há uma mudança conformacional da miosina, inclinando a cabeça em direção ao braço e gerando uma força que puxa o filamento da actina nessa direção.

A energia que permite toda essa ligação e geração de força é a famosa molécula de ATP (adenosina trifosfato), formada pelo ADP (adenosina difosfato) e fosfato, os quais encontram na cabeça da miosina um local para se ligar e "engatilhar", como uma mola, o potencial de ligação às moléculas de actina. Após o processo da ponte cruzada, o ATP desempenha, novamente, um papel especial de se ligar à miosina para o seu desligamento e preparação para nova ponte cruzada, fornecendo, dessa forma, o movimento de força necessário à contínua formação de pontes cruzadas. Tais pontes, por sua vez, puxam os filamentos de actina, sucessivamente, para o centro do sarcômero, encurtando assim a fibra muscular pelo princípio de somação por fibras múltiplas, pelo qual as diferentes unidades motoras são ativadas de forma assíncrona, alternando unidades motoras, umas após as outras, e produzindo contrações suaves e regulares em situações de normalidade (Kostopoulos; Rizopoulos, 2007; Hall, 2011).

Síntese

O sistema esquelético funciona como um arcabouço de proteção para os órgãos e sistemas do organismo, mas também é componente estrutural do aparelho de locomoção humana. Como peças fundamentais para a vida, os ossos do corpo humano são formados de tecido conjuntivo especializado, e tanto armazenam quanto liberam minerais reguladores que participam de variados processos químicos do organismo, concorrendo para o equilíbrio homeostático.

Outra importante função dos ossos se refere à produção de células sanguíneas na medula óssea, presente nas diáfises dos ossos longos. Como vimos, o sistema esquelético desempenha papéis diferenciados e determinantes a várias funções, incluindo, em sua estrutura e propriedade, o crescimento e a regeneração tecidual por meio da linha epifisária e da remodelação óssea, respectivamente. São 206 ossos, que recebem diferentes classificações, de acordo com seu formato, sua espessura e suas particularidades. Alguns ossos formam o esqueleto a que chamamos *axial*, configurando o eixo central, complementado pelo esqueleto apendicular, que é mais móvel. Apoiando e sustentando a musculatura, o esqueleto forma, a partir de suas tensões e da impactação, da passagem e das impressões de outras estruturas anatômicas, os acidentes ósseos, que nada mais são do que elevações, depressões e forames com denominações próprias.

Ao profissional da área da saúde, é de extrema relevância conhecer a nomenclatura óssea e de seus acidentes, a fim de que possa apontar características específicas do desempenho funcional do corpo humano, pois esses pontos, geralmente, servem como origem e inserção da ação muscular entre os segmentos.

Já as articulações que unem as peças ósseas são recobertas por cartilagens, as quais, por sua estrutura, permitem maior ou menor mobilidade ao esqueleto, tornando-se funcionalmente importantes na definição dos eixos de movimento de cada segmento. O corpo humano apresenta três tipos principais de articulações: (1) sinartroses (imóveis); (2) anfiartroses (semi-imóveis) e (3) diartroses (ampla mobilidade), sendo que nesta podem estar presentes acessórios, meniscos e bursas, e sua mobilidade também depende do formato das superfícies ósseas que se articulam.

Em relação aos músculos, são aproximadamente 650 no corpo todo, tendo esse tecido propriedades e conformação molecular específicas para produzir o movimento chamado de *contração muscular* de grupos flexores, extensores, adutores, abdutores e rotadores. Os músculos que se ligam ao esqueleto para movê-lo são do tipo *estriados esqueléticos*, assim chamados porque possuem como estrutura funcional o sarcômero, que, em sua organização molecular, confere-lhe esse padrão microscópico.

A atividade neural, bioquímica e molecular, em conjunto com a célula muscular denominada *fibra muscular*, é o que confere a contração organizada, que estabiliza segmentos corporais ou move músculos em determinada ação desejada (voluntária). Dessa forma, existem músculos que executam ações principais e outros que desempenham papéis secundários no movimento. A contração propriamente dita ocorre a nível molecular, assim que o potencial de ação do nervo que inerva determinada unidade motora passa pela fenda sináptica e despolariza o sarcolema da fibra muscular, determinando, assim, a origem de vários eventos químicos e moleculares entre os filamentos finos e espessos do sarcômero.

Questões para revisão

1. (CONTEMAX – 2019) Sobre o sistema ósseo, considere a alternativa **incorreta**:
   a. o osso esfenoide é um osso ímpar, irregular, situado na base do crânio na frente dos temporais e à porção basilar do occipital.
   b. o osso vômer é um osso ímpar, situado na face anterior do crânio e mantém-se articulado com o osso esfenoide, possui uma lâmina que, juntamente com a lâmina perpendicular do esfenoide, formam o septo nasal ósseo.
   c. a região sacral da coluna vertebral é composta de cinco vértebras fundidas (sinostose), fenômeno que ocorre na idade adulta, constituindo assim um único osso mediano, denominado *sacro*.
   d. o carpo é composto de oito ossos, entre eles, os ossos escafoide, piramidal, pisiforme e hamato.
   e. O esqueleto do pé, assim como o da mão, constitui-se de ossos curtos, articulados entre si, chamados *tarsais*. Entre eles, há os ossos navicular, tálus, cuneiformes e trapezoide.

2. (CCP IFRR – 2015) Na anatomia do corpo, articulação é a junção de dois ou mais ossos distintos, permitindo seu movimento. De acordo com o tipo de material que une os ossos articulados, as articulações podem ser divididas em:
   a. Fibrosas, cartilagíneas, esfenoidais.
   b. Fibrosas, esfenoidais, sinoviais.
   c. Fibrosas, cartilagíneas, sinoviais.
   d. Esfenoidais, cartilagíneas, sinoviais.
   e. Fibrosas, esfenoidais, esféricas.

3. Considere as afirmações a seguir sobre o tecido muscular esquelético.
   I. Para que ocorra contração muscular, há necessidade de uma ação conjunta dos íons cálcio e da energia liberada pelo ATP, o que promove um deslizamento dos filamentos de actina sobre os de miosina na fibra muscular.

II. Exercícios físicos promovem um aumento no volume dos miócitos da musculatura esquelética por meio da produção de novas miofibrilas.

III. Em caso de falta de ATP, a ponte cruzada não pode ser desfeita, ou seja, ocorre uma disfunção do mecanismo de contração.

Assinale a alternativa que apresenta a resposta correta:

a. Apenas a afirmação I é verdadeira.
b. Apenas a afirmação II é verdadeira.
c. As afirmações I e II são verdadeiras.
d. As afirmações II e III são verdadeiras.
e. Todas as afirmações são verdadeiras.

4. Observe a figura a seguir e identifique o tipo de músculo encontrado em I e em II:

Figura A – Músculos de diferentes regiões do corpo humano

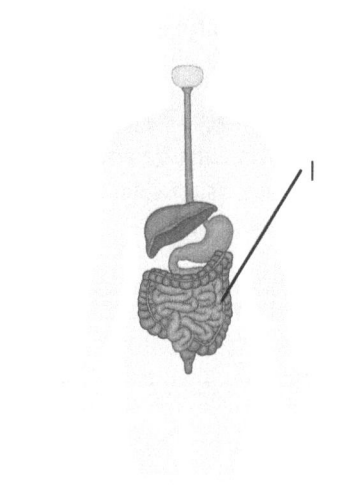

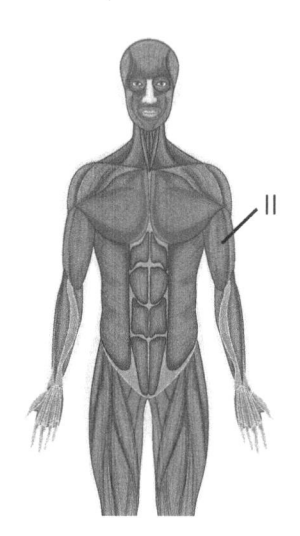

I. _____
II. _____

a. Considerando o mecanismo de contração muscular realizado pela célula muscular presente em I, analise a afirmativa a seguir. Você concorda com ela? Justifique sua resposta.

Afirmativa: O cálcio tem um papel fundamental para o mecanismo da ponte cruzada.

b. Quanto ao tipo de músculo identificado em II, qual é sua relação com o peristaltismo do esôfago, do estômago e do intestino?

5. Observe a figura:

Figura B – Representação esquemática de um sarcômero

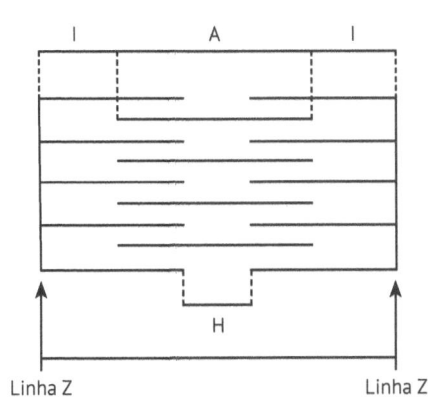

Os sarcômeros, unidades de contração dos músculos esqueléticos, são formados por filamentos de actina e miosina, conforme disposição apresentada. Analisando-se a figura, pode-se distinguir que:

a. A banda I corresponde às regiões dos filamentos de _____
b. A banda A corresponde às regiões dos filamentos de _____
c. A banda H corresponde às regiões dos filamentos de _____
d. É correto afirmar que, durante a contração muscular, os filamentos de actina e miosina se interpõem, aproximando as linhas Z? Justifique.

Questões para reflexão

1. Em uma academia onde trabalham diferentes profissionais da saúde, discute-se sobre a anatomofisiologia da musculatura corporal. Preocupados em proporcionar boa forma física e saúde aos clientes, esses profissionais fazem as seguintes afirmações:
    I. O tipo de músculo mais predominante no corpo humano é o estriado esquelético, que está presente em todas as regiões e é responsável pela locomoção e pelos movimentos voluntários;
    II. O tecido muscular cardíaco possui diferenças significativas em relação ao músculo estriado esquelético, a principal delas é a contração involuntária.

    Você concorda com alguma das afirmações? Justifique e explique sua resposta.

2. Tanto os ossos da cintura escapular (cíngulo) quanto os ossos da cintura pélvica (cíngulo) são classificados como esqueleto apendicular. Pesquise sobre essa classificação e entenda o motivo dela.

3. As articulações representam a união entre duas ou mais peças ósseas. Uma articulação é o ponto de contato entre duas superfícies articulares recobertas por cartilagens de diferentes composições. Tanto as cartilagens quanto as diferentes faces articulares que se inter-relacionam permitem maior ou menor movimento entre os ossos. O movimento articular, como já mencionado, depende do tipo de estrutura ou do material que se interpõe entre as peças ósseas, bem como do formato das superfícies articulares. Nesse sentido, descreva cada tipo de articulação com suas características estruturais e mobilidade permitida.

4. A ação muscular ocorre por meio de estruturas ligadas aos ossos. Para que a ação muscular seja possível, é necessário a integridade das estruturas denominadas *tendões*, que se prendem aos ossos .Como ocorre o movimento? Explique a ação muscular por meio das origens e das inserções tendíneas.

5. O que são músculos agonistas e sinergistas? Qual é a importância de cada um deles para o movimento humano?

Capítulo 4

Sistema cardiovascular, respiratório, sanguíneo e linfático

Thais Regina Mezzomo

Conteúdos do capítulo:
- Sistema cardiovascular.
- Sistema respiratório.
- Sistema sanguíneo.
- Sistema imune.
- Sistema linfático.

Após o estudo deste capítulo, você será capaz de:
1. identificar as estruturas dos sistemas cardiovascular, respiratório, sanguíneo, imunológico e linfático.
2. determinar o funcionamento desses sistemas respeitando suas especificidades.

O sistema cardiovascular inclui o coração e os vasos sanguíneos. Ligados ao sistema cardiovascular e ao sistema imunológico estão os sistemas sanguíneo, linfático e respiratório, que sintonizam com o sistema sanguíneo. Como em uma perfeita orquestra, todos trabalham para o adequado funcionamento do organismo humano.

O sistema cardiovascular é responsável por transportar sangue para todo o organismo. O sistema sanguíneo, por sua vez, alimenta o corpo humano com oxigênio e nutrientes. Já o sistema respiratório tem a função de captar o gás oxigênio da atmosfera e carreá-lo para o sistema cardiovascular, para ser distribuído às células. O sistema linfático visa drenar o excesso de líquido intersticial e devolvê-lo ao sangue, mantendo o equilíbrio dos fluidos. Por fim, a resposta imunológica, definida como o conjunto de mecanismos imunológicos que ocorrem contra uma substância que o organismo considera estranha (Abbas; Lichtman; Pillai, 2019), é mediada por diversas células de defesa.

Neste capítulo, trataremos das estruturas dos sistemas cardiovascular, respiratório, sanguíneo, imunológico e linfático, bem como explicitaremos o funcionamento de cada sistema e sua ligação com os demais sistemas do organismo.

4.1 Sistema cardiovascular

A bomba contínua que faz o sangue circular por todo o organismo é, como você pode supor, o coração.

O coração se contrai, aproximadamente, 100 mil vezes ao dia. O lado esquerdo bombeia o sangue por 120 mil km de vasos sanguíneos (circuito sistêmico, o qual veremos em breve), enquanto o lado direito encaminha o sangue para os pulmões (circuito pulmonar, que também estudaremos na sequência), possibilitando que o sangue seja reoxigenado.

4.1.1 Anatomia do coração

O coração mede cerca de 12 cm de comprimento, 9 cm de largura, 6 cm de espessura e tem o peso médio de 250 g nas mulheres e 300 g nos homens. Encontra-se sobre o diafragma (músculo envolvido na respiração, que separa a cavidade torácica da cavidade abdominal), no mediastino (região que se estende do esterno à coluna vertebral, da primeira costela ao diafragma, e entre os pulmões). O ápice do coração é formado pela ponta do ventrículo esquerdo (câmara inferior do coração) e situa-se sobre o diafragma. A base do coração é formada pelos átrios (câmaras superiores) direito e, principalmente, esquerdo, localizando-se no lado oposto do ápice (Tortora; Nielsen, 2019).

Figura 4.1 – Anatomia do coração e circulação do sangue

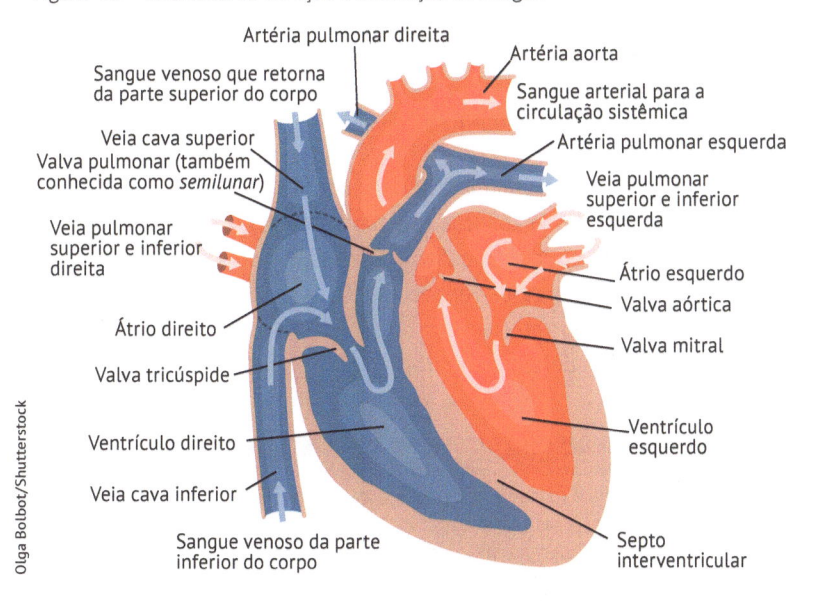

Olga Bolbot/Shutterstock

Importante

As veias sempre levam o sangue para o coração; já as artérias carregam o sangue para longe dele.

O coração é dividido em quatro camadas:
1. pericárdio – membrana que envolve e protege o coração;
2. epicárdio – camada visceral interna do pericárdio;
3. miocárdio – camada intermediária);
4. endocárdio – camada interna).

O **pericárdio** possibilita o movimento de contração vigorosa e rápida. É dividido em duas partes: fibroso e seroso. O pericárdio fibroso é superficial, composto de tecido conjuntivo inelástico, resistente e denso, que impede a hiperdistensão do coração; já o pericárdio seroso é uma membrana fina mais profunda, que forma uma dupla camada em torno do coração, apresentando lâmina parietal (externa) e lâmina visceral (interna), também chamada de *epicárdio*. Entre as duas lâminas, há a película de líquido seroso lubrificante – o líquido pericárdico –, que minimiza o atrito entre as camadas do pericárdio seroso conforme o coração se move. O **miocárdio** é o músculo responsável pela ação de bombeamento (contração e relaxamento) do coração e fornece sustentação às câmaras cardíacas. O **endocárdio**, por sua vez, é uma fina camada que fornece um revestimento liso para as câmaras, a fim de reduzir o atrito de superfície conforme o sangue passa pelo coração. Essa camada abrange as valvas cardíacas.

O coração apresenta, ainda, quatro câmaras: duas superiores, que são os átrios, e duas inferiores, os ventrículos. Os átrios recebem sangue dos vasos sanguíneos, que retornam o sangue para o coração. Vejamos, no Quadro 4.1, detalhes de cada câmara.

Quadro 4.1 – Câmaras do coração

Câmaras	Descrição
Átrio direito	Forma a margem direita do coração e recebe sangue de três veias: (1) veia cava superior, (2) veia cava inferior e (3) seio coronário. O sangue passa do átrio direito para o ventrículo direito pela valva tricúspide.
Ventrículo direito	O sangue oriundo do átrio direito é recebido no ventrículo direito e passa dessa câmara, pela valva do tronco pulmonar, para uma grande artéria, chamada de *tronco pulmonar*, que se divide em artérias pulmonares direita e esquerda, as quais levam o sangue aos pulmões.
Átrio esquerdo	O sangue flui para o átrio esquerdo pelas quatro veias pulmonares. Do átrio esquerdo, o sangue passa para o ventrículo esquerdo pela valva atrioventricular esquerda, antes denominada *valva bicúspide* ou *mitral*.

(continua)

(Quadro 4.1 – conclusão)

Câmaras	Descrição
Ventrículo esquerdo	É a câmara mais espessa do coração e forma o ápice do órgão. O sangue passa do ventrículo esquerdo por meio da valva da aorta, na parte ascendente desta. Um pouco do sangue da aorta flui para as artérias coronárias, que se ramificam da parte ascendente dessa artéria e transportam o sangue para a parede do coração. O restante do sangue passa para o arco e a parte descendente da aorta. Ramos do arco e da parte descendente da aorta levam o sangue por todo o corpo.

Fonte: Elaborado com base em Moore; Dalley; Agur, 2014; Curi; Procopio, 2017.

Importante!

Os ventrículos direito e esquerdo lançam volumes iguais de sangue; o lado direito, contudo, bombeia o sangue para os pulmões a uma curta distância, com uma pressão inferior e pequena resistência ao fluxo sanguíneo. O ventrículo esquerdo, por sua vez, encaminha o sangue para todo o restante do organismo com maior pressão e resistência ao fluxo sanguíneo. O ventrículo esquerdo, portanto, realiza maior esforço para manter o fluxo sanguíneo.

Para saber mais

Sobre a anatomia do coração, assista ao vídeo:
ANATOMIA cardíaca básica. Anatomia e etc. 3 maio 2016. 6 min. Disponível em: <https://www.youtube.com/watch?v=uFabswAGE6U>. Acesso em: 4 fev. 2022.

4.1.2 Circulações sistêmica e pulmonar

O coração bombeia o sangue em dois circuitos fechados, conhecidos como *circulação sistêmica* e *circulação pulmonar*. Na Figura 4.2, é possível observar que o início de um circuito é o fim do outro.

Figura 4.2 – Circulação sistêmica e pulmonar

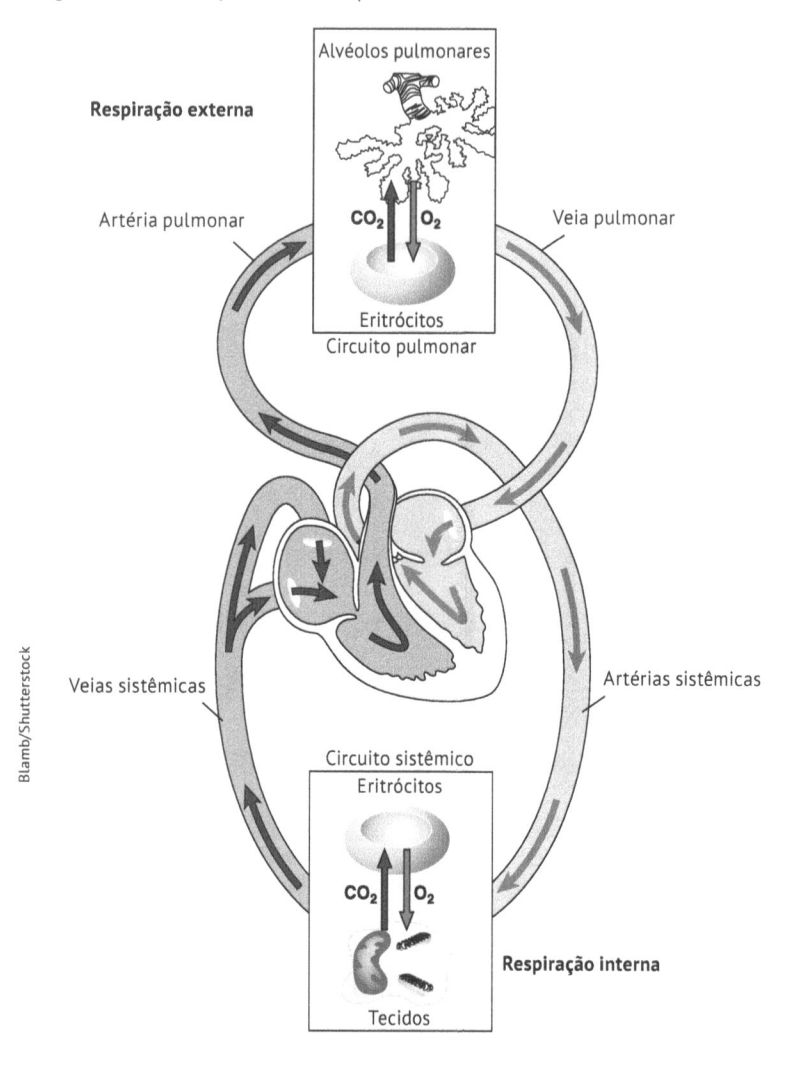

O lado esquerdo do coração é a bomba para a **circulação sistêmica**. Ele recebe sangue oxigenado, vermelho e brilhante, dos pulmões; no lado esquerdo do coração, portanto, circula sangue arterial. O ventrículo esquerdo ejeta sangue para a artéria aorta, que se ramifica e distribui o sangue oxigenado para todos os órgãos e tecidos do corpo, os quais realizam a respiração celular (captação do oxigênio e liberação do CO_2 nas veias). Todo o sangue venoso retorna ao átrio direito pelas veias cava superior e inferior. Assim, a circulação sistêmica inicia-se no ventrículo esquerdo, passa por todos os órgãos e tecidos do organismo e é finalizada no átrio direito (Curi; Procopio, 2017; Tortora; Nielsen, 2019).

Já o lado direito do coração é a bomba para a **circulação pulmonar**. Ele recebe o sangue desoxigenado, vermelho-escuro, que retorna da circulação sistêmica, rico em gás carbônico. Nesse lado, portanto, circula sangue venoso. O sangue ejetado do ventrículo direito flui para o tronco pulmonar, que se divide em artérias pulmonares, as quais levam o sangue para os pulmões direito e esquerdo. Nos capilares pulmonares, o sangue descarrega o CO_2, que é expirado, e capta o O_2 do ar inalado (hematose). O sangue recentemente oxigenado flui para as veias pulmonares e retorna ao átrio esquerdo. Resumindo: a circulação pulmonar tem início no ventrículo direito, passa pelos pulmões e é finalizada no átrio esquerdo (Curi; Procopio, 2017; Tortora; Nielsen, 2019).

> **Importante!**
> As artérias pulmonares são as únicas artérias do corpo humano que conduzem sangue venoso; e as veias pulmonares são as únicas veias que conduzem sangue arterial.

Além da circulação sistêmica e pulmonar, há a **circulação coronariana**, cuja função é fornecer nutrientes para as células do coração. As artérias coronárias (direita e esquerda) são oriundas da artéria aorta e fornecem sangue oxigenado para o miocárdio. As veias coronárias recebem o sangue que forneceu oxigênio e nutrientes ao músculo cardíaco, e que coletou o CO_2; o sangue venoso é drenado no seio coronário e segue, então, para o átrio direito.

> **Para saber mais**
> Sobre as circulações sistêmica e pulmonar, assista ao vídeo indicado a seguir.
> MINUTO da anatomia #8 – Circulação pulmonar e circulação sistêmica em 1 minuto. Anatomia Humana. 14 fev. 2019. 1 min. Disponível em: <https://www.youtube.com/watch?v=6LlPheAC_3w>. Acesso em: 4 fev. 2022.

4.1.3 Sistema de condução

Por meio da atividade elétrica, o coração realiza a contração cardíaca. A atividade elétrica provém de uma rede de fibras musculares cardíacas especializadas, as **fibras autorrítmicas**, que são autoexcitáveis e produzem potenciais de ação para desencadear as contrações cardíacas. O potencial de ação é uma alteração na voltagem ao longo da membrana celular causada pelo movimento de íons entre o interior e o exterior da célula cardíaca por meio dos canais iônicos.

Dessa forma, as células autorrítmicas agem como um marca-passo, estabelecendo o ritmo de contração do coração. A cada batimento cardíaco, um impulso elétrico é produzido pelo **nó sinoatrial (NSA)**, localizado na parede do átrio direito, e se propaga, pelas células de condução, para as células musculares cardíacas contráteis de ambos os átrios, permitindo que os dois átrios se contraiam simultaneamente por meio de potenciais de ação.

O potencial de ação alcança o **nó atrioventricular (NAV)**, localizado no septo interatrial, onde o potencial de ação diminui e proporciona tempo para a ejeção do sangue dos átrios para os ventrículos. Por meio do nó AV, o potencial de ação entra no **fascículo atrioventricular (FAV)** (ou *feixe de His*), o que permite a conexão elétrica entre átrios e ventrículos. Esse feixe se divide em ramo direito e esquerdo. Então, o potencial de ação entra nos **ramos direito** e **esquerdo**, que passam pelo septo interventricular, alcançando o ápice do coração.

Por fim, os **ramos subendocárdicos** (fibras de Purkinje), de grande calibre, deixam as suas bainhas isolantes de tecido conjuntivo próximas ao ápice do coração e retransmitem o potencial de ação para as células contráteis do miocárdio ventricular. Com a contração ventricular, o sangue flui em direção às valvas pulmonares, a fim de ser distribuído para todo o organismo. O sistema de condução cardíaco está ilustrado na Figura 4.3, a seguir.

Sistema cardiovascular, respiratório, sanguíneo e linfático

Figura 4.3 – Sistema de condução cardíaco

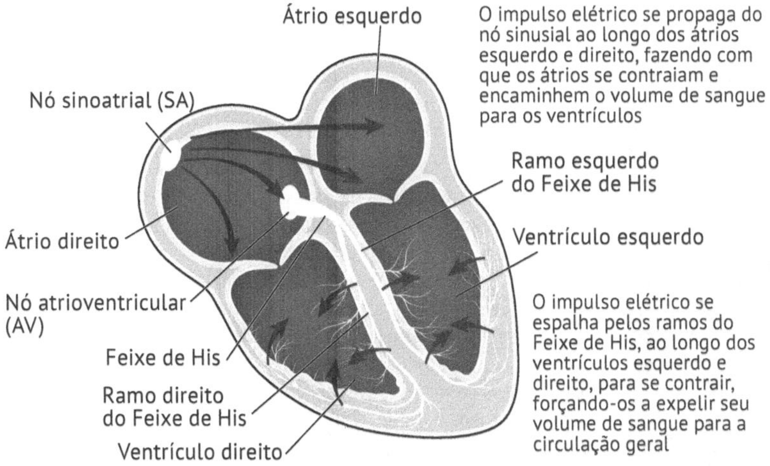

- Átrio esquerdo
- Nó sinoatrial (SA)
- Átrio direito
- Nó atrioventricular (AV)
- Feixe de His
- Ramo direito do Feixe de His
- Ventrículo direito
- Ramo esquerdo do Feixe de His
- Ventrículo esquerdo

O impulso elétrico se propaga do nó sinusial ao longo dos átrios esquerdo e direito, fazendo com que os átrios se contraiam e encaminhem o volume de sangue para os ventrículos

O impulso elétrico se espalha pelos ramos do Feixe de His, ao longo dos ventrículos esquerdo e direito, para se contrair, forçando-os a expelir seu volume de sangue para a circulação geral

Blamb/Shutterstock

Curiosidade

Problemas nas fibras autorrítmicas podem ocasionar arritmias, provocando contração muito rápida ou muito lenta do coração.

Para saber mais

Sobre o sistema de condução, assista ao vídeo:

SISTEMA Cardiovascular 6/6: Atividade elétrica do coração. Anatomia e etc. 18 out. 2016. 7 min. Disponível em: <https://www.youtube.com/watch?v=u0qzXDzDhZ8>. Acesso em: 4 fev. 2022.

4.1.4 Ciclo cardíaco

O ciclo cardíaco compreende os eventos de sístole e diástole dos átrios e ventrículos ligados a um batimento cardíaco, com vistas a direcionar o sangue para a circulação pulmonar e sistêmica. A primeira batida corresponde à sístole (contração do músculo cardíaco que esvazia o sangue dos ventrículos), e a segunda, à diástole (relaxamento do músculo cardíaco que faz com que os ventrículos recebam sangue). Vejamos, no Quadro 4.2, a descrição detalhada dos eventos.

Quadro 4.2 – Etapas do ciclo cardíaco

Início do ciclo cardíaco	Inicia-se nas quatro câmaras (átrios direito e esquerdo, e ventrículos direito e esquerdo) relaxadas e no nó sinoatrial.
Sístole atrial	Os átrios cheios de sangue oriundo das veias cavas superior e inferior contraem-se para encher os ventrículos relaxados com sangue, devido ao potencial elétrico recebido, fase que dura 0,1 s.
Sístole ventricular	Quando ocorre o aumento de pressão nos ventrículos (em razão da chegada de sangue oriundo dos átrios), acontece a sístole ventricular, dividida em duas fases. • Inicialmente, o ventrículo se contrai, impulsiona e fecha as valvas atrioventriculares, mas não tem força adequada para abrir as valvas pulmonares (período denominado **contração isovolumétrica**), isto é, o ventrículo está contraindo, embora o sangue continue dentro dele, sem alteração do volume da câmara cardíaca, mas com aumento da pressão dentro da câmara. • Quando a pressão ventricular sobe e supera a pressão na aorta e no tronco pulmonar, as valvas pulmonares se abrem e ocorre a **ejeção ventricular rápida** (pois a pressão dentro do ventrículo está bem maior que a pressão do vaso sanguíneo – da artéria aorta ou da artéria pulmonar –; assim, 70% do sangue é ejetado para as artérias. Conforme diminui a pressão, a ejeção ventricular sanguínea se torna lenta (**ejeção ventricular lenta**) para sair dessa câmara cardíaca, com manutenção da valva pulmonar aberta e da valva atrioventricular fechada. O restante do sangue é ejetado para as artérias nessa última fase.
Diástole ventricular	É dividida em precoce e tardia: • Na **diástole ventricular precoce**, os ventrículos relaxam e a pressão nessas câmaras diminui. O sangue flui contra as cúspides das valvas pulmonares e do tronco pulmonar, forçando seu fechamento. Flui, então, para os átrios relaxados, mas as valvas atrioventriculares permanecem fechadas. Esse período é denominado **relaxamento isovolumétrico**, pois o ventrículo relaxa, mas ainda não recebe sangue, com menor pressão que a dos átrios. • Quando a pressão do sangue nos átrios excede a pressão ventricular, abrem-se as valvas atrioventriculares (**diástole ventricular tardia**) e os ventrículos enchem-se de sangue (**fase de enchimento rápido**). A valva pulmonar se mantém fechada até o fim da fase de enchimento lento. A diferença de pressão começa a cair e a pressão dentro do ventrículo fecha a valva atrioventricular (**fase de enchimento lento**). Quando o ventrículo está cheio, a pressão dentro dessa câmara aumenta, fechando a valva atrioventricular para que se inicie novamente outro estímulo contrátil.

Fonte: Elaborado com base em Costanzo, 2018; Sales, 2020.

O som dos batimentos cardíacos (bulhas cardíacas) é decorrente do fechamento das valvas cardíacas. A primeira bulha é causada pelo fechamento das valvas atrioventriculares, e a segunda, pelo fechamento das valvas do tronco pulmonar e da aorta. Ambas podem ser auscultadas (ouvidas) por estetoscópio.

> **Para saber mais**
>
> Sobre o ciclo cardíaco, assista ao vídeo:
>
> SISTEMA cardiovascular 3/6: ciclo cardíaco, sístole e diástole. Anatomia e etc. 6 set. 2016. 8 min. Disponível em: <https://www.youtube.com/watch?v=eg_QCX1e1mg>. Acesso em: 4 fev. 2022.

4.1.5 Débito cardíaco

O débito cardíaco (DC) se refere à quantidade de sangue bombeado pelo ventrículo esquerdo, a cada contração, por um período – por exemplo, a cada minuto –, visando manter adequada a perfusão tecidual (fornecimento de sangue arterial, rico em oxigênio e nutrientes, para os tecidos). Pode ser calculada pela equação:

> DC = VS ml/batimento × FC batimentos/min.
> em que:
> VS: volume sistólico
> FC: frequência cardíaca (batimentos cardíacos por minuto).

Normalmente, o DC é de 5 litros por minuto (5,6 L/min em homens saudáveis e 4,9 L/min em mulheres saudáveis) (Tortora; Derrickson, 2016).

O DC depende da diferença de pressão que conduz o fluxo sanguíneo por um tecido e da resistência ao fluxo sanguíneo em vasos sanguíneos específicos. Quanto maior a diferença de pressão, maior será o fluxo sanguíneo, e quanto maior a resistência, menor o fluxo sanguíneo (Tortora; Derrickson, 2016).

> **Curiosidade**
>
> Na área de saúde, a avaliação do DC é fundamental na atenção às demandas metabólicas corporais, além de ser importante marcador da perfusão tecidual, principalmente em pacientes de unidades de terapia intensiva (UTIs) e em centros cirúrgicos, pois a hipoperfusão tecidual pode levar o paciente ao

choque (falência circulatória aguda devido à falta de oxigênio nos tecidos). Ainda, o exercício físico aumenta o DC para aumentar a oferta de nutrientes aos tecidos, devido a um esvaziamento sistólico mais completo e à melhora da força miocárdica, que potencializa o batimento durante a sístole.

> **Para saber mais**
>
> Sobre o débito cardíaco, assista ao vídeo:
>
> FISIOLOGIA cardíaca: débito cardíaco. 25 set. 2016. 3 min. Disponível em: <https://www.youtube.com/watch?v=Dklo_GlC5jA>. Acesso em: 4 fev. 2022.

4.1.6 Regulação da pressão arterial

O sistema cardiovascular mantém o fluxo sanguíneo adequado a todo o organismo; para tanto, a pressão sanguínea deve ser muito bem controlada.

A pressão sanguínea é definida como a força que o volume sanguíneo exerce contra as paredes dos vasos (Curi; Procopio, 2017). Na circulação sistêmica, a pressão com que o sangue é ejetado do ventrículo esquerdo, durante a sístole, na condição de normotensão, é de 120 mmHg, e, ao circular por toda a rede vascular, retorna ao átrio direito, onde a pressão é cerca de 5 mmHg. Há, portanto, um gradiente pressórico de, aproximadamente, 115 mmHg, que move o sangue pelos vasos. Fatores, contudo, que interferem no grau de constrição e/ou dilatação dos vasos têm grandes repercussões na resistência do fluxo sanguíneo, o que, por sua vez, interfere nos níveis de pressão sanguínea.

A pressão do sistema cardiovascular é chamada de *pressão arterial* (PA), pois são as artérias e as arteríolas que conferem maior resistência hidráulica ao fluxo sanguíneo. Isso se dá pela significativa quantidade de fibras elásticas e musculares lisas que controlam a variação do diâmetro do vaso e a resistência pelo atrito à viscosidade do sangue circulante. A PA deve ser bem controlada para que o fluxo sanguíneo seja mantido em condições suficientes para todas as células do organismo. Para tanto, mecanismos de controle podem atuar com respostas em curto, médio e/ou longo prazos. O reflexo barorreceptor, ou barorreflexo, é o principal responsável pela regulação da PA a cada batimento cardíaco.

Todo ser humano tem sensores, chamados de *mecanorreceptores*, localizados no arco aórtico, na bifurcação do seio carotídeo, nos átrios, nos ventrículos e nos vasos pulmonares. Esses sensores são sensíveis à deformação mecânica dos vasos ou das câmaras ventriculares.

Os mecanorreceptores são denominados *barorreceptores* (baro = pressão) e *pressorreceptores arteriais*. Os barorreceptores arteriais (aórticos e carotídeos) estão localizados em regiões de alta pressão arterial e são ativados quando há rápido aumento da pressão transmural dessas artérias. Esses receptores fazem parte do chamado *reflexo barorreceptor* ou *barorreflexo*.

Os barorreceptores se adaptam a diferentes níveis de pressão arterial média, caso esta seja mantida elevada por alguns poucos dias. O aumento repentino da PA eleva a frequência de disparos dos barorreceptores e ativa a via reflexa, o que desencadeia uma resposta efetora, por meio do sistema nervoso autônomo, para que o débito cardíaco e a resistência periférica total sejam regulados e retornem aos valores normais da PA.

Caso a PA se mantenha elevada por dias, a frequência de disparos dos barorreceptores diminui, e esses mecanorreceptores se adaptam ao novo nível pressórico, assumindo-o como novo nível normal de PA. Por isso os barorreceptores não são responsáveis pelo controle a longo prazo da PA, e sim pelo ajuste fino desta. Em médio e longo prazos, o controle da PA ocorre por mecanismos não adaptáveis, envolvendo componentes humorais e a atuação dos rins, que contribuem para a homeostase do volume circulante.

Os mecanismos humorais de controle da PA envolvem a síntese e a secreção de hormônios para que ajam em locais específicos. O Quadro 4.3 sintetiza os principais sítios de secreção hormonal no controle da PA.

Quadro 4.3 – Hormônios envolvidos no controle da pressão arterial

Sítio de secreção	Hormônio
Medula adrenal	Epinefrina/noroepinefrina
Neuro-hipófise	Vasopressina
Rins	Angiotensina
Átrios	Peptídeo natriurético atrial

Fonte: Elaborado com base em Curi; Procopio, 2017; Costanzo, 2018.

Nas situações em que ocorre queda da PA, há liberação, na glândula adrenal, de epinefrina (90%) e norepinefrina (10%). Esses neuro-hormônios agem em receptores adrenérgicos localizados na membrana da musculatura lisa vascular, na membrana das células endoteliais e no coração. A epinefrina promove vasodilatação com consequente aumento de fluxo sanguíneo, enquanto a norepinefrina causa aumento da frequência cardíaca e da força de contração cardíaca. Nos vasos sanguíneos, promove o aumento da resistência vascular periférica total (vasoconstrição) e, consequentemente, o aumento da PA.

A liberação da vasopressina (VP) ou do hormônio antidiurético (ADH) na circulação sistêmica é ocasionada por situações de aumento na osmolaridade plasmática, queda no volume sanguíneo (hipovolemia) e/ou diminuição mantida na PA. A VP age em receptores renais estimulando ações antidiuréticas, pois favorece o aumento da reabsorção de água e da concentração de urina, a fim de aumentar o volume circulante, diminuir a osmolaridade plasmática e aumentar a PA. A VP também estimula a contração do músculo liso vascular, aumentando a resistência vascular periférica total e contribuindo para o aumento da PA; promove vasoconstrição, inibindo a via do óxido nítrico (NO); e potencializa a ação de outros vasoconstritores.

Os rins também auxiliam no controle da PA em longo prazo, estimulando a natriurese. A natriurese consiste no aumento da excreção renal de Na^+ em resposta ao aumento da pressão de perfusão sanguínea renal.

Outro sistema que atua na regulação da PA em longo prazo é o sistema renina-angiotensina, que tem como principal ação a vasoconstrição, além de estimular a liberação de aldosterona, a fim de aumentar a reabsorção renal de sódio e água, culminando no aumento da PA. Esse mecanismo está detalhado no Capítulo 5, no qual descrevemos o sistema urinário.

Por fim, destacamos a ação do peptídeo natriurético atrial (PNA) no controle da PA. O PNA é um peptídeo de 28 aminoácidos, liberado pelos miócitos cardíacos atriais, em resposta à distensão em suas paredes; sua principal função é normalizar o volume sanguíneo e a PA por meio do aumento da natriurese e da diminuição da resistência vascular. O Quadro 4.4 apresenta os mecanismos de ação do PNA.

Quadro 4.4 – Ações do peptídeo natriurético no controle da pressão arterial

Mecanismos de ação do PNA	Descrição
Vasodilatação renal	Promove o aumento do fluxo sanguíneo renal e da filtração glomerular, favorecendo a diurese e a natriurese.
Vasodilatação generalizada	O PNA age em receptores da musculatura lisa vascular, favorecendo a vasodilatação.
Efeito antagônico do sistema renina-angiotensina	O PNA promove aumento da taxa de filtração glomerular nos rins, diminui a liberação de renina e aumenta a excreção de Na^+ e água. Também pode inibir a liberação e/ou ação de diversos hormônios, incluindo VP, angiotensina II e aldosterona, reduzindo a PA e aumentando a permeabilidade capilar.

Fonte: Elaborado com base em Curi; Procopio, 2017.

4.2 Sistema respiratório

O sistema respiratório tem a função de realizar a troca de oxigênio e dióxido de carbono entre o ambiente e as células corporais. O ar fresco entra nos pulmões pelo processo de inspiração, o oxigênio e o dióxido de carbono são trocados nos alvéolos pulmonares e, então, o ar é expirado. Chama-se *hematose* o processo de transformação do sangue venoso em arterial pela oxigenação nos pulmões.

O sistema respiratório é anatomicamente dividido em parte superior e inferior. A parte superior (nariz, cavidade nasal, seios e faringe) filtra, aquece e umidifica o ar inalado, protegendo as superfícies mais delicadas de sua parte inferior. Por sua vez, a parte inferior (laringe, traqueia, brônquios, bronquíolos e bronquíolos respiratórios e alvéolos) transporta o ar para dentro e para fora das superfícies de troca dos alvéolos. As vias que conduzem o ar por esse sistema são chamadas de *vias aéreas*. Tais estruturas estão representadas na Figura 4.4.

Figura 4.4 – Anatomia do sistema respiratório

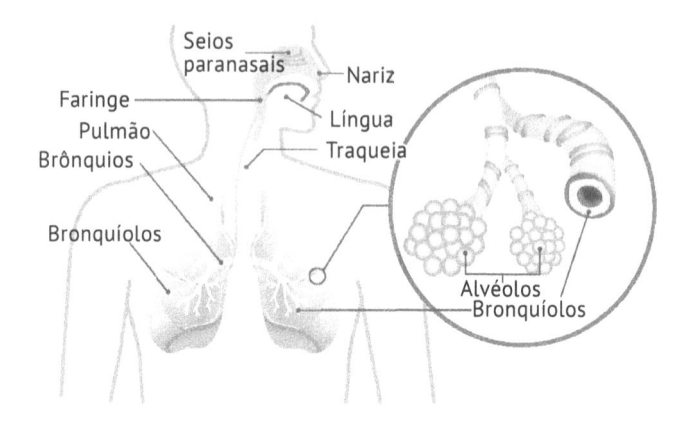

As principais funções do sistema respiratório, com base em Martini et al. (2014) e Sales (2020), são:

» fornecer grande área de superfície para as trocas gasosas entre o ar e o sangue circulante;
» transportar o ar de/para as superfícies de troca dos pulmões ao longo das vias aéreas;
» limpar, aquecer e umidificar o ar inalado;
» proteger as superfícies respiratórias de desidratação, de mudanças de temperatura e contra a invasão de patógenos;
» produzir sons envolvidos com a fala, o canto, entre outras formas de comunicação;
» auxiliar na regulação do pH sanguíneo;
» auxiliar o sentido do olfato por meio de receptores olfatórios nas porções superiores da cavidade nasal.

As vias respiratórias se ramificam como galhos de uma árvore invertida, por isso são conhecidas como *árvore respiratória*, cuja ramificação gera segmentos funcionalmente independentes (como veremos a seguir).

As vias aéreas são subdivididas em **zona condutora** (com início na cavidade nasal até os bronquíolos terminais) e **zona respiratória** (bronquíolos respiratórios, ductos alveolares e alvéolos), sendo esta revestida pelos alvéolos, nos quais ocorrem as trocas gasosas. Há, aproximadamente, 300 milhões de alvéolos, que medem de 0,25 mm a 0,5 mm de diâmetro e se assemelham a cachos de uva.

Sistema cardiovascular, respiratório, sanguíneo e linfático

O nariz é um órgão especializado do sistema respiratório, composto de parte externa visível e parte interna, a cavidade nasal. A parte externa é constituída de tecido ósseo e cartilaginoso. Na face inferior do nariz encontram-se duas aberturas, chamadas de *narinas*. As estruturas internas do nariz aquecem, umidificam e filtram o influxo de ar, além de detectar estímulos olfatórios e modificar as vibrações da fala. Já a cavidade nasal (Figura 4.5) é um espaço grande na face anterior do crânio, inferior ao osso nasal e superior à cavidade oral. É dividida, pelo septo nasal, em lados direito e esquerdo. Posteriormente, a cavidade nasal se comunica com a faringe por meio de duas aberturas denominadas *cóanos*.

Figura 4.5 – Anatomia da cavidade nasal

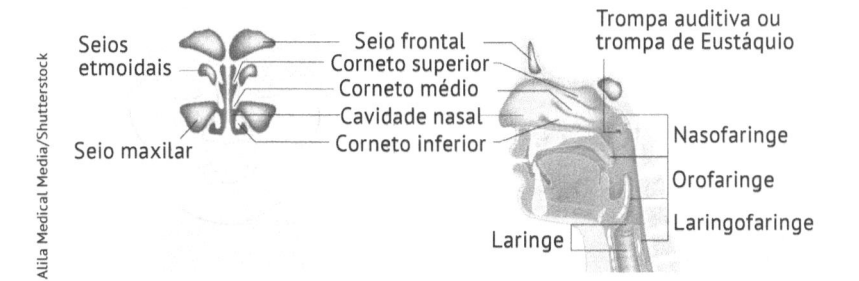

Os seios paranasais são cavidades nos ossos frontal, esfenoide, etmoide e maxilar do crânio, revestidos por túnica mucosa; produzem muco e servem como câmaras de ressonância para o som ao falar ou ao cantar. Em cada parede lateral de cada cavidade nasal há lâminas ósseas curvas: as conchas nasais superior, média e inferior (Moore; Dalley; Agur, 2014).

Quando o ar entra pelas narinas, ele passa pelo vestíbulo do nariz, revestido por pele com pelos grossos que servem para filtrar partículas de poeira. O muco secretado pelas células caliciformes umedece o ar e retém as partículas de poeira. As partículas são direcionadas à faringe, onde podem ser engolidas ou cuspidas. O ar inspirado é aquecido pelo sangue nos capilares.

A faringe (ou garganta) é um tubo, parecido com um funil, que mede cerca de 13 cm de comprimento. Começa nos cóanos e termina na cartilagem mais inferior da laringe, a *cartilagem cricoide*. Divide-se em nasofaringe, orofaringe e laringofaringe. No Quadro 4.5, estão demonstradas as regiões anatômicas da faringe.

Quadro 4.5 – Regiões anatômicas da faringe

	Nasofaringe	Orofaringe	Laringofaringe
Região anatômica	Parte superior da faringe, entre a parte posterior da cavidade nasal até o palato mole.	Parte intermediária da faringe: entre o palato mole e o osso hioide (ao nível da quarta vértebra cervical).	Parte inferior da faringe, entre o nível do hioide; comunica o esôfago à laringe.
Função	Recebe o ar da cavidade nasal e muco carregado de pó.	Fornece passagem de ar, alimentos e bebidas.	Fornece passagem de ar, alimentos e bebidas.

Fonte: Elaborado com base em Standring, 2010; Moore; Dalley; Agur, 2014.

A laringe é uma pequena conexão triangular entre a faringe e a traqueia. Encontra-se na linha média do pescoço, anteriormente ao esôfago e às vértebras cervicais, e possui nove fragmentos de cartilagem. As cartilagens aritenoides atuam nas posições e nas tensões das pregas vocais. A cartilagem tireoidea (pomo de Adão) é composta de cartilagem hialina fundida, que forma a parede anterior da laringe. A cartilagem tireoidea é maior nos homens, devido à ação dos hormônios sexuais masculinos na puberdade. A epiglote, outra estrutura cartilaginosa, está localizada na porção inicial da laringe e prolonga-se em direção à faringe.

Importante!
Durante a respiração, a epiglote se eleva, mantendo a laringe aberta e permitindo a passagem do ar para a traqueia. Na deglutição de alimentos, a epiglote impede o alimento de entrar na traqueia, pois é pressionada contra a laringe, fechando-a. Se houver passagem de líquidos, poeira ou alimentos pela laringe, ocorre reflexo de tosse para expelir o material. É a epiglote, portanto, que impede a entrada de alimento no sistema respiratório (Tortora; Derrickson, 2016; Tortora; Nielsen, 2019).

As funções da laringe englobam o fornecimento da passagem de ar, alimentos e bebidas, a produção do som (voz) e o bloqueio da entrada de alimentos e objetos nas estruturas respiratórias.

A traqueia é uma via tubular para o ar, com cerca de 12 cm de comprimento e 2,5 cm de diâmetro. Possui de 16 a 20 anéis horizontais incompletos de cartilagem hialina, semelhante à letra "c", empilhados uns sobre os outros e ligados por tecido conjuntivo denso. A parte aberta de cada anel está voltada para o esôfago. Os anéis de cartilagem fornecem um suporte semirrígido, de modo que a parede traqueal não obstrua a passagem de ar. Com localização anterior ao esôfago, a traqueia se prolonga entre a laringe e a margem superior da vértebra torácica V, fracionando-se em brônquios principais (ou primários), direito e esquerdo, os quais também contêm anéis incompletos de cartilagem (Martini et al., 2014; Moore; Dalley; Agur, 2014; Tortora; Derrickson, 2016; Tortora; Nielsen, 2019).

Nos pulmões, o brônquio principal se divide, formando brônquios lobares. O pulmão direito tem três lobos, e o esquerdo, dois. Os brônquios lobares continuam se ramificando em brônquios segmentares, que irrigam segmentos broncopulmonares específicos dentro dos lobos. Cada segmento broncopulmonar possui pequenos compartimentos, chamados de *lóbulos*, envolvidos por tecido conjuntivo elástico, vaso linfático, arteríola, vênula, havendo, ainda, ramificação de um bronquíolo terminal (Martini et al., 2014; Moore; Dalley; Agur, 2014; Tortora; Derrickson, 2016; Tortora; Nielsen, 2019).

Os bronquíolos terminais indicam o fim da zona de condução do sistema respiratório. As lâminas de cartilagem substituem, nos brônquios principais, os anéis incompletos de cartilagem e desparecem nos bronquíolos distais (Martini et al., 2014; Moore; Dalley; Agur, 2014; Tortora; Derrickson, 2016; Tortora; Nielsen, 2019).

À medida que a quantidade de cartilagem diminui, a quantidade de músculo liso aumenta. Durante uma crise brônquica, espasmos musculares podem fechar as vias respiratórias, o que pode ser fatal. Os bronquíolos respiratórios se subdividem em vários ductos alveolares e alvéolos.

Curiosidade

Durante o exercício, a atividade simpática do sistema nervoso aumenta e a glândula suprarrenal libera os hormônios epinefrina e norepinefrina. Esses eventos causam o relaxamento do músculo liso nos bronquíolos, que dilatam as vias respiratórias e melhoram a ventilação pulmonar. Com efeito contrário, o sistema nervoso parassimpático e a histamina (mediador de reação alérgica) estimulam a contração dos brônquios distais (Oliveira; Campos Neto 2015).

Os pulmões, órgãos pares cônicos na cavidade torácica, são separados pelo coração e por estruturas do mediastino. Cada pulmão é coberto pela pleura, uma túnica serosa de camada dupla. A camada superficial (pleura parietal) reveste a parede da cavidade torácica, enquanto a camada profunda (pleura visceral) recobre os pulmões. Entre as pleuras está a cavidade pleural, a qual contém líquido pleural que lubrifica e reduz o atrito entre as membranas, para que deslizem uma sobre a outra durante a respiração. O líquido pleural faz com que as duas membranas adiram uma à outra, fenômeno chamado de *tensão superficial* (Tortora; Derrickson, 2016).

Curiosidade

A inflamação da membrana pleural, a pleurite, pode causar dor, decorrente do atrito entre as camadas da pleura. Se a inflamação persistir, o líquido em excesso se acumula no espaço pleural, situação conhecida como *derrame pleural*.

Os pulmões se estendem do diafragma até logo acima das clavículas e encontram-se contra as costelas, de forma anterior e posterior; sua base se encaixa sobre a zona convexa do diafragma e sua parte superior estreita corresponde a seu ápice. De cada um dos lados, há o hilo do pulmão, por onde brônquios, vasos sanguíneos pulmonares, vasos linfáticos e nervos entram e saem. Medialmente, o pulmão esquerdo também contém a incisura cardíaca, na qual se encontra o vértice do coração. Em razão do espaço ocupado pelo coração, o pulmão esquerdo é menor; já o pulmão direito é mais curto, pois o diafragma é maior no lado direito e acomoda o fígado.

Ambos os pulmões têm uma fissura oblíqua. No pulmão esquerdo, a fissura oblíqua separa o lobo superior do lobo inferior. No pulmão direito, a parte superior da fissura oblíqua separa o lobo superior do lobo inferior; a parte inferior da fissura oblíqua, por sua vez, separa o lobo inferior do lobo médio, que é limitado superiormente pela fissura horizontal. O pulmão direito também possui a fissura horizontal do pulmão direito, conforme ilustra a Figura 4.6 (Martini et al., 2014; Moore; Dalley; Agur, 2014; Tortora; Derrickson, 2016).

Figura 4.6 – Anatomia dos pulmões

Artérias e veias pulmonares

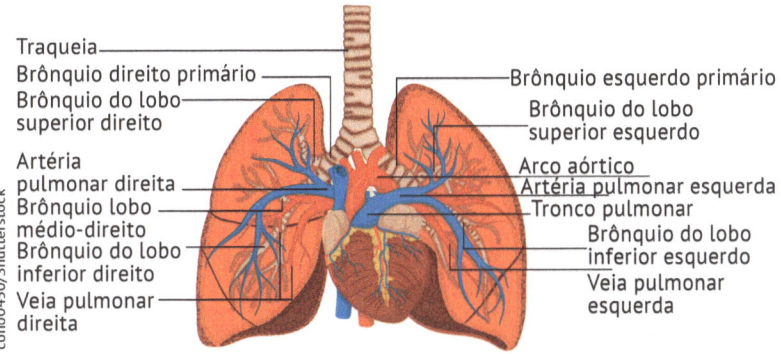

- Traqueia
- Brônquio direito primário
- Brônquio do lobo superior direito
- Artéria pulmonar direita
- Brônquio lobo médio-direito
- Brônquio do lobo inferior direito
- Veia pulmonar direita
- Brônquio esquerdo primário
- Brônquio do lobo superior esquerdo
- Arco aórtico
- Artéria pulmonar esquerda
- Tronco pulmonar
- Brônquio do lobo inferior esquerdo
- Veia pulmonar esquerda

Em torno dos ductos alveolares encontram-se os alvéolos e os sacos alveolares (ver Figura 4.4). Um alvéolo é a menor unidade funcional do sistema respiratório. Tem formato de uma bolsa, a qual, em conjunto, assemelha-se a um cacho de uva. Um saco alveolar é formado por dois ou mais alvéolos com uma abertura comum. Nas paredes dos alvéolos ocorrem as trocas gasosas por difusão, e as células alveolares (pneumócitos do tipo II) secretam uma substância denominada *surfactante*, que diminui a tendência de colabamento dos alvéolos (evitando seu colapso) e mantém úmida a superfície entre as células e o ar (Martini et al., 2014; Tortora; Derrickson, 2016; Sales, 2020).

Os pulmões são irrigados pelas artérias pulmonares e pelos ramos bronquiais da parte torácica da aorta (ver Figura 4.6). O sangue venoso passa pelo tronco pulmonar, que se divide em artéria pulmonar esquerda e artéria pulmonar direita. As artérias pulmonares são as únicas artérias do corpo que transportam sangue desoxigenado. O retorno do sangue oxigenado para o coração ocorre pelas quatro veias pulmonares, que o drenam para o átrio esquerdo (Martini et al., 2014; Moore; Dalley; Agur, 2014; Tortora; Derrickson, 2016).

Uma característica única dos vasos sanguíneos pulmonares é a constrição em resposta à hipóxia localizada (baixo nível de O_2). Em todos os outros tecidos do corpo, a hipóxia provoca vasodilatação nos vasos a fim de aumentar o fluxo sanguíneo, mas causa vasoconstrição e desvia sangue dos pulmões, com pouca ventilação, para regiões bem ventiladas, possibilitando, assim, trocas gasosas mais eficientes – processo denominado *equilíbrio ventilação-perfusão* (Martini et al., 2014; Oliveira; Campos Neto, 2015; Tortora; Derrickson, 2016; Costanzo, 2018).

Os ramos bronquiais da parte torácica da aorta levam sangue oxigenado aos pulmões; esse sangue perfunde as paredes musculares dos brônquios e bronquíolos e sua maior parte retorna ao coração pelas veias pulmonares. Um pouco de sangue é drenado para as veias bronquiais, ramos do sistema ázigo, retornando ao coração pela veia cava superior (Martini et al., 2014; Moore; Dalley; Agur, 2014; Tortora; Derrickson, 2016).

4.2.1 Ventilação pulmonar

A ventilação pulmonar é o processo físico que possibilita a entrada e a saída de ar dos pulmões. O processo de troca gasosa, chamado de *respiração*, ocorre em três passos, ilustrados na Figura 4.7.

Figura 4.7 – Passos da ventilação pulmonar

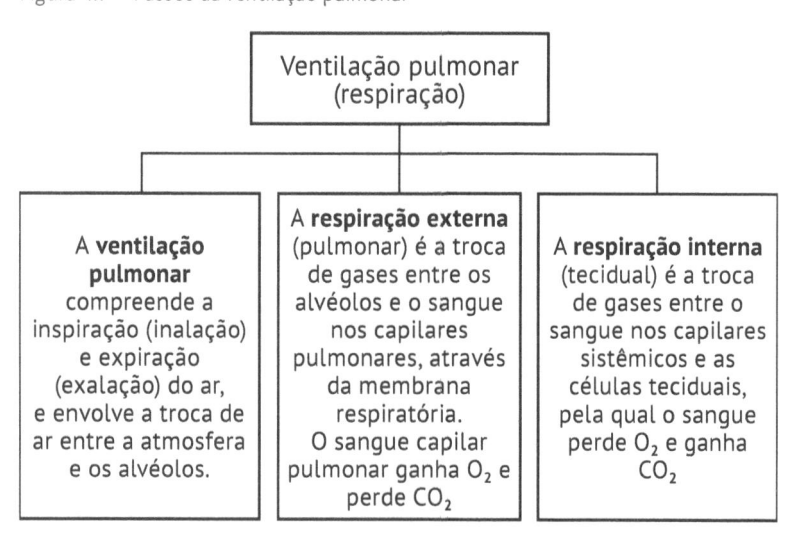

Ventilação pulmonar (respiração)		
A **ventilação pulmonar** compreende a inspiração (inalação) e expiração (exalação) do ar, e envolve a troca de ar entre a atmosfera e os alvéolos.	A **respiração externa** (pulmonar) é a troca de gases entre os alvéolos e o sangue nos capilares pulmonares, através da membrana respiratória. O sangue capilar pulmonar ganha O_2 e perde CO_2	A **respiração interna** (tecidual) é a troca de gases entre o sangue nos capilares sistêmicos e as células teciduais, pela qual o sangue perde O_2 e ganha CO_2

Na inspiração, o ar é inalado por meio da contração do diafragma e dos músculos intercostais externos: a cavidade torácica se expande, a pressão alveolar cai abaixo da pressão atmosférica, o ar flui para o pulmão, em resposta ao gradiente de pressão, e o volume pulmonar aumenta (Figura 4.8). Na inspiração profunda, os músculos escalenos e esternocleidomastóideos expandem ainda mais o tórax, produzindo maior queda na pressão alveolar (Oliveira; Campos Neto, 2015).

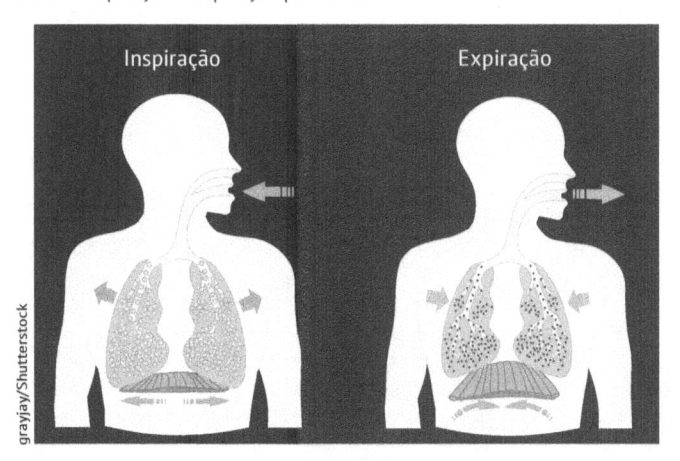

Figura 4.8 – Inspiração e expiração pulmonar

Na expiração (exalação), ocorre o relaxamento do diafragma e dos músculos intercostais externos: o tórax e os pulmões se encolhem, a cavidade torácica diminui de diâmetro, a pressão alveolar se eleva acima da pressão atmosférica, o ar flui para fora dos pulmões, em resposta ao gradiente de pressão, e o volume pulmonar cai. Nas expirações forçadas, os músculos intercostais internos e abdominais se contraem e há maior redução do tamanho da cavidade torácica (Figura 4.9) (Moore; Dalley; Agur, 2014; Oliveira; Campos Neto, 2015; Tortora; Derrickson, 2016).

O fluxo de ar, durante a inspiração e a expiração, depende de três fatores: (1) tensão superficial do surfactante; (2) complacência dos pulmões; e (3) resistência das vias respiratórias. A **tensão superficial** faz os alvéolos atingirem o menor diâmetro possível durante a expiração, e o surfactante reduz essa tensão superficial. Já a **complacência** se refere ao esforço necessário para distender os pulmões e a parede torácica. Na alta complacência, os pulmões e a parede torácica se expandem facilmente. A **resistência das vias respiratórias**, por sua vez, aumenta durante a expiração, conforme o diâmetro dos bronquíolos diminui. O diâmetro das vias respiratórias também é regulado pela contração e pelo relaxamento do músculo liso das paredes das vias respiratórias. Como vimos anteriormente, os impulsos do sistema nervoso simpático causam o relaxamento desse músculo liso, o que resulta em broncodilatação e diminuição da resistência (Moore; Dalley; Agur, 2014; Tortora; Derrickson, 2016; Costanzo, 2018).

> **Curiosidade**
>
> A complacência pulmonar diminuída ocorre no enfisema pulmonar, haja vista a destruição das fibras elásticas nas paredes alveolares (Tortora; Derrickson, 2016).

> **Curiosidade**
>
> O termo *eupneia*, comumente encontrado nos prontuários médicos, refere-se à respiração tranquila, superficial, profunda ou superficial profunda combinada. Um padrão respiratório superficial (torácico), chamado de *respiração costal*, consiste em um movimento expansivo do **tórax**, consequente à contração dos músculos intercostais externos. Um padrão respiratório profundo (abdominal), chamado de *respiração diafragmática*, compreende o movimento expansivo do abdômen, resultante da contração e da descida do diafragma (Tortora; Derrickson, 2016).

Volumes e capacidades pulmonares

Os volumes e as capacidades pulmonares constituem medidas do desempenho respiratório que podem ser obtidas por um exame chamado de *espirometria*, no qual se pede ao paciente que inspire profundamente e, em seguida, sopre com toda a sua força dentro de um tubo conectado a um computador. Os volumes pulmonares, segundo Costanzo (2018), podem ser descritos em:

» **Volume corrente (VC):** Trata-se do volume de ar (cerca de 500 ml) inspirado ou expirado durante uma respiração em repouso.
» **Volume de reserva inspiratória (VRI):** Diz respeito ao volume extra de ar (cerca de 3.000 ml) que pode ser inspirado em uma inspiração forçada.
» **Volume de reserva expiratória (VRE):** Refere-se ao volume extra de ar (cerca de 1.000 ml) que pode ser expirado em uma expiração forçada, após o final da expiração do volume corrente de repouso.

» **Volume residual (VR):** É o volume de ar (cerca de 1.000 ml) que permanece nos pulmões mesmo após uma expiração forçada de intensidade máxima.

As capacidades pulmonares são combinações de dois ou mais volumes pulmonares, classificadas, de acordo com Costanzo (2018), em:

» **Capacidade inspiratória (CI):** É o volume de ar (cerca de 3.500 ml) medido quando o indivíduo, após uma inspiração máxima, expira normalmente. Portanto: CI = VRI + VC.
» **Capacidade vital (CV):** Relaciona-se ao volume de ar (cerca de 4.500 ml) medido quando o indivíduo, após inspiração máxima, expira o máximo que puder. Portanto: CV = VRI + VC + VRE.
» **Capacidade residual funcional (CRF):** Trata-se do volume de ar (cerca de 2.000 ml) que permanece nos pulmões após uma expiração normal. Portanto: CRF = VRE + VR.
» **Capacidade pulmonar total (CPT):** É a soma de todos os volumes respiratórios (cerca de 5.500 ml).

Os volumes e as capacidades pulmonares variam fisiologicamente em função de idade, sexo, altura, massa magra, postura etc.

Importante!
Quanto à ventilação alveolar, dos 3.000 ml de ar contidos nos pulmões, apenas 500 ml são provenientes de uma nova respiração, sendo que um terço preenche as vias respiratórias; logo, apenas 350 ml chegam às regiões de troca respiratória a cada ciclo ventilatório. A ventilação alveolar é a quantidade de ar efetivamente trocada nos alvéolos por minuto.

Respiração pulmonar (hematose)

A respiração externa, troca gasosa pulmonar ou hematose, consiste na difusão simples do O_2 do ar, nos alvéolos pulmonares, para o sangue dos capilares pulmonares, e na difusão do CO_2 em direção oposta (Figura 4.9). Esse processo converte o sangue venoso (discretamente depletado de O_2), que vem do lado direito do coração, em sangue oxigenado, que retorna para o lado esquerdo do coração (Tortora; Derrickson, 2016; Tortora; Nielsen, 2019).

Figura 4.9 – Respiração pulmonar e tecidual

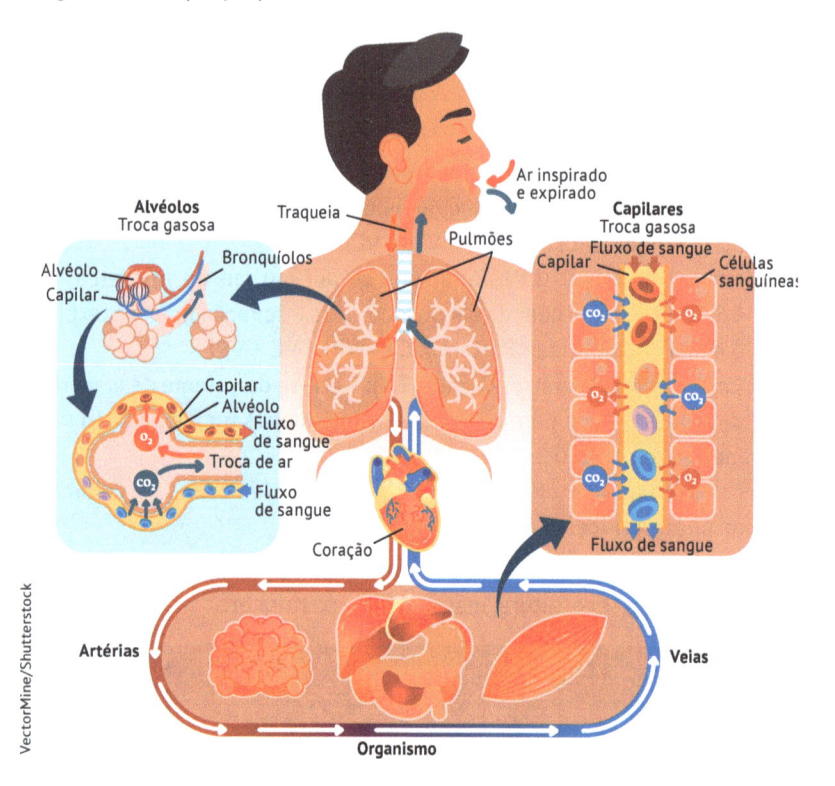

Importante!

A respiração tecidual (interna) ocorre em todos os tecidos e tem grande relação com a circulação sistêmica, visto que se refere à troca de gases no sangue dos capilares sistêmicos e das células teciduais. Assim, conforme o O_2 deixa a corrente sanguínea, o sangue oxigenado é convertido em sangue venoso (Tortora; Derrickson, 2016).

Transporte de oxigênio e gás carbônico

Os gases se difundem através da membrana respiratória, movidos por diferença de pressão parcial. O movimento de moléculas, nessas condições, da região de maior para a de menor concentração, é denominado *difusão*. O O_2 é carreado no sangue, ligado à molécula de hemoglobina, e difunde-se dos alvéolos para o sangue dos capilares alveolares, devido à pressão mais elevada de oxigênio (PO_2) nos alvéolos. O O_2 transportado pelo sangue apresenta maior PO_2 em relação ao interior das células, nos tecidos periféricos; nesse caso, o oxigênio se difunde dos capilares sanguíneos para o meio intracelular, passando pelo interstício.

O sangue venoso que retorna aos capilares pulmonares contém CO_2 dissolvido no plasma sanguíneo; CO_2 combinado à globina, como carbaminoemoglobina ($HbCO_2$); e CO_2 incorporado ao HCO_3 (dentro dos eritrócitos). À medida que o sangue passa pelos capilares pulmonares, as moléculas de CO_2 se dissolvem no plasma, difundindo-se no ar alveolar e, por fim, são expiradas.

O O_2 é transportado na corrente sanguínea ligado à molécula de hemoglobina, no interior do eritrócito (célula vermelha sanguínea), formando a oxiemoglobina. Nos tecidos, o O_2 desprende-se da oxiemoglobina e é utilizado no processo de respiração celular (produção de energia). Esse processo, no entanto, transforma grande quantidade de O_2 em CO_2. O CO_2 é carreado pelo sangue, nas formas de íons bicarbonato e de carbaminoemoglobina, até os pulmões, para então ser eliminado do organismo (Costanzo, 2018; Sales, 2020).

4.3 Componentes do sangue

O **sangue** é um tecido conjuntivo líquido formado por células circundadas por matriz extracelular líquida, chamada de *plasma sanguíneo*. O sangue apresenta três grandes funções: (1) transportar oxigênio dos pulmões para os tecidos, nutrientes do sistema digestório e hormônios das glândulas endócrinas para as células, e substâncias residuais para serem eliminadas; (2) regular e manter a homeostasia dos líquidos corporais, auxiliar na regulação do pH sanguíneo e da temperatura corporal; (3) realizar a coagulação do sangue; a fagocitose de antígenos e diversas proteínas sanguíneas auxiliam na proteção contra doenças.

Curiosidade
O sangue constitui 8% da massa corporal total e seu volume varia de 5 a 6 L, em um homem adulto, e de 4 a 5 L, na mulher adulta.

O **plasma** é constituído de água, solutos (proteínas, como albuminas, globulinas e fibrinogênio, eletrólitos, nutrientes, enzimas, hormônios, gases, ureia e ácido úrico) e elementos figurados (eritrócitos, leucócitos e plaquetas). Na Figura 4.10, estão representados os elementos figurados do sangue.

Figura 4.10 – Elementos figurados do sangue

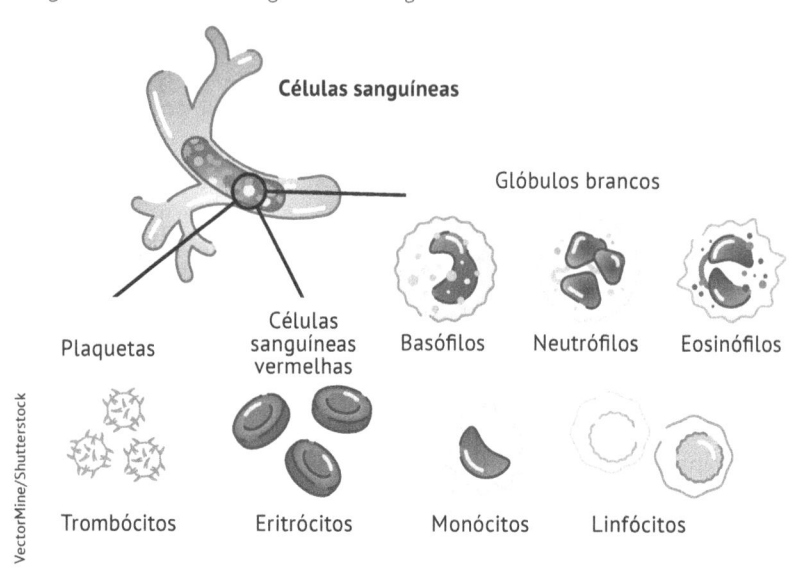

O processo de formação desses elementos figurados denomina-se *hemopoiese*, *eritropoiese* ou, ainda, *hematopoiese*, cuja atividade ocorre na medula óssea vermelha.

A **medula óssea** está localizada entre as trabéculas do tecido ósseo esponjoso e é encontrada nos ossos do esqueleto axial, nos cíngulos dos membros superiores e inferiores e nas epífises proximais do úmero e do fêmur. De 0,05 a 0,1% das células da medula óssea vermelha correspondem a células-tronco pluripotentes ou hemocitoblastos.

As células-tronco pluripotentes produzem dois tipos de células-tronco: as células-tronco mieloides e as células-tronco linfoides, que se desenvolvem em vários tipos celulares (Figura 4.11).

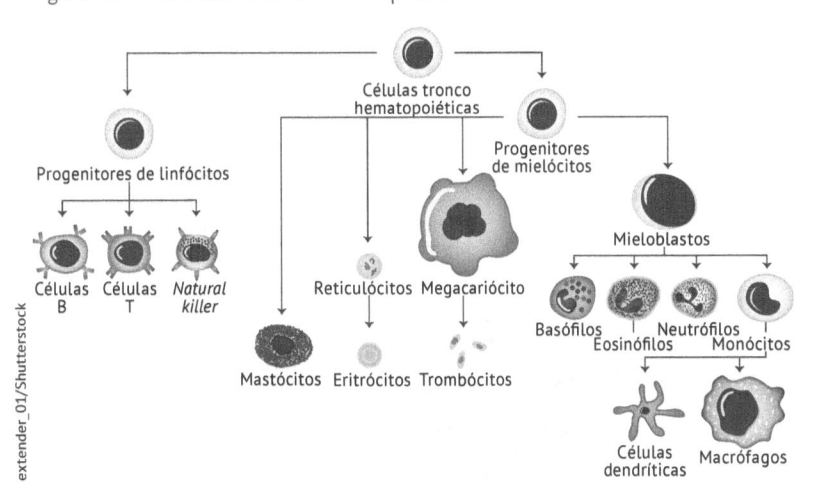

Sistema cardiovascular, respiratório, sanguíneo e linfático

Figura 4.11 – Células formadas na eritropoiese

Na medula óssea vermelha, as células-tronco mieloides originam eritrócitos, plaquetas, monócitos, neutrófilos, eosinófilos, basófilos e mastócitos. As células-tronco linfoides, por sua vez, originam linfócitos e células *natural killer* (NK), as quais terminam de se desenvolver nos tecidos linfáticos.

É importante destacar que a eritropoetina (EPO), hormônio produzido nos rins, aumenta o número de células precursoras de eritrócitos, enquanto a trombopoetina (TPO), produzida no fígado, estimula a formação de plaquetas; além disso, várias citocinas estimulam a proliferação de células progenitoras na medula óssea vermelha.

Vejamos, detalhadamente, os elementos figurados do sangue.

4.3.1 Eritrócitos

Os eritrócitos compreendem 99% dos elementos figurados do sague. Tratam-se de discos bicôncavos com 7 a 8 μm de diâmetro, não possuem núcleo e outras organelas, não se reproduzem e não realizam atividades metabólicas intensas – portanto, não apresentam mitocôndrias e geram ATP de forma anaeróbica (sem oxigênio). É no citosol dos eritrócitos que se encontram as moléculas de hemoglobina. Um homem adulto saudável possui cerca de 5,4 milhões de eritrócitos por microlitro de sangue, enquanto uma mulher adulta tem cerca de 4,8 milhões.

A hemoglobina confere a cor vermelha ao sangue e carreia o oxigênio na circulação. Em sua estrutura, há quatro cadeias polipeptídicas (duas cadeias alfa e duas beta), chamadas de *globina*, além de um pigmento não proteico anular, denominado *heme* (Figura 4.12), ligado a cada uma das quatro cadeias. Cada anel heme contém um íon ferro (Fe^{2+}), que pode se ligar a uma molécula de oxigênio; nos capilares, a hemoglobina libera o oxigênio para os tecidos (Tortora; Derrickson, 2016).

Figura 4.12 – Molécula de hemoglobina

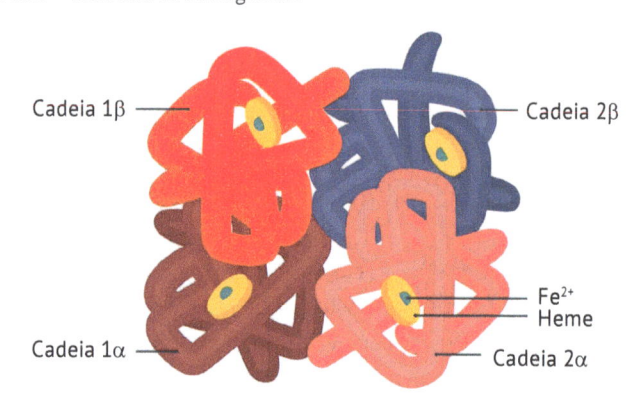

Como já vimos, a hemoglobina também transporta CO_2 para ser eliminado pelos pulmões. Caso não seja eliminado, o CO_2 é dissolvido no plasma ou carreado na forma de íons bicarbonato (Tortora; Derrickson, 2016; Sales, 2020).

Os eritrócitos contêm a enzima anidrase carbônica, que catalisa a conversão de CO_2 e água em ácido carbônico, que, por sua vez, se dissocia em H^+ e HCO_3^-. Essa reação funciona como tampão no líquido extracelular.

Por fim, o hormônio gasoso óxido nítrico (ON), produzido pelas células endoteliais dos vasos sanguíneos, liga-se à hemoglobina. Quando a hemoglobina libera ON, ocorre vasodilatação, isto é, aumento do diâmetro do vaso sanguíneo e relaxamento do músculo liso da parede dos vasos. A vasodilatação aumenta o fornecimento de oxigênio e nutrientes para as células.

Ciclo de vida dos eritrócitos

Os eritrócitos sobrevivem por, aproximadamente, 120 dias, pois sofrem desgaste de suas membranas plasmáticas ao atravessar os capilares sanguíneos, podendo se romper (processo conhecido como *hemólise*). As células rompidas são removidas da circulação e destruídas no baço e no fígado pelos macrófagos. Os produtos da degradação dos eritrócitos são reciclados e utilizados, inclusive, na formação de novos eritrócitos (Tortora; Nielsen, 2019). O processo de reciclagem dos eritrócitos está ilustrado na Figura 4.13.

Figura 4.13 – Reciclagem dos eritrócitos

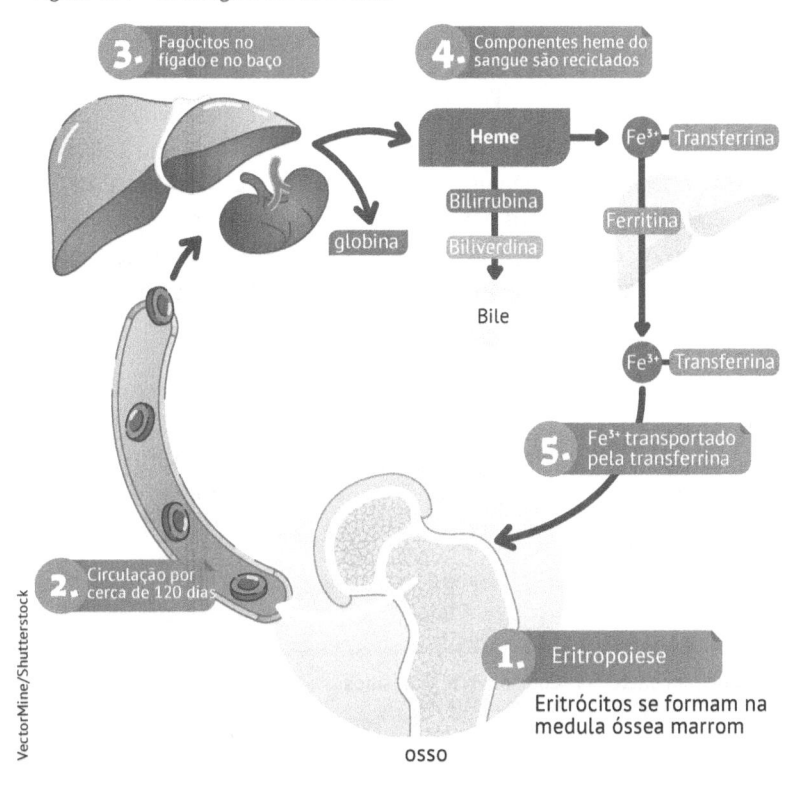

Para saber mais
A fim de saber mais sobre a hemólise e sua reciclagem, acesse: ERITRÓLISE & metabolismo da bilirrubina. 7 maio 2017. 6 min. Disponível em: <https://www.youtube.com/watch?v=lULnyT2azkM>. Acesso em: 4 fev. 2022.

4.3.2 Leucócitos

Os leucócitos, responsáveis pela defesa do organismo contra agentes agressores, possuem núcleos e outras organelas, mas não apresentam hemoglobina; seu processo de formação é denominado *mielopoiese*.

Os leucócitos podem ser classificados como *granulócitos* e *agranulócitos* (Figura 4.14). Ambos os tipos de leucócitos contêm grânulos citoplasmáticos cheios de substâncias químicas (vesículas), embora apenas os leucócitos granulócitos sejam visíveis, com coloração, em microscópio óptico. Os leucócitos agranulócitos não são visíveis em razão de seu pequeno tamanho e de sua baixa afinidade a corantes (Tortora; Derrickson, 2016). São exemplos de leucócitos granulócitos: neutrófilos, eosinófilos e basófilos (Scutti, 2016); e de leucócitos agranulócitos: linfócitos e monócitos (Tortora; Derrickson, 2016). A Figura 4.14 ilustra cada tipo de leucócito.

Figura 4.14 – Tipos de leucócitos

Glóbulos brancos

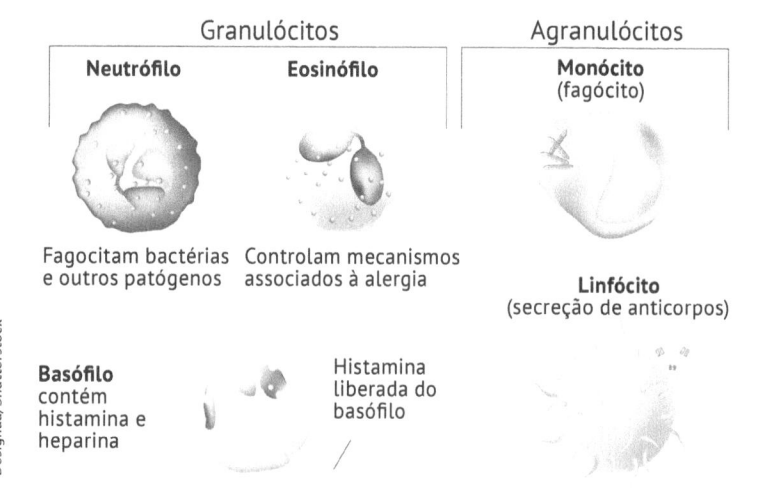

Granulócitos: Neutrófilo (Fagocitam bactérias e outros patógenos), Eosinófilo (Controlam mecanismos associados à alergia), Basófilo (contém histamina e heparina / Histamina liberada do basófilo)

Agranulócitos: Monócito (fagócito), Linfócito (secreção de anticorpos)

Designua/Shutterstock

O quadro a seguir detalha a morfologia celular dos leucócitos.

Quadro 4.6 – Características dos leucócitos granulócitos e agranulócitos

Tipos de leucócitos	Descrição da morfologia
Leucócitos granulócitos	
Neutrófilos	Seus grânulos são menores que de outros leucócitos granulócitos, distribuídos de maneira uniforme e de cor lilás-clara. Recebem esse nome por não atraírem fortemente o corante ácido (vermelho) nem o básico (azul) (leucócitos neutrofílicos = neutros). O núcleo apresenta de dois a cinco lobos conectados por filamentos muito finos, de material nuclear. Os neutrófilos mais velhos apresentam lobos nucleares de vários formatos diferentes e são chamados de *leucócitos polimorfonucleares* (PMN).
Eosinófilos	Possuem grânulos grandes e de tamanho uniforme. São denominados de *eosinófilo* (*eosinofílicos* = atraídos pela eosina). Os grânulos tornam-se vermelho-alaranjado com corantes ácidos. Em geral, os grânulos não cobrem o núcleo, que possui dois lobos conectados por um filamento, fino ou espesso, de material nuclear.
Basófilos	Os grânulos redondos e de tamanho variado são *basofílicos* (atraídos pela base). Eles se coram de azul-arroxeado com corantes básicos e comumente obscurecem o núcleo, que apresenta dois lobos.
Leucócitos agranulócitos	
Linfócitos	O núcleo possui coloração escura, é redondo ou discretamente endentado. O citoplasma se cora de azul-celeste e forma uma margem ao redor do núcleo. Os linfócitos são classificados, de acordo com o diâmetro celular, como linfócitos grandes (10 a 14 μm) ou pequenos (6 a 9 μm).
Monócitos	O núcleo tem forma de rim ou de ferradura; o citoplasma é azul-acinzentado e possui aparência espumosa. A cor e a aparência do citoplasma são decorrentes de grânulos azurofílicos, muito finos: os lisossomos. Os monócitos se diferenciam em macrófagos.

Fonte: Elaborado com base em Murphy, 2014; Scutti, 2016; Tortora; Derrickson, 2016.

Os linfócitos B e as células pré-T surgem de células-tronco pluripotentes que se encontram na medula óssea. Os linfócitos B e os linfócitos T se desenvolvem nos tecidos linfoides primários (medula óssea e timo) e são ativados nos órgãos e tecidos linfáticos secundários (linfonodos, baço e nódulos linfáticos).

Leucócitos sobrevivem, em sua maioria, apenas alguns dias. Durante a resposta inflamatória, os leucócitos fagocitários vivem poucas horas. Comumente, correspondem a 5.000 a 10.000 células por microlitro de sangue, e o aumento acima de 10.000/µL é chamado de *leucocitose*, quadro que representa uma resposta de proteção a estresses, como presença de agentes agressores, exercício físico intenso e cirurgia. Os baixos níveis de leucócitos (menor que 5.000/µL), cuja designação é *leucopenia*, podem acontecer por radiação, choque e alguns medicamentos quimioterápicos. O Quadro 4.7 pormenoriza a função de cada tipo de leucócito.

Quadro 4.7 – Funções dos leucócitos

Leucócitos	Função
Neutrófilo	Fagocitam agentes agressores ao organismo.
Eosinófilos	Combatem invasores de grande tamanho, como vermes e parasitas, por meio da liberação de proteínas tóxicas, íons peróxidos e enzimas.
Basófilos	Liberam histamina, envolvida na resposta alérgica.
Monócitos	Transformam-se em macrófagos e realizam fagocitose.
Linfócitos	Linfócitos B produzem anticorpos. Linfócitos T induzem a apoptose (autodestruição) de células invasoras. Células *natural killer* (NK) realizam vigilância imunológica e destroem células infectadas.

Fonte: Elaborado com base em Murphy, 2014; Forte, 2015.

4.3.3 Plaquetas

O processo de formação das plaquetas é denominado *trombopoiese*. As células-tronco mieloides originam células formadoras de colônia de megacariócitos, as quais evoluem para megacarioblastos e, posteriormente, para megacariócitos, que, então, se fragmentam em plaquetas (Figura 4.11).

Em cada microlitro de sangue há cerca de 150.000 a 400.000 plaquetas, com formato de um disco irregular, de 2 a 4 µm de diâmetro e muitas vesículas, porém sem núcleo; sua sobrevida varia entre 5 a 9 dias. Plaquetas mortas e/ou velhas são removidas por macrófagos fixos no baço e no fígado.

Quando há ruptura dos vasos sanguíneos, a resposta hemostática precisa reparar, de forma rápida, a arquitetura vascular local. No Quadro 4.8, estão demonstrados três mecanismos que reduzem a perda de sangue e conferem hemostasia ao organismo.

Sistema cardiovascular, respiratório, sanguíneo e linfático

Quadro 4.8 – Mecanismos de coagulação sanguínea

Mecanismos de redução da perda sanguínea	Descrição
Espasmo vascular (vasoconstrição)	É caracterizado pela contração do músculo liso das artérias ou arteríolas danificadas, reduzindo a perda de sangue enquanto outros mecanismos hemostáticos entram em ação.
Tampão plaquetário	As plaquetas ativadas se fixam no vaso sanguíneo danificado e estendem projeções para interagir com outras plaquetas e liberar os conteúdos das suas vesículas. A liberação de serotonina e tromboxano A2 causa vasoconstrição do músculo vascular liso; o ADP possibilita a aderência de plaquetas recém-recrutadas às plaquetas originalmente ativadas. O acúmulo e a fixação de numerosas plaquetas formam uma massa, chamada de *tampão* (trombo) *plaquetário*, eficaz na prevenção da perda de sangue.
Processo de coagulação	Consiste em uma série de reações químicas que convertem a protrombina em trombina. A trombina cliva o fibrinogênio, resultando em polímeros de fibrina que logo formam uma rede estável sobre o trombo plaquetário.

Fonte: Elaborado com base em Castro et al., 2006; Tortora; Derrickson, 2016.

Curiosidade

Se o sangue coagula com muita facilidade, uma das consequências pode ser a trombose (coagulação em um vaso sanguíneo não danificado). Se o sangue demora muito tempo para coagular, pode ocorrer hemorragia.

Para saber mais

Sobre a hematopoiese, acesse:

HEMATOPOIESE. 8 maio 2017. 8 min. Disponível em: <https://www.youtube.com/watch?v=wvk2YlWj5Yg>. Acesso em: 4 fev. 2022.

Sobre os tipos sanguíneos, assista ao vídeo:

TIPOS Sanguíneos. Sistema ABO e Fator Rh (ImunoHematologia). Bio Aulas. 6 abr. 2020. 5 min. Disponível em: <https://www.youtube.com/watch?v=HzEL1r38zSU>. Acesso em: 4 fev. 2022.

> Sobre mecanismos de controle hemostático, acesse o conteúdo:
> HEMOSTASIA: coagulação do sangue. 10 abr. 2017. 9 min. Disponível em: <https://www.youtube.com/watch?v=B3NDV6bBdnU>. Acesso em: 4 fev. 2022.

4.4 Sistema imunológico

O sistema imunológico é formado por células que fornecem defesa contra agentes causadores de doenças, como vírus, fungos e bactérias. As defesas são classificadas em: *imunidade inata* (ou inespecífica) e *imunidade adaptativa* (ou específica).

4.4.1 Imunidade inata

A **imunidade inata** (adquirida/inespecífica) inclui as barreiras físicas, biológicas e químicas externas, como a pele e as túnicas mucosas, incluindo, ainda, defesas internas, como as substâncias antimicrobianas, as células *natural killer* (NK), os fagócitos (células dendríticas, macrófagos e neutrófilos), a inflamação e a febre.

A pele e as túnicas mucosas do corpo constituem a primeira linha de defesa do organismo humano. Essas estruturas fornecem tanto barreiras físicas quanto químicas, a fim de evitar que patógenos e substâncias estranhas entrem no nosso corpo.

As bactérias raramente penetram na superfície intacta da epiderme devido às camadas de células queratinizadas bem unidas. Contudo, se essa superfície for rompida por cortes, queimaduras ou perfurações, agentes patogênicos podem penetrá-la e invadir os tecidos adjacentes ou circular no sangue.

O muco, produzido pela camada epitelial das túnicas mucosas, retém microrganismos e substâncias estranhas. As lágrimas ajudam a diluir microrganismos, impedindo que eles se fixem na superfície do olho; elas também contêm lisozima, enzima que hidrolisa as paredes celulares das bactérias. A lisozima é encontrada, ainda, na saliva, no suor, nas secreções nasais e nos líquidos teciduais. O fluxo de saliva reduz a colonização da boca por microrganismos.

A limpeza da uretra, pelo fluxo de urina, retarda a colonização microbiana no sistema urinário. A defecação e o vômito também expulsam microrganismos. As glândulas sebáceas secretam sebo, que forma uma película de proteção sobre a superfície da pele. A transpiração ajuda a eliminar os microrganismos da superfície da pele. O suco gástrico (pH 1,2 a 3,0) destrói bactérias e a maior parte das toxinas bacterianas. As secreções vaginais também são discretamente ácidas, o que inibe o crescimento bacteriano.

Caso os patógenos ultrapassem as barreiras físicas e químicas, eles se deparam com uma segunda linha de defesa: as substâncias antimicrobianas internas, os fagócitos, as células NK, a inflamação e a febre.

Existem quatro tipos principais de substâncias antimicrobianas que inibem o crescimento microbiano: (1) interferons (IFNs), (2) sistema complemento, (3) proteínas de ligação ao ferro e (4) proteínas antimicrobianas. O Quadro 4.9 detalha cada uma dessas substâncias.

Quadro 4.9 – Substâncias antimicrobianas coadjuvantes das defesas internas do organismo

Substância antimicrobiana	Descrição
Interferons (IFNs)	Proteínas produzidas por linfócitos, macrófagos e fibroblastos infectados com vírus. Eles induzem à síntese de proteínas antivirais, que interferem na replicação viral, interrompendo-a. Os três tipos de interferons são: IFN alfa, beta e gama.
Sistema complemento	Grupo de proteínas inativas no plasma sanguíneo e nas membranas plasmáticas; quando ativadas, essas proteínas "complementam" ou melhoram determinadas reações imunológicas. O sistema complemento provoca citólise de microrganismos, promove a fagocitose e contribui para a inflamação.
Proteínas de ligação ao ferro	Inibem o crescimento de determinadas bactérias, reduzindo a quantidade de ferro disponível. Exemplos: transferrina (encontrada no sangue e nos líquidos teciduais), lactoferrina (encontrada no leite, na saliva e no muco), ferritina (encontrada no fígado, no baço e na medula óssea) e hemoglobina (encontrada nos eritrócitos).
Proteínas antimicrobianas (PAM)	Peptídeos curtos que eliminam microrganismos. Exemplos: dermicidina (produzida pelas glândulas sudoríferas), defensinas e catelicidinas (produzidas por neutrófilos, macrófagos e epitélios) e trombocidina (produzida pelas plaquetas).

Fonte: Elaborado com base em Forte, 2015; Tortora; Derrickson, 2016.

Caso os microrganismos penetrem na pele e passem pelas substâncias antimicrobianas, a próxima defesa inespecífica consistirá nas células NK e fagócitos. Aproximadamente 5% a 10% dos linfócitos do sangue são células NK, sendo também encontradas no baço, nos linfonodos e na medula óssea. Essas células eliminam diversas células infectadas do corpo e algumas células tumorais, as quais apresentam proteínas de membrana plasmática anormais ou incomuns.

Para saber mais

O artigo científico indicado a seguir descreve o papel das células NK na vigilância imunológica do organismo contra agentes infecciosos, transplantes de células-tronco hematopoiéticas, bem como sua participação na autoimunidade.

JOBIM, M.; JOBIM, L. F. J. Células natural killer e vigilância imunológica. **Jornal de Pediatria**, Rio de Janeiro, v. 84, n. 4, p. S58-S67, 2008. Disponível em: <http://www.scielo.br/scielo.php?script=sci_arttext&pid=S0021-75572008000500009&lng=en&nrm=iso>. Acesso em: 4 fev. 2022.

Os fagócitos são células que realizam fagocitose (Figura 4.15) – ingestão de microrganismos ou de outras partículas (restos celulares). Os principais fagócitos são os neutrófilos e os macrófagos.

Figura 4.15 – Processo de fagocitose

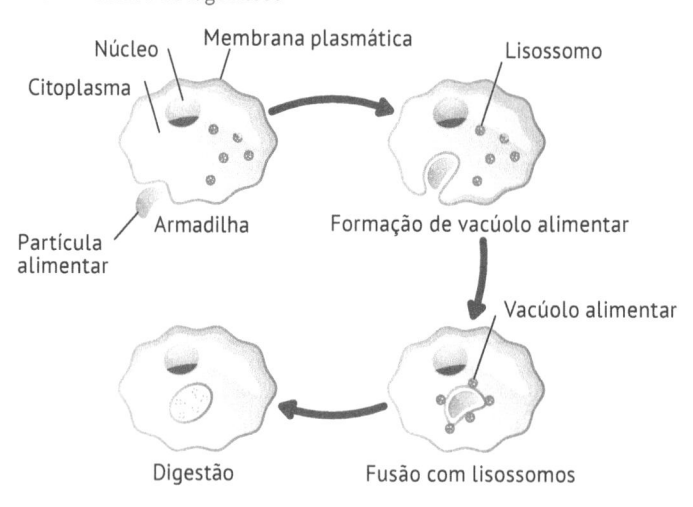

A fagocitose ocorre em cinco fases: (1) quimiotaxia, (2) aderência, (3) ingestão, (4) digestão e (5) morte. No Quadro 4.10, estão descritas cada uma dessas fases.

Quadro 4.10 – Etapas da fagocitose

Etapas	Descrição
Quimiotaxia	A quimiotaxia é um movimento estimulado quimicamente dos fagócitos para um local de dano. Os produtos químicos que atraem os fagócitos são microrganismos invasores, leucócitos, células teciduais danificadas ou proteínas do complemento ativadas.
Aderência	A fixação do fagócito ao microrganismo ou outro material estranho é denominada *aderência*.
Ingestão	A membrana plasmática do fagócito estende projeções (pseudópodes) que engolfam o microrganismo, em um processo chamado de *fagocitose*. Quando os pseudópodes se encontram, eles se fundem, envolvendo o microrganismo em uma bolsa denominad *fagossomo*.
Digestão	O fagossomo entra no citoplasma e se funde aos lisossomos para formar o fagolisossomo. O lisossomo auxilia a lisozima, que quebra as paredes celulares microbianas, e outras enzimas digestivas, que degradam carboidratos, proteínas, lipídios e ácidos nucleicos. O fagócito também forma oxidantes letais, como ânion superóxido, ânion hipoclorito e peróxido de hidrogênio.
Morte	O ataque químico fornecido pela lisozima, pelas enzimas digestivas e pelos oxidantes dentro de um fagolisossomo eliminam os microrganismos. Materiais não degradados ficam em estruturas chamadas de *corpos residuais*.

Fonte: Elaborado com base em Cruvinel et al., 2010; Forte, 2015.

Para saber mais
Sobre o processo de fagocitose, assista ao vídeo:
COMO OCORRE a Fagocitose? 1º set. 2017. 48 s. Disponível em: <https://www.youtube.com/watch?v=7dNgFSHbm-Y>. Acesso em: 4 fev. 2022.

Os neutrófilos são os primeiros a chegar ao local de uma infecção. Os monócitos chegam posteriormente e podem ser transformados em macrófagos, à medida que a inflamação ou infecção progride.

A **inflamação** é uma resposta de defesa não específica do organismo à lesão tecidual e tem o objetivo de eliminar microrganismos, toxinas ou material estranho do local da lesão, evitar sua propagação e preparar o local para o reparo tecidual (cicatrização) (Greig; Kennedy; Spickett, 2012; Forte, 2015; Scutti, 2016).

Os quatro sinais e sintomas característicos da inflamação são: (1) vermelhidão (ou rubor), (2) dor, (3) calor e (4) edema. A inflamação também pode causar uma perda funcional no local da lesão (como a incapacidade de detectar sensações), dependendo da localização e da extensão da lesão. Rubor e calor resultam do aumento da circulação na área inflamada; o edema é causado pelo aumento local do líquido intersticial, enquanto a dor é provocada pelo acúmulo de substâncias biológicas que atuam sobre as terminações nervosas. A perda da função é decorrente de vários fatores, especialmente edema e dor (Scutti, 2016).

A resposta inflamatória é composta de: vasodilatação e aumento da permeabilidade dos vasos sanguíneos; migração dos fagócitos do sangue para o líquido intersticial; e, por fim, reparo tecidual (Mezzomo et al., 2021). A **vasodilatação** possibilita maior fluxo sanguíneo na área danificada e o **aumento da permeabilidade** permite que as proteínas de defesa, como os anticorpos e os fatores de coagulação, entrem na área da lesão. Entre as substâncias que contribuem para a vasodilatação e o aumento da permeabilidade estão: histamina, cininas, prostaglandinas, leucotrienos e componentes do sistema complemento (Forte, 2015; Scutti, 2016). A seguir, no Quadro 4.11, estão descritas tais substâncias.

Quadro 4.11 – Substâncias vasodilatadoras e de aumento da permeabilidade na resposta inflamatória

Substâncias vasodilatadoras e de aumento da permeabilidade	Descrição das ações
Histamina	Neutrófilos e macrófagos estimulam a liberação de histamina, enquanto mastócitos, basófilos e plaquetas liberam histamina. Há vasodilatação e aumento da permeabilidade dos vasos sanguíneos.

(continua)

Sistema cardiovascular, respiratório, sanguíneo e linfático

(Quadro 4.8 – conclusão)

Substâncias vasodilatadoras e de aumento da permeabilidade	Descrição das ações
Cininas	São polipeptídios formados no sangue a partir de precursores inativos, chamados de *cininogênios*. Induzem a vasodilatação e o aumento da permeabilidade e são agentes quimiotáticos para fagócitos. Exemplo: bradicinina.
Prostaglandinas (PG)	Intensificam os efeitos da histamina e das cininas. As PG podem estimular a migração de fagócitos ao local da lesão.
Leucotrienos (LT)	Produzidos por basófilos e mastócitos, os LT causam aumento da permeabilidade, atuam na adesão dos fagócitos aos patógenos e agem como agentes quimiotáticos.
Sistema complemento	Componentes do sistema complemento, estimulam a liberação de histamina, atraem neutrófilos por quimiotaxia e promovem a fagocitose.

Fonte: Elaborado com base em Forte, 2015; Scutti, 2016; Poluha; Grossmann, 2018.

No início do processo inflamatório, grandes quantidades de sangue se acumulam, e os neutrófilos começam a aderir à superfície interna do endotélio dos vasos sanguíneos (marginação) (Figura 4.16). Em seguida, espremem-se através da parede do vaso sanguíneo (diapedese) para alcançar a área danificada. O processo é chamado de *migração* e depende da quimiotaxia (estímulos químicos que atraem fagócitos ao local da lesão). Os neutrófilos realizam, assim, a fagocitose dos agentes invasores. Posteriormente, os monócitos se transformam em macrófagos e contribuem para a atividade fagocitária. Com a morte de neutrófilos e macrófagos, há a formação de pus, isto é, um bolsão de células fagocíticas mortas e tecidos danificados.

Figura 4.16 – Resposta inflamatória

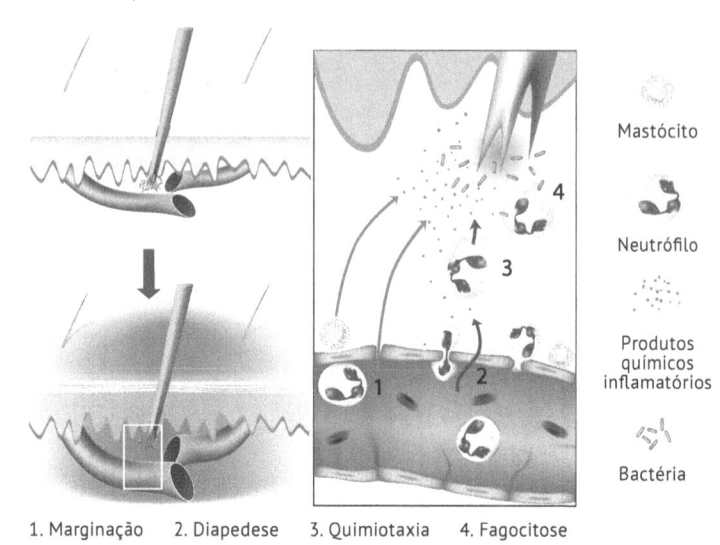

1. Marginação   2. Diapedese   3. Quimiotaxia   4. Fagocitose

Mastócito
Neutrófilo
Produtos químicos inflamatórios
Bactéria

Alila Medical Media/Shutterstock

Curiosidade

O pus costuma alcançar a superfície do corpo ou drenar para dentro de uma cavidade interna, sendo absorvido. Se o pus não for capaz de drenar para fora da região inflamada, resulta em abcesso. Isso costuma ocorrer com espinhas e furúnculos.

O **reparo tecidual** inicia-se com a migração de fibroblastos e a indução da proliferação dessas células e de células endoteliais. Após alguns dias, um tipo especializado de tecido, o tecido de granulação, característico do processo cicatricial, é encontrado no local da lesão (Mezzomo et al., 2021).

A **febre** é uma resposta imunológica comum a infecções, inflamações, sequelas de dano tecidual, rejeições a enxertos (transplante de órgãos) etc., por isso é considerada um componente do sistema de defesa inespecífico.

A temperatura corporal é regulada pelo centro de controle termorregulador no hipotálamo, que ativa fibras eferentes autonômicas a fim de que realizem vasodilatação cutânea e aumentem a produção de suor (Brasil, 2012a; Tortora; Derrickson, 2016). Os controles homeostáticos orgânicos são responsáveis pela variação rítmica diária de temperatura corporal, que oscila fisiologicamente entre 36 °C e 37,5 °C (Brasil, 2012b) ou, mais especificamente, entre 36,5 °C a 37,8 °C (Belon et al., 2021).

Muitas toxinas bacterianas elevam a temperatura corporal pelo estímulo das células de defesa, as quais liberam citocinas que causam febre; é o caso das células interleucina-1 (IL-1), interleucina-6 (IL-6) e do fator de necrose tumoral (TNF), chamados, nesses casos, de *agentes pirogênicos* (agente causador de febre) (Tortora; Derrickson, 2016; Abbas; Lichtman; Pillai, 2019). O benefício da presença de febre na infecção é conhecido há mais de dois milênios, segundo a célebre frase do filósofo grego Parmênides: "Dê-me o poder de produzir febre e curarei todas as doenças" (Duffell, 2001). A febre leve intensifica os efeitos dos interferons; inibe o crescimento de alguns microrganismos, bem como o crescimento da replicação viral; e acelera a reação do organismo para auxiliar no reparo (Belon et al., 2021).

Curiosidade

O fator de necrose tumoral e a IL-1 induzem a febre pelo aumento da síntese de prostaglandinas nas células hipotalâmicas. Os inibidores da síntese de prostaglandinas, como a aspirina, reduzem a febre pelo bloqueio da ação dessas citocinas (Abbas; Lichtman; Pillai, 2019).

Para saber mais

A imunidade inata se caracteriza pela rápida resposta à agressão, sendo a primeira linha de defesa do organismo. Como vimos, seus mecanismos compreendem barreiras físicas, químicas e biológicas, componentes celulares e moléculas solúveis. O artigo científico indicado a seguir analisa os componentes e os fundamentos da resposta de defesa do organismo que convergem para a elaboração da resposta imune adaptativa.

CRUVINEL, W. de M. et al. Sistema imunitário: Parte I – Fundamentos da imunidade inata com ênfase nos mecanismos moleculares e celulares da resposta inflamatória. **Revista Brasileira de Reumatologia**, v. 50, n. 4, p. 434-461, 2010. Disponível em: <https://www.scielo.br/j/rbr/a/QdW9KFBP3XsLvCYRJ8Q7SRb/?format=pdf&lang=pt>. Acesso em: 4 fev. 2022.

4.4.2 Imunidade adaptativa (específica)

A resposta imunológica adaptativa (ou específica) é realizada pelos linfócitos e envolve a capacidade de reconhecer antígenos (substâncias estranhas) específicos, além de defender o organismo contra patógenos, por meio do contato prévio com estes. Tal resposta necessita da ativação dos linfócitos e das moléculas solúveis por eles produzidas (Cruvinel et al., 2010).

Tanto os linfócitos T, antes de deixarem o timo, quanto os linfócitos B, antes de saírem da medula óssea, desenvolvem a capacidade para realização de respostas imunes adaptativas, chamada de *imunocompetência*. Os linfócitos B e T produzem proteínas distintas, que são inseridas em suas membranas plasmáticas. Algumas dessas proteínas funcionam como receptores de antígeno, definidos como moléculas capazes de reconhecer antígenos específicos.

Figura 4.17 – Receptores de antígenos

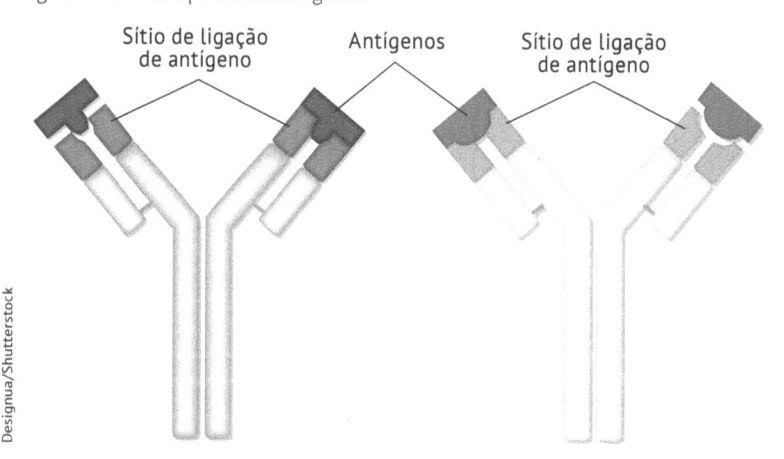

Os linfócitos B produzem as imunoglobulinas de membrana, IgM e IgD, cuja função é reconhecer antígenos. Quanto aos linfócitos T maduros, há dois tipos principais: os linfócitos T auxiliares e os linfócitos T citotóxicos. Os linfócitos T auxiliares também são chamados de *linfócitos T CD4 positivos*, pois possuem, além de receptores de antígeno em suas membranas plasmáticas, uma proteína chamada de *CD4*. Por sua vez, os linfócitos T citotóxicos, ou linfócitos T CD8 positivos, apresentam em suas membranas plasmáticas, além de receptores de antígeno, uma proteína denominada *CD8*.

A imunidade adaptativa tem como principais características a especificidade e a diversidade de reconhecimento, memória, especialização de resposta, autolimitação e tolerância a componentes do próprio organismo. Essa resposta pode ser de dois tipos: imunidade celular e imunidade humoral, ambos desencadeados por antígenos (Cruvinel et al., 2010; Mesquita Júnior et al., 2010).

Na imunidade celular, os linfócitos T citotóxicos avançam contra os antígenos invasores. Na imunidade humoral, os linfócitos B se transformam em plasmócitos, que sintetizam e secretam anticorpos ou imunoglobulinas (Ig). Determinado anticorpo pode se ligar a um antígeno específico e inativá-lo. Os linfócitos T auxiliares ajudam em ambas as respostas imunes, tanto celular quanto humoral (Mesquita Júnior et al., 2010).

A imunidade celular é particularmente efetiva contra: agentes patogênicos intracelulares, como vírus, bactérias ou fungos que estejam no interior das células; algumas células cancerígenas; e tecidos transplantados. A imunidade humoral atua contra microrganismos patogênicos extracelulares, os quais incluem vírus, bactérias ou fungos que estejam nos líquidos corporais fora das células.

No organismo, as respostas imunes celular e humoral podem atuar em conjunto para eliminar os antígenos.

Seleção clonal

Inicialmente, com a invasão de um agente patogênico, as inúmeras cópias do antígeno superam o número de linfócitos T auxiliares, linfócitos T citotóxicos e linfócitos B com os receptores de antígenos corretos para responder a esse antígeno. Em consequência, quando cada um desses linfócitos encontra uma cópia do antígeno e recebe sinais estimulatórios, sofre seleção clonal. A seleção clonal é o processo pelo qual um linfócito prolifera e se diferencia em resposta a um antígeno específico. Como resultado, há a formação de uma população de células idênticas, denominadas *clone*, capaz de reconhecer o mesmo antígeno específico que o linfócito original.

Um linfócito que sofre seleção clonal dá origem a células efetoras e a células de memória. As células efetoras destroem ou inativam o antígeno e morrem após a resposta imune ter sido concluída. Caso o antígeno entre novamente no organismo, as células de memória iniciam uma reação muito mais rápida do que a que ocorreu na primeira invasão. Ainda, as células de memória respondem ao antígeno proliferando e diferenciando-se em mais células efetoras e em mais células de memória. A segunda resposta ao antígeno é tão rápida que este é destruído antes que quaisquer sinais ou sintomas de doença possam surgir. A maior parte das células de memória não morre ao término de uma resposta imune e apresenta expectativa de vida longa (décadas) (Cruvinel et al., 2010).

> **Importante!**
> Como regra geral, os antígenos são substâncias estranhas, que geralmente não fazem parte dos tecidos do corpo. Às vezes, no entanto, o sistema imunológico não é capaz de distinguir o *self* (próprio) do não *self* (não próprio). O resultado é uma doença autoimune em que moléculas ou células do indivíduo são atacadas como se fossem estranhas.

Antígenos do complexo principal de histocompatibilidade

Localizados na membrana plasmática das células do organismo estão os "autoantígenos": antígenos do complexo principal de histocompatibilidade (MHC). Esses "marcadores de identidade celular" são únicos para cada pessoa (exceto para gêmeos idênticos). Os antígenos do MHC são fundamentais para a ativação dos linfócitos T, e sua função é ajudá-los a reconhecer antígenos estranhos. Esse reconhecimento é o primeiro passo na resposta imune adaptativa e pode estabelecer um elo entre a resposta inata e a resposta adaptativa.

Os antígenos MHC são de classe I e II. As moléculas do MHC de classe I (MHC I) são construídas nas membranas plasmáticas de todas as células nucleadas. As moléculas do MHC de classe II (MHC II), por sua vez, aparecem na superfície das células apresentadoras de antígeno (macrófagos, células dendríticas e linfócitos B).

Vias do processamento de antígenos

Para que uma resposta imune ocorra, os linfócitos B e os linfócitos T devem reconhecer que um antígeno estranho está presente. Os linfócitos B podem reconhecer e se ligar a antígenos na linfa, no líquido intersticial ou no plasma sanguíneo. Os linfócitos T reconhecem apenas fragmentos de proteínas antigênicas que são processados e apresentados de determinada maneira.

No processamento do antígeno, as proteínas antigênicas são divididas em fragmentos peptídicos, os quais, em seguida, associam-se a moléculas do MHC. O complexo antígeno-MHC é inserido na membrana plasmática de uma célula nucleada. Essa inserção é denominada *apresentação do antígeno*. Se o fragmento de peptídeo vem de uma autoproteína, os linfócitos T ignoram o complexo antígeno-MHC. No entanto, se o fragmento de peptídeo vem de uma proteína estranha, os linfócitos T reconhecem o complexo antígeno-MHC como um intruso e ocorre uma resposta imune.

Para saber mais
Sobre a imunidade adaptativa, assista ao vídeo:
IMUNIDADE adaptativa ou específica. 28 mar. 2017. 9 min. Disponível em: <https://www.youtube.com/watch?v=1XckCp33AlQ>. Acesso em: 4 fev. 2022.
Sobre os antígenos-MHC, assista ao vídeo:
MHC: complexo principal de histocompatibilidade (MHC) (parte 1). 20 ago. 2018. 7 min. Disponível em: <https://www.youtube.com/watch?v=AYi9Yy2e6ls>. Acesso em: 4 fev. 2022.

4.5 Sistema linfático

O sistema linfático é uma rede composta de quatro elementos: (1) um líquido pálido, amarelo-claro (linfa); (2) vasos linfáticos que transportam a linfa; (3) estruturas e órgãos que contêm linfócitos dentro de um tecido de filtragem (tecido linfático); e (4) medula óssea vermelha (Tortora; Derrickson, 2016; Widmaier; Raff; Strang, 2017; Tortora; Nielsen, 2019) (Figura 4.18). Esse sistema auxilia na circulação e na proteção do organismo (Tortora; Nielsen, 2019).

Muitos elementos do plasma são filtrados pelos capilares sanguíneos para formar o líquido intersticial, o qual se dirige aos vasos linfáticos onde, então, forma a linfa. A diferença entre o líquido intersticial e a linfa é sua localização: o líquido intersticial é encontrado entre as células, enquanto a linfa está localizada nos vasos linfáticos e no tecido linfático (Tortora; Derrickson, 2016; Widmaier; Raff; Strang, 2017; Tortora; Nielsen, 2019). A figura a seguir ilustra o sistema linfático.

Figura 4.18 – Sistema linfático

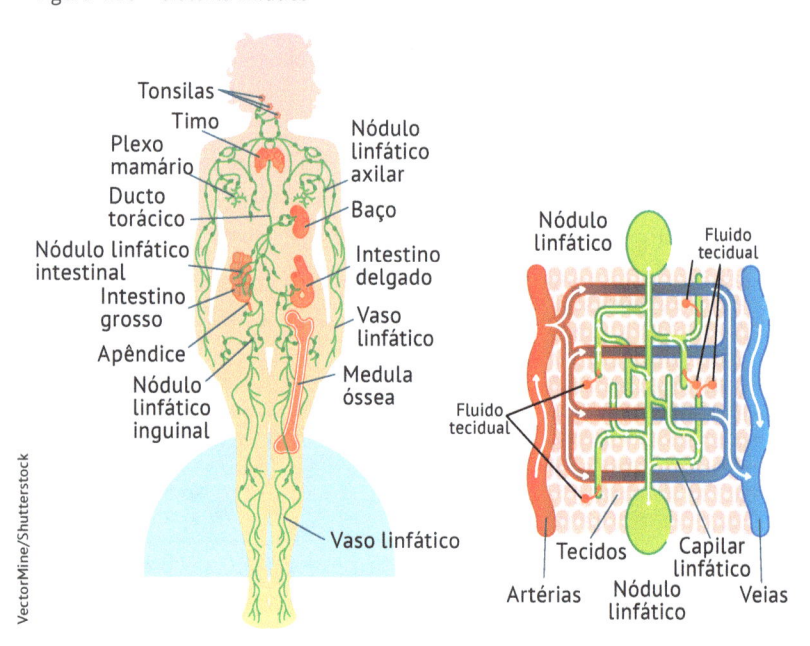

São funções do sistema linfático, de acordo com Moore, Dalley e Agur (2014):

» drenar o excesso de líquido intersticial dos espaços teciduais e devolvê-lo ao sangue;
» transportar lipídios e vitaminas lipossolúveis (A, D, E e K) absorvidas pelo sistema digestório;
» iniciar respostas específicas contra microrganismos ou células anormais.

A maioria dos componentes do plasma sanguíneo (nutrientes, gases e hormônios) atravessa livremente as paredes dos capilares para formar o líquido intersticial, mas a linfa não contém células sanguíneas. Um grande volume de líquido sai dos capilares sanguíneos e uma minoria retorna a eles por reabsorção. O excesso de líquido filtrado, cerca de 3 L/dia, é drenado para os vasos linfáticos e se torna linfa.

Os vasos linfáticos contêm válvulas, estruturas em formato semilunar, cujo objetivo é manter um único sentido para a circulação linfática. A linfa drena para o sangue venoso, pelo ducto linfático direito e pelo ducto torácico, na junção entre as veias jugular interna e subclávia (Tortora; Derrickson, 2016; Widmaier; Raff; Strang, 2017; Tortora; Nielsen, 2019).

Importante!
A sequência de fluxo de líquido é a seguinte: capilares sanguíneos (sangue) → espaços intersticiais (líquido intersticial) → capilares linfáticos (linfa) → vasos linfáticos (linfa) → ductos linfáticos (linfa) → junção entre as veias jugular interna e subclávia (sangue).

As contrações da musculatura esquelética e as veias comprimem os vasos linfáticos e direcionam a linfa para a junção entre as veias jugular interna e subclávia. O fluxo de linfa também é mantido pelas alterações de pressão que ocorrem durante a inspiração. A linfa flui da região abdominal, onde a pressão é maior, para a região torácica, onde ela é mais baixa (Tortora; Derrickson, 2016; Widmaier; Raff; Strang, 2017; Tortora; Nielsen, 2019).

Os capilares linfáticos (Figura 4.18), localizados nos espaços entre as células, unem-se para formar vasos linfáticos, semelhantes a pequenas veias, mas com paredes mais finas e com mais válvulas. A linfa flui pelos linfonodos, órgãos encapsulados em forma de feijão, que consistem em massas de linfócitos B e linfócitos T. Na pele, os vasos linfáticos encontram-se no tecido subcutâneo e geralmente acompanham as veias; os vasos linfáticos das vísceras geralmente acompanham as artérias, formando plexos em torno delas. A cartilagem, a epiderme, a córnea do olho, a parte central do sistema nervoso, partes do baço e a medula óssea não possuem capilares linfáticos (Tortora; Derrickson, 2016; Widmaier; Raff; Strang, 2017; Tortora; Nielsen, 2019).

No intestino delgado, os capilares linfáticos especializados, chamados de *lactíferos*, carreiam lipídios oriundos da alimentação para os vasos linfáticos e, posteriormente, para o sangue. Os lipídios conferem à linfa uma aparência branca cremosa, denominada *quilo* (Tortora; Derrickson, 2016; Widmaier; Raff; Strang, 2017; Tortora; Nielsen, 2019).

Quando saem dos linfonodos (Figura 4.18), os vasos linfáticos se unem para formar troncos linfáticos. Os principais deles são: o lombar, o intestinal, o broncomediastinal, o subclávio e o jugular (Tortora; Derrickson, 2016; Widmaier; Raff; Strang, 2017; Tortora; Nielsen, 2019). No Quadro 4.12, está descrito para onde drena cada tronco linfático.

Quadro 4.12 – Local de drenagem de cada tronco linfático

Tronco linfático	Local de drenagem
Tronco lombar	Drena a linfa dos membros inferiores, da parede e vísceras da pelve, dos rins, das glândulas suprarrenais e da parede abdominal.
Tronco intestinal	Drena a linfa do estômago, dos intestinos, do pâncreas, do baço e de parte do fígado.
Tronco broncomediastinal	Drena a linfa da parede torácica, do pulmão e do coração.
Tronco subclávio	Drena a linfa dos membros superiores.
Tronco jugular	Drena a linfa da cabeça e do pescoço.

Fonte: Elaborado com base em Tortora; Derrickson, 2016.

A linfa passa dos troncos linfáticos para dois canais principais: o ducto torácico e o ducto linfático direito, e então é drenada para o sangue venoso (Tortora; Derrickson, 2016; Widmaier; Raff; Strang, 2017; Tortora; Nielsen, 2019). Vejamos, no Quadro 4.13, mais detalhes de cada ducto linfático.

Quadro 4.13 – Ductos linfáticos

Ductos linfáticos	Descrição
Ducto torácico	O ducto torácico (linfático esquerdo) é o principal ducto para o retorno da linfa ao sangue. Recebe a linfa dos troncos lombar direito e lombar esquerdo e do tronco intestinal. No pescoço, também recebe a linfa dos troncos jugular esquerdo, subclávio esquerdo e broncomediastinal esquerdo. O ducto torácico, portanto, recebe a linfa do lado esquerdo da cabeça, do pescoço, do tórax, do membro superior esquerdo e de todo o corpo abaixo das costelas. Também drena a linfa para o sangue venoso na junção das veias jugular interna esquerda e subclávia esquerda.
Ducto linfático direito	Recebe a linfa dos troncos jugular direito, subclávio direito e broncomediastinal direito. Resumindo, o ducto linfático direito recebe a linfa do lado superior direito do corpo. A partir do ducto linfático direito, a linfa é drenada para o sangue venoso, na junção entre as veias jugular interna direita e subclávia direita.

Fonte: Elaborado com base em Moore; Dalley; Agur, 2014; Tortora; Derrickson, 2016.

4.5.1 Órgãos e tecidos linfáticos

Os órgãos e tecidos linfáticos são classificados em órgãos linfáticos primários e órgãos e tecidos secundários. Os **órgãos linfáticos primários** compreendem a medula óssea e o timo, que são os locais onde as células-tronco se dividem e se tornam imunocompetentes (capazes de elaborar uma resposta imune). As células-tronco pluripotentes da medula óssea dão origem a linfócitos B, maduros e imunocompetentes, e a células pré-T, as quais migram para o timo, onde se transformam em linfócitos T imunocompetentes. Os órgãos e tecidos linfáticos secundários são os locais onde ocorre a maior parte das respostas imunes: linfonodos, baço e nódulos linfáticos (folículos) (agregados de linfócitos B) (Tortora; Derrickson, 2016; Widmaier; Raff; Strang, 2017; Tortora; Nielsen, 2019).

O timo é um órgão bilobado localizado em frente à aorta e atrás do manúbrio do esterno. É maior em neonatos e em crianças, diminuindo drasticamente de tamanho após a puberdade (Figura 4.19). No adulto, o timo torna-se infiltrado por faixas de tecido conjuntivo fibroso e gorduroso.

Figura 4.19 – Anatomia da glândula timo, conforme o ciclo de vida

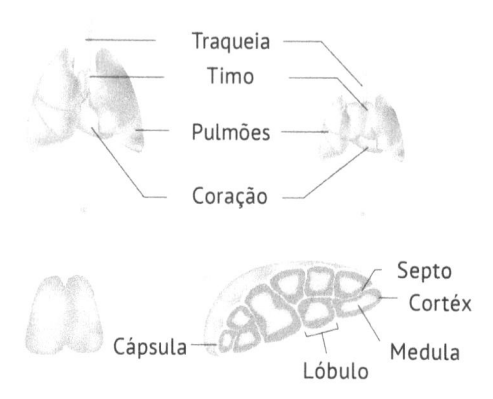

Traqueia
Timo
Pulmões
Coração

Cápsula
Lóbulo
Septo
Cortéx
Medula

Alila Medical Media/Shutterstock

O timo produz timosina e timopoietina. A timosina promove a maturação de linfócitos e a timopoietina atua na produção de linfócitos T, células envolvidas na imunidade.

Os linfonodos filtram substâncias estranhas da linfa, que então são "capturadas" pelas fibras reticulares nos seios do linfonodo. Em seguida, os macrófagos destroem algumas substâncias estranhas, por fagocitose, enquanto os linfócitos destroem outras, por meio da resposta imune. A linfa filtrada sai pela outra extremidade do linfonodo e flui por múltiplos linfonodos, o que a expõe a múltiplos eventos de filtragem antes que retorne ao sangue (Tortora; Derrickson, 2016; Widmaier; Raff; Strang, 2017; Tortora; Nielsen, 2019).

Os nódulos linfáticos são massas ovaladas de tecido linfático, não cercadas por uma cápsula, e estão espalhados por toda a lâmina própria (tecido conjuntivo) das túnicas mucosas que revestem os sistemas digestório, urinário e genital e as vias respiratórias; nessas áreas, também são chamados de *tecido linfoide associado à mucosa* (*Mucosa-Associated Lymphoid Tissue* – Malt).

Depois que os linfócitos B, em um nódulo linfático primário, reconhecem um antígeno, o nódulo linfático primário se desenvolve em um nódulo linfático secundário, onde são formados plasmócitos (células de defesa derivadas de linfócitos B) e linfócitos B de memória (Tortora; Derrickson, 2016; Widmaier; Raff; Strang, 2017; Tortora; Nielsen, 2019).

Embora muitos linfonodos sejam pequenos e solitários, há também linfonodos agregados, como é o caso das tonsilas, na região da faringe, e dos nódulos linfáticos agregados do íleo, no intestino delgado. Os nódulos linfáticos agregados também se encontram no apêndice vermiforme. Normalmente, há cinco tonsilas que formam um anel na junção entre a cavidade oral e a parte oral da faringe e entre a cavidade nasal e a parte nasal da faringe. As tonsilas estão estrategicamente posicionadas para iniciar respostas imunes contra substâncias estranhas inaladas ou ingeridas.

O baço (Figura 4.20), de estrutura oval, é a maior massa única de tecido linfático do corpo, com cerca de 12 cm de comprimento. Está localizado na região do hipocôndrio esquerdo, entre o estômago e o diafragma. Como os linfonodos, o baço tem um hilo, pelo qual passa a artéria esplênica, a veia esplênica e os vasos linfáticos eferentes. O baço é recoberto por peritônio visceral.

Figura 4.20 – Anatomia do baço

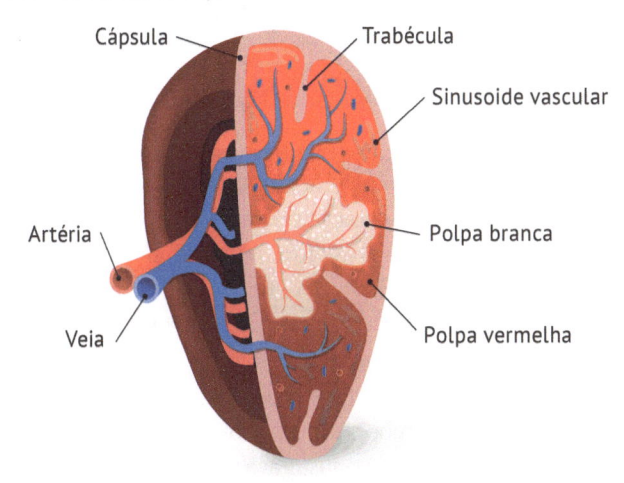

O sangue que flui para o baço pela artéria esplênica entra nas artérias centrais da polpa branca, onde os linfócitos B e T desempenham funções imunológicas, semelhantemente ao que ocorre nos linfonodos, enquanto os macrófagos do baço fagocitam agentes patogênicos que estão no sangue (Tortora; Derrickson, 2016; Widmaier; Raff; Strang, 2017; Tortora; Nielsen, 2019). Dentro da polpa vermelha, o baço remove células do sangue rompidas, desgastadas ou defeituosas e armazena até um terço do suprimento de plaquetas do organismo, além de produzir células sanguíneas (hematopoiese) durante a vida fetal.

Para saber mais

Sobre o sistema linfático, assista ao vídeo:

SISTEMA linfático. 12 out. 2018. 4 min. Disponível em: <https://www.youtube.com/watch?v=S-ibcoz1U9I>. Acesso em: 4 fev. 2022.

Sobre os vasos linfáticos e linfonodos, assista ao vídeo:

VASOS linfáticos e linfonodos: sistema linfático 3/4. Anatomia e etc. 3 dez. 2017. 11 min. Disponível em: <https://www.youtube.com/watch?v=xtzbdeW_cuY>. Acesso em: 4 fev. 2022.

Sobre os órgãos do sistema linfático, assista ao vídeo:

ÓRGÃOS do sistema linfático 4/4. Anatomia e etc. 4 fev. 2018. 5 min. Disponível em: <https://www.youtube.com/watch?v=b7ffDbatI6s>. Acesso em: 4 fev. 2022.

Síntese

Vimos, neste capítulo, que o coração é a bomba reguladora do sistema cardiovascular. O coração é dividido em quatro câmaras, que estão envolvidas na circulação sistêmica e pulmonar. Dessa forma, o sangue carreia oxigênio aos tecidos e retira o dióxido de carbono, encaminhando-o para ser eliminado pelos pulmões.

Quanto ao sistema respiratório, este é composto por: vias respiratórias, alvéolos, pleuras e parede torácica. A ventilação pulmonar, ou respiração, ocorre em três fases: (1) inspiração, colocando ar para dentro dos pulmões, e expiração, eliminando o dióxido de carbono pela respiração; (2) respiração externa ou pulmonar, em que há interação entre os alvéolos pulmonares e o sangue, com o sangue recebendo oxigênio; e, por fim, (3) respiração tecidual, pela qual o sangue passa oxigênio para as células teciduais e retira o dióxido de carbono, levando-o para os pulmões a fim de ser eliminado.

Ainda, tratamos dos elementos figurados do sangue. Vimos que os eritrócitos transportam o oxigênio dos pulmões para as células corporais e o dióxido de carbono das células do corpo para os pulmões. Os leucócitos protegem o organismo contra patógenos e substâncias estranhas e são classificados como *neutrófilos, basófilos, eosinófilos, monócitos* e *linfócitos*. Os linfócitos são subdivididos em linfócitos B, linfócitos T e células exterminadoras naturais (*natural killers* – NK). As plaquetas, por sua vez, são fragmentos celulares sem núcleo, que liberam substâncias químicas para promover a coagulação do sangue em casos de dano aos vasos sanguíneos.

Outro sistema estudado foi o imunológico, que apresenta duas divisões de defesas: imunidade inata e imunidade adaptativa. A imunidade inata envolve as barreiras físicas, químicas e biológicas do organismo, os fagócitos, a inflamação e a febre, enquanto a imunidade adaptativa envolve as células de defesa do organismo, que realizam o reconhecimento de antígenos e elaboram respostas específicas a cada tipo de agente agressor.

Por fim, abordamos o sistema linfático, responsável por drenar o excesso de líquido intersticial dos espaços teciduais, que, ao chegar aos vasos linfáticos, torna-se linfa, sendo devolvida ao sangue. O sistema linfático também é responsável por iniciar respostas específicas contra microrganismos ou células anormais, nos órgãos linfáticos, protegendo o organismo contra agentes agressores. Especificamente, são os linfonodos que filtram substâncias estranhas da linfa, enquanto os macrófagos e os linfócitos as destroem, mantendo o organismo protegido.

Questões para revisão

1. (MACK – 2003) A respeito da figura a seguir, que representa o coração de um mamífero, é **incorreto** afirmar:

   Figura A – Coração de um mamífero

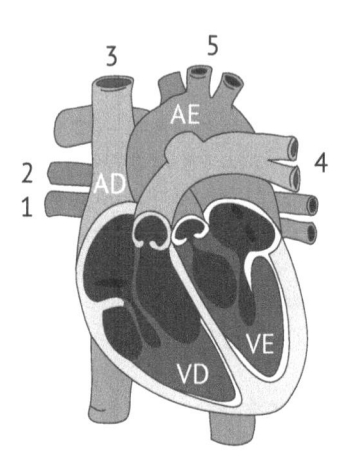

   a. 3 é artéria pulmonar que leva o sangue do coração para o pulmão.
   b. 1 é a veia cava inferior que traz o sangue do corpo para o coração.
   c. 2 é artéria cava superior que leva o sangue do coração para o corpo.
   d. 4 é artéria aorta que leva o sangue do coração para o corpo.
   e. 5 são veias pulmonares que trazem o sangue dos pulmões para o coração.

2. (IFPE – 2018) O ronco é um ruído provocado pelo estreitamento ou pela obstrução nas vias respiratórias superiores, durante o sono. Esse estreitamento dificulta a passagem do ar e provoca a vibração dessas estruturas. A sequência correta da passagem do ar pelo sistema respiratório, a partir das cavidades nasais, é:
   a. faringe, laringe, bronquíolos, brônquios, alvéolos, traqueia.
   b. faringe, laringe, traqueia, brônquios, bronquíolos, alvéolos.
   c. laringe, faringe, bronquíolos, brônquios, traqueia, alvéolos.
   d. alvéolos, faringe, laringe, traqueia, bronquíolos, brônquios.
   e. laringe, faringe, traqueia, brônquios, bronquíolos, alvéolos.

3. (MUNDO EDUCAÇÃO) No sistema imune, algumas células de defesa, ao terem contato com o antígeno, diferenciam-se em células de memória. Isso faz com que:
   a. uma pessoa se torne imune a qualquer doença para sempre.
   b. a resposta imunológica primária seja efetiva.
   c. a resposta secundária seja mais rápida.
   d. curemo-nos de qualquer doença.
   e. nosso corpo produza anticorpos que serão estocados para uma nova infecção.

4. O peptídeo natriurético atrial (PNA) atua no controle da pressão arterial (PA). Descreva o papel desse peptídeo, de 28 aminoácidos, liberado pelos miócitos cardíacos atriais em resposta à distensão em suas paredes.

5. (VUNESP) A capacidade de coagular o sangue é reduzida nos indivíduos hemofílicos.
   a. Qual é a proteína do sangue que atua no final do processo de coagulação?
   b. Que tipo de célula sanguínea é responsável pela liberação de substâncias que auxiliam na coagulação?

Questões para reflexão

1. O coração possui quatro câmaras, correspondendo a dois átrios e dois ventrículos envolvidos na circulação sanguínea. Descreva como ocorrem as circulações sistêmicas e pulmonares e quais as diferenças entre elas.
2. O coração e os rins são responsáveis pelo controle da pressão arterial. Descreva o papel do coração na regulação da pressão arterial em curto e longo prazos.
3. O sistema imunológico é formado por células que fornecem defesa contra agentes causadores de doenças, como vírus, fungos e bactérias. As defesas do organismo são classificadas em imunidade inata (ou inespecífica) e imunidade adaptativa (ou específica). Reflita sobre cada uma delas e identifique as principais diferenças entre esses mecanismos de defesa.

4. O sistema linfático é uma rede composta de linfa, vasos linfáticos, tecido linfático e medula óssea vermelha. Descreva as funções do sistema linfático e a sequência de fluxo desse sistema.

Capítulo 5

Sistema digestório e urinário

Thais Regina Mezzomo

Conteúdos do capítulo:
» Estruturas do trato gastrointestinal.
» Processo digestório e absorção de nutrientes.
» Anatomia e fisiologia do sistema urinário.

Após o estudo deste capítulo, você será capaz de:
1. indicar as estruturas envolvidas no processo digestório e seu funcionamento;
2. designar as estruturas do sistema urinário e seu funcionamento no organismo.

O trato gastrointestinal (TGI), também conhecido como *sistema digestório*, é responsável por receber os alimentos que ingerimos, digeri-los, absorvê-los, metabolizá-los, excretá-los, além de fornecer uma barreira física e imunológica contra microrganismos, corpos estranhos e antígenos que são consumidos com os alimentos ou formados durante a passagem do alimento pelo TGI. Nossa saúde, portanto, depende de um TGI saudável e funcional. Para tanto, diferentes estruturas e órgãos são utilizados na realização dos processos digestivos.

Neste capítulo, vamos observar onde e como ocorrem cada uma dessas etapas; conhecer o desempenho do TGI para movimentar o alimento ao longo do tubo digestivo e as secreções lançadas para digerir os alimentos; e, por fim, compreender como os nutrientes são absorvidos e transportados na circulação e como as funções do TGI são controladas e reguladas.

Na sequência, varemos as estruturas anatômicas do sistema urinário e seu funcionamento na eliminação dos compostos nitrogenados do organismo por meio da urina, bem como no ajustamento do balanço hidroeletrolítico, auxiliando na regulação da pressão arterial, na síntese de eritrócitos (células vermelhas) e na ativação da vitamina D.

5.1 Estruturas do trato gastrointestinal

O sistema digestório envolve os processos de modificação da composição química e do estado físico do alimento para que este seja absorvido e utilizado pelas células. A excreção ocorre pelo intestino grosso, o qual elimina os resíduos resultantes do processo digestório. Esse sistema mede cerca de 10 m de comprimento e se divide em canal alimentar e órgãos anexos.

O canal alimentar inicia-se na cavidade bucal, passa por faringe, esôfago, estômago, intestino delgado e grosso, reto e é finalizado no ânus. Os órgãos anexos que participam da digestão e da metabolização dos alimentos são as glândulas salivares, o fígado e o pâncreas, que secretam os seus produtos no sistema digestório, conforme ilustra a figura a seguir.

Sistema digestório e urinário

Figura 5.1 – Sistema digestório humano

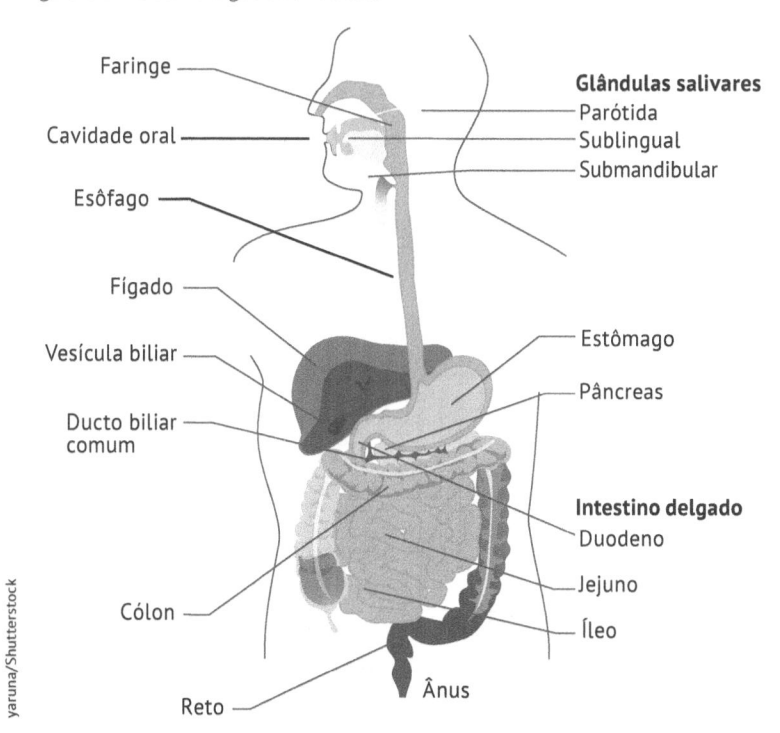

O sistema digestório é constituído por quatro camadas: (1) túnica mucosa, (2) tela submucosa, (3) túnica muscular e (4) túnica serosa (Figura 5.2).

O tecido conjuntivo frouxo da túnica mucosa contém a maioria das células do **tecido linfoide associado à mucosa** (**Malt**, do inglês *Mucosa-Associated Lymphoid Tissue*). O Malt contém nódulos linfáticos proeminentes, com células do sistema imune, e está presente ao longo de todo o TGI, particularmente nas tonsilas, no intestino delgado, no apêndice vermiforme e no intestino grosso. Os linfócitos e os macrófagos no Malt produzem respostas imunes contra microrganismos que podem penetrar no epitélio, protegendo, assim, o organismo.

Figura 5.2 – Camadas de revestimento do trato gastrointestinal

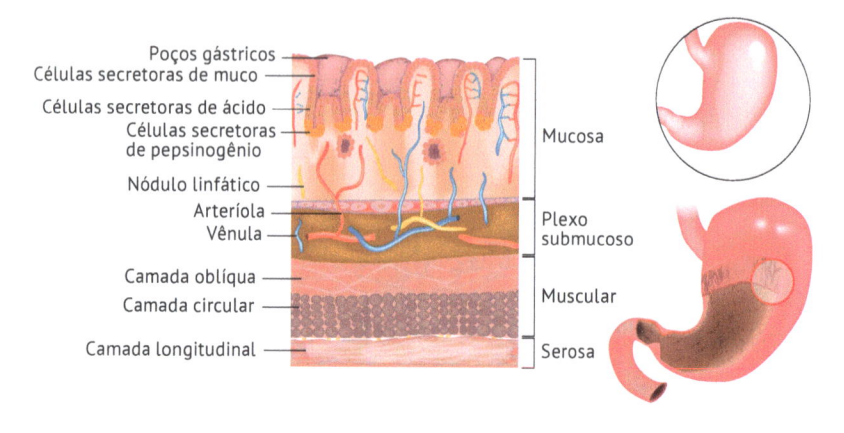

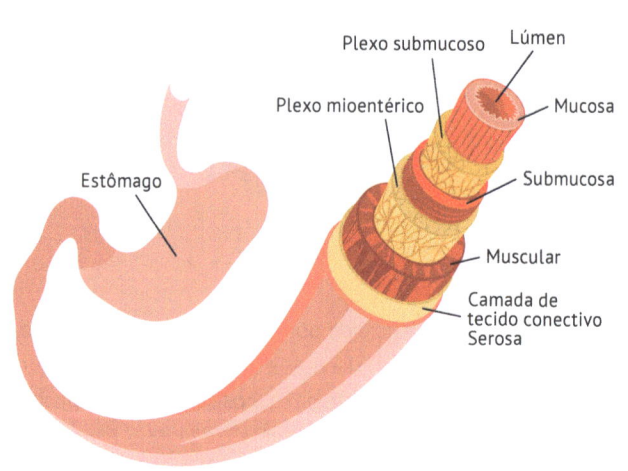

A lâmina muscular da mucosa permite que a túnica mucosa do estômago e do intestino delgado formem pequenas e numerosas pregas, aumentando a área de superfície para a digestão e a absorção. No estômago, são chamadas de *pregas gástricas*, e no intestino, de *vilosidades intestinais*. Os movimentos da lâmina muscular da mucosa permitem que o conteúdo do TGI fique em contato com as células absortivas e auxiliem no transporte da linfa ao longo dos vasos.

> **Curiosidade**
>
> As vilosidades intestinais são cobertas por microvilosidades, também conhecidas como *borda em escova*. A área de superfície absortiva é de, aproximadamente, 200 a 300 m².

A **tela submucosa**, fina rede de fibras colágenas, nervos e vasos sanguíneos, contém glândulas, tecido linfático e o plexo submucoso ou plexo de Meissner, uma parte do sistema nervoso autônomo (SNA), denominada *sistema nervoso entérico* **(SNE)**, que controla a secreção gastrointestinal, a absorção e o fluxo sanguíneo local. O tecido conjuntivo frouxo liga a tela submucosa à túnica muscular.

A túnica muscular contém o segundo plexo do SNE, o **plexo mioentérico** ou plexo de Auerbach, que controla a motilidade do TGI, inibe o esfíncter pilórico, o esfíncter da válvula ileocecal e o esfíncter esofágico inferior (EEI).

> **Importante!**
>
> O TGI possui um sistema nervoso próprio, o SNE, que se estende do esôfago ao ânus. O SNE tem 100.000.000 neurônios, quase o mesmo número de neurônios da medula espinhal. Esse sistema é controlado pelos plexos mioentérico e submucoso, os quais também são controlados pelos sistemas parassimpático e simpático, que ativam ou inibem as funções gastrointestinais.

A **túnica serosa** contém uma cobertura lubrificante de líquido seroso – composto de água, eletrólitos, solutos provenientes do líquido intersticial dos tecidos adjacentes, plasma sanguíneo e leucócitos – que protege a parede externa do intestino contra escoriações.

> **Para saber mais**
>
> Sobre as camadas de revestimento do TGI, assista ao vídeo:
> HISTOLOGIA trato gastrointestinal. 5 fev. 2019. 7 min. Disponível em: <https://www.youtube.com/watch?v=SOUQz5Yj0Gg>. Acesso em: 4 fev. 2022.

5.1.1 Boca

É na boca que o alimento sofre a primeira transformação, por meio da ação de estruturas como a língua, os dentes e as glândulas salivares. As transformações são de caráter mecânico: esmagamento, trituração, umidificação e mistura do alimento com a saliva. O **palato** é o teto da cavidade bucal, que se divide em palato duro e palato mole. O **palato duro** é formado pelos processos palatinos dos ossos maxilares e pelas lâminas horizontais dos ossos palatinos. O **palato mole** muscular situa-se posteriormente ao palato duro. É o palato que divide a cavidade nasal da cavidade bucal e auxilia no processo de mistura do alimento com a saliva (Tortora; Nielsen, 2019).

A margem posterior do palato mole sustenta a **úvula**, um processo pendente que ajuda a evitar que o alimento entre na cavidade nasal.

A **língua** é um órgão muscular esquelético revestido por mucosa. Divide-se em duas porções – corpo e raiz – e é presa ao assoalho da cavidade oral pelo frênulo lingual, que ajuda a limitar o movimento posterior da língua. É a língua que auxilia no processo de articulação da fala e no processo de mastigação, de mistura e de deglutição dos alimentos. Na língua localizam-se as papilas gustativas, as quais são responsáveis pela percepção dos sabores: doce, amargo, salgado, azedo e umami.

As **tonsilas palatinas** (ou **amígdalas**) estão localizadas na entrada da faringe. Na nasofaringe estão as **tonsilas nasofaríngeas**, também chamadas de *adenoides*, e na base da língua, acima da valécula, na hipofaringe, ficam as **tonsilas linguais**, as quais podemos visualizar na Figura 5.3.

Figura 5.3 – Tonsilas palatinas, lingual e nasofarígea

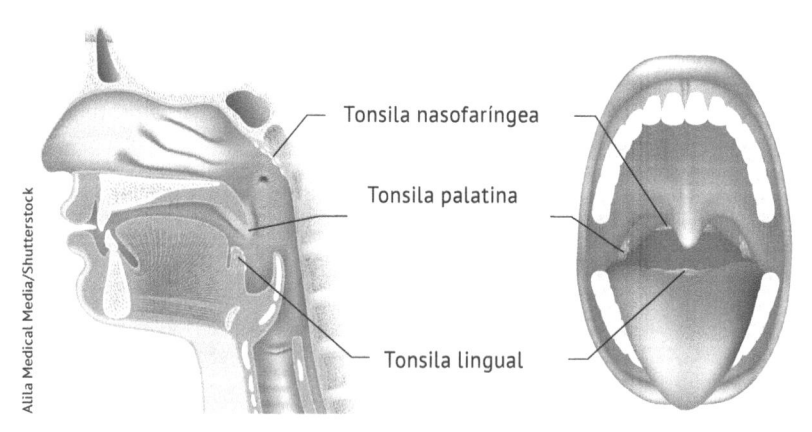

Alila Medical Media/Shutterstock

Os dentes são estruturas rijas, brancas ou esbranquiçadas, que desempenham a função de cortar, rasgar, moer e triturar o alimento. A camada de esmalte cobre a dentina da coroa do dente. Quantidades adequadas de

Sistema digestório e urinário

cálcio, fosfato e vitamina D durante a infância são essenciais para a cobertura adequada de esmalte resistente às cáries. Os seres humanos têm 32 dentes, sendo 8 incisivos, 4 caninos, 8 pré-molares e 12 molares (Figura 5.4).

Figura 5.4 – Dentição temporária e permanente

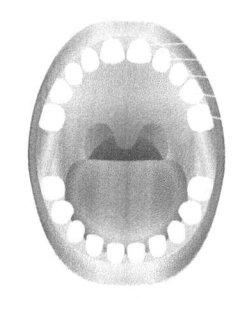

4 incisivos centrais
4 incisivos laterais
4 caninos
4 primeiro molares
4 segundo molares

20 dentes temporários

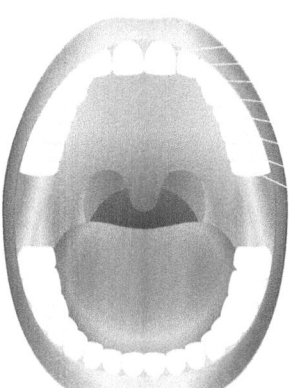

4 incisivos centrais
4 incisivos laterais
4 caninos
4 primeiro pré-molares
4 segundo molares
4 primeiro molares
4 segundo molares
4 terceiro molares

32 dentes permanentes

Peter Hermes Furian/Shutterstock

Os dentes incisivos estão localizados nas partes frontal, central e lateral da boca e têm a função de cortar os alimentos. Os dentes caninos, com formato pontiagudo, estão ao lado dos dentes incisivos e são encarregados de rasgar os alimentos. Os dentes pré-molares estão logo após os caninos e se encarregam de triturar os alimentos. Esses dentes são apenas permanentes e não aparecem nas crianças. Os molares, localizados no fim da arcada dentária, também trituram os alimentos mastigados e participam do último processo pelo qual o alimento passa antes de ser deglutido.

Três pares de glândulas salivares (parótidas, submandibulares e sublinguais) produzem saliva para umedecer e transformar o alimento em uma "pasta", chamada de *bolo alimentar*, facilitando a deglutição. As **glândulas parótidas** estão localizadas inferior e anteriormente às orelhas, entre a pele e o músculo masseter; as **glândulas submandibulares**, por sua vez, encontram-se no assoalho da cavidade oral, abaixo da raiz da língua, são mediais e parcialmente inferiores à mandíbula; já as **glândulas sublinguais**, estão localizadas superiormente às glândulas submandibulares. As glândulas produzem cerca de 1,5 L de saliva ao dia.

5.1.2 Faringe

A faringe realiza a propulsão muscular do alimento para o esôfago. É constituída por musculatura estriada e está localizada posteriormente ao nariz e à boca. É na faringe que se localiza a **epiglote**, uma cartilagem que fecha a laringe para a passagem do alimento, impedindo que ele vá para a traqueia.

Figura 5.5 – Faringe e laringe

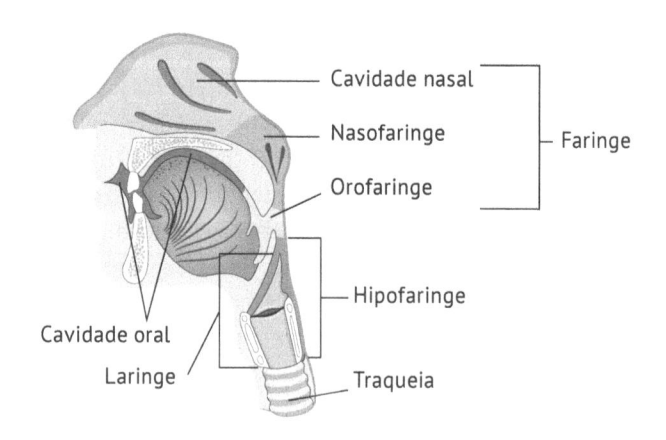

5.1.3 Esôfago

O esôfago é um órgão oco, com formato de tubo muscular e, aproximadamente, 25 cm de comprimento, constituído por tecido muscular liso, flexível e localizado posteriormente à traqueia (ver Figura 5.1). Inicia-se na extremidade inferior da parte laríngea da faringe e termina na parte superior do estômago.

A passagem do alimento da parte laríngea da faringe para dentro do esôfago é regulada por um músculo esfíncter (uma faixa circular ou anel de músculo), chamado de *esfíncter esofágico superior* (EES). A elevação da laringe provoca relaxamento do esfíncter, possibilitando a entrada do bolo alimentar no esôfago. Esse esfíncter também relaxa durante a expiração.

O esôfago secreta muco e conduz o bolo alimentar até o estômago com o auxílio de contrações, denominadas *peristaltismo*. Logo acima do nível do diafragma, há um estreitamento do esôfago, que forma o EEI, constituído de músculo liso. O EEI relaxa durante a deglutição, possibilitando a passagem do bolo alimentar do esôfago para o estômago, além de impedir o refluxo do conteúdo gástrico para o esôfago.

5.1.4 Estômago

O estômago é uma bolsa de parede muscular expansível localizada na cavidade abdominal, inferiormente ao diafragma, ao lado esquerdo do abdômen, abaixo das últimas costelas. Quando vazio, lembra um tubo muscular em forma de "J". Quando cheio, pode conter de 1 L a 1,5 L de quimo, e suporta até 6,4 L. Apresenta dois orifícios, denominados *válvulas* ou *esfíncteres*: um que liga o esôfago ao estômago, denominado *EEI* ou *cárdia*, e outro que liga o estômago ao duodeno, chamado de *piloro*, conforme ilustra a figura a seguir.

Figura 5.6 – Estruturas do estômago

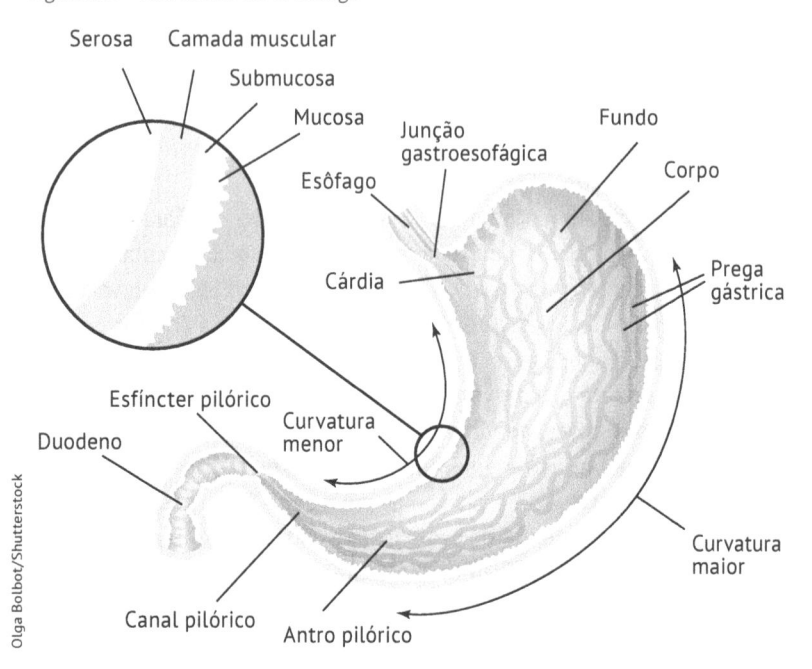

A parte arredondada e à esquerda da cárdia é o fundo gástrico. O corpo gástrico é a maior região do estômago e localiza-se entre o fundo e o piloro. O piloro forma a curva acentuada do J. No piloro, encontra-se: o antro pilórico, parte do piloro que continua no corpo do estômago; o canal pilórico, que desemboca no duodeno; e o esfíncter pilórico, o qual regula a liberação do quimo no duodeno e impede o refluxo de quimo do duodeno para o estômago. Internamente, o estômago possui pregas gástricas, as quais permitem que o lúmen gástrico se expanda à medida que o estômago enche.

Importante!

O estômago atua como área de reservatório e de mistura para início da digestão química. Esse órgão realiza o processamento mecânico, que envolve a mistura e a agitação do bolo alimentar (por meio de contrações musculares), o qual, em contato com as secreções gástricas, torna-se quimo.

5.1.5 Intestino delgado

O intestino delgado localiza-se entre o estômago e o intestino grosso. Mede cerca de 3 m de comprimento, no indivíduo vivo, por 2,5 cm a 4 cm de diâmetro. No cadáver, pode chegar a 6,5 m de comprimento, devido à perda do tônus do músculo liso.

O intestino delgado é dividido em:

» **Duodeno**: Porção inicial do intestino, próxima ao estômago, mede 25 cm de comprimento; recebe o quimo, o suco pancreático e a bile, que hidrolisam o quimo, além de realizar absorção de nutrientes.
» **Jejuno**: Parte central do intestino, mede entre 1 e 2,5 m e atua na absorção de nutrientes.
» **Íleo**: Porção final do intestino delgado, mede entre 2 m e 3,5 m; absorve, principalmente, vitamina B12 e bile; e termina na valva ileocecal, esfíncter que controla o fluxo de materiais do íleo para o intestino grosso.

Figura 5.7 – Anatomia do intestino

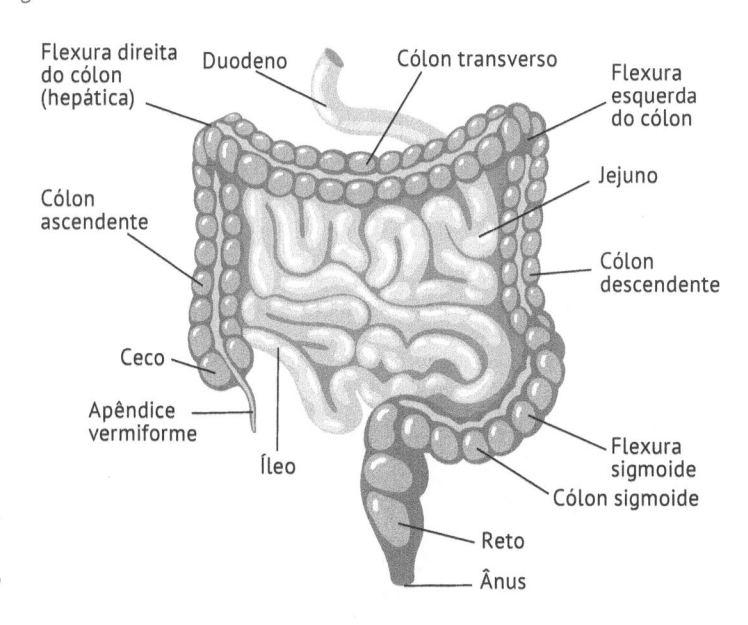

> **Curiosidade**
>
> As células quearevestem a parede intestinal são os enterócitos, renovados a cada três ou cinco dias. Desnutrição, lesão por toxinas, medicamentos, radiação e/ou interrupção do fluxo sanguíneo prejudicam a renovação celular. A realimentação, mesmo que inferior à ideal, resulta em proliferação celular e retorno das funções do TGI após alguns dias.

Contrações peristálticas fortes, denominadas *movimentos de massa*, ocorrem em resposta à distensão do estômago e do duodeno, empurrando os materiais ao longo do intestino grosso.

O suprimento arterial do intestino delgado provém da artéria mesentérica superior e da artéria gastroduodenal. O sangue retorna pela veia mesentérica superior, que se anastomosa com a veia esplênica, formando a veia porta do fígado.

Os nervos do intestino delgado são supridos pelo plexo mesentérico superior. No intestino delgado, há os plexos mioentérico, entre as camadas musculares, e submucoso, na tela submucosa, já descritos anteriormente.

5.1.6 Intestino grosso

O intestino grosso é um tubo grosso que mede cerca de 1,5 m, com 6,5 cm a 7,5 cm de diâmetro. Estende-se do íleo até o ânus. É dividido em: ceco, cólondascendente, cólon transverso, cólon descendente, sigmoide, reto e canal anal (ver Figura 5.7). O quadro a seguir descreve cada uma dessas estruturas.

Quadro 5.1 – Divisões do intestino grosso

Estrutura	Descrição
Ceco	Localiza-se no lado inferior direito da cavidade abdominal e tem a forma de um "saco". Recebe o quimo do intestino delgado, possui o apêndice vermiforme e inicia a compactação do conteúdo intestinal.
Cólon	Porção média do intestino grosso; reforça os movimentos intestinais e protege o organismo contra bactérias. Divide-se em: ascendente, transverso e descendente. O cólon descendente termina na flexura sigmoide, a qual marca o início do cólon sigmoide, um segmento em forma de S, com aproximadamente 15 cm de comprimento, que desemboca no reto.

(continua)

(Quadro 5.1 – conclusão)

Estrutura	Descrição
Reto	Porção final do intestino, mede cerca de 15 cm e é expansível para o armazenamento temporário das fezes. O movimento do material fecal para dentro do reto aciona a vontade de defecar.
Canal anal	Segmento terminal de 2 a 3 cm do intestino grosso. O ânus (abertura do canal anal para o exterior) é protegido por um **esfíncter interno**, de músculo liso (involuntário), e por um **esfíncter externo**, de músculo estriado esquelético (voluntário). O ânus permanece fechado, exceto durante a eliminação de fezes.

Fonte: Elaborado com base em Tortora; Nielsen, 2019.

O ceco e o cólon recebem suprimento sanguíneo e são drenados pelos ramos das artérias e das veias mesentéricas superior e inferior, que seguem para a veia porta do fígado e para o fígado. O suprimento arterial e a drenagem do reto e do canal anal provêm das artérias retais superior, média e inferior.

A inervação do intestino grosso é proveniente do sistema nervoso simpático e parassimpático, originando-se dos respectivos gânglios – celíaco, mesentérico superior e mesentérico inferior – e dos plexos mesentéricos superior e inferior. A inervação parassimpática provém do nervo vago e dos nervos esplâncnicos pélvicos. A flexura esquerda do colo atua como área de transição entre a inervação vagal e a inervação esplâncnica pélvica.

Na sequência, trataremos dos órgãos anexos, focalizando as características do fígado e do pâncreas.

5.1.7 Fígado e vesícula biliar

O fígado é a maior glândula e víscera do corpo humano, com aproximadamente 1,5 kg. Está situado na cavidade abdominal e, em sua maior parte, posicionado do lado direito do corpo.

Figura 5.8 – Estrutura anatômica do fígado e do pâncreas

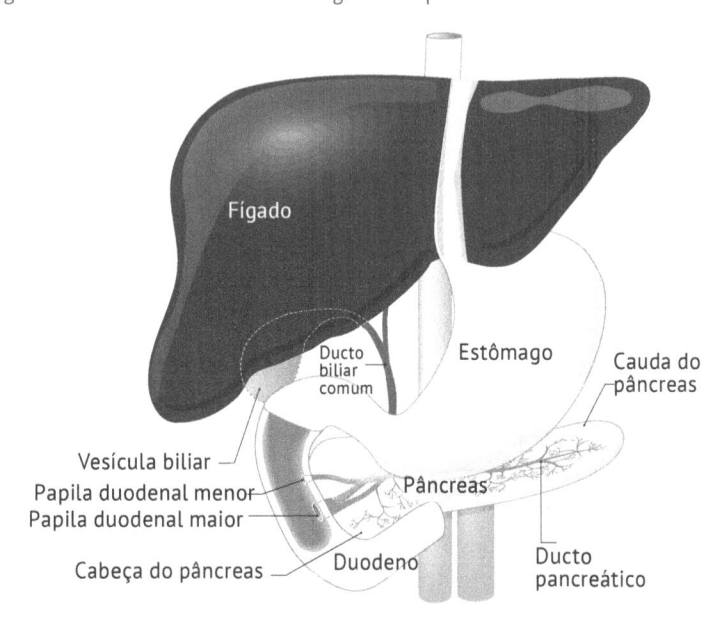

Figura 5.9 – Estrutura anatômica da vesícula biliar

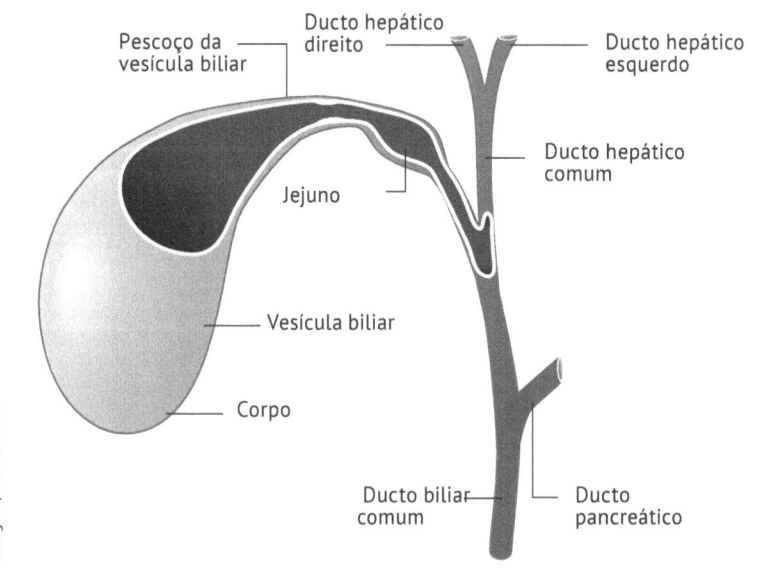

Sistema digestório e urinário

A face superior do fígado é denominada *diafragmática*, enquanto a face inferior é chamada de visceral, pois está em contato com diversos órgãos abdominais, as vísceras. Olhando o órgão de frente, há dois lobos hepáticos: o lobo hepático direito e o lobo hepático esquerdo, divididos pelo ligamento falciforme, uma prega mesentérica (Figura 5.8).

Na face visceral, distinguem-se quatro lobos, pois o lobo direito é dividido em quadrado e caudado. Entre o lobo direito e o lobo quadrado, situa-se a vesícula biliar, e entre os lobos quadrado e caudado, há uma fenda transversal, por onde adentram a veia porta do fígado e a artéria hepática (Figura 5.10).

Figura 5.10 – Visualização anterior e posteroinferior da superfície hepática

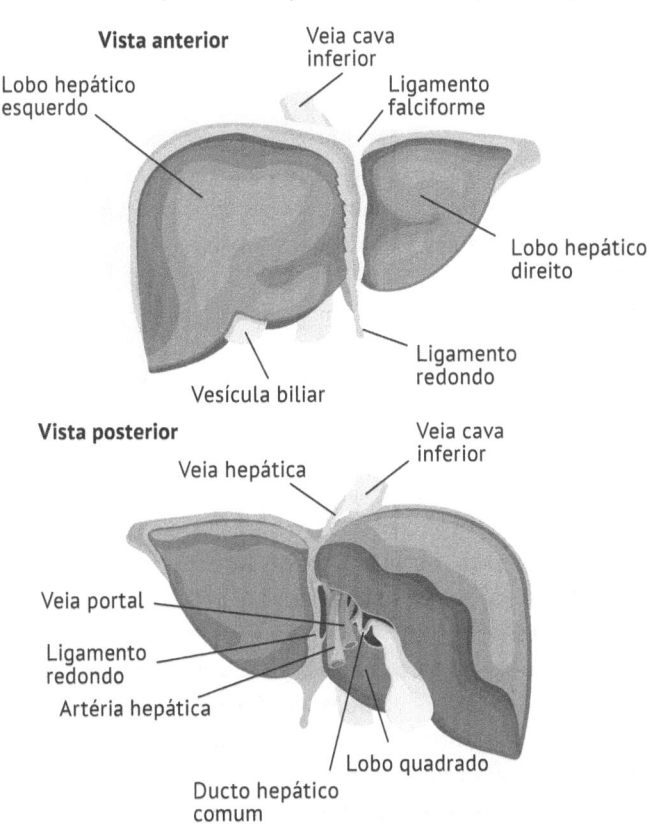

Vista anterior
- Lobo hepático esquerdo
- Veia cava inferior
- Ligamento falciforme
- Lobo hepático direito
- Vesícula biliar
- Ligamento redondo

Vista posterior
- Veia hepática
- Veia cava inferior
- Veia portal
- Ligamento redondo
- Artéria hepática
- Ducto hepático comum
- Lobo quadrado

logika600/Shutterstock

> **Curiosidade**
>
> O fígado obtém sangue oxigenado da artéria hepática e recebe, por meio da veia porta do fígado, sangue desoxigenado contendo nutrientes recém-absorvidos, fármacos e, possivelmente, microrganismos e toxinas do tubo gastrointestinal. Os ramos da artéria hepática e da veia porta do fígado transportam sangue para os sinusoides hepáticos, onde oxigênio, nutrientes e determinadas substâncias tóxicas são captadas pelos hepatócitos. Os produtos sintetizados pelos hepatócitos e os nutrientes necessários para outras células são secretados de volta ao sangue, que então drena para a veia central e, por fim, segue para a veia hepática (Tortora; Derrickson, 2016; Tortora; Nielsen, 2019).

O fígado possui capacidade de autorregeneração. A presença, no entanto, de 80% ou mais de danos no órgão leva à falência global do fígado, denominada *insuficiência hepática*.

O fígado realiza mais de 500 funções em nosso organismo, destacando-se as de filtração e armazenamento de sangue, metabolismo de carboidratos, gorduras, proteínas, hormônios e xenobióticos (fármacos, álcool e compostos orgânicos), formação e excreção de bile, armazenamento de vitaminas e de ferro, conversão/ativação de vitamina D, ácido fólico e caroteno, conversão da amônia em ureia e síntese de fatores de coagulação.

No metabolismo de carboidratos, uma das principais funções do fígado é a manutenção da glicemia. O excesso de glicose na corrente sanguínea é armazenado nesse órgão sob a forma de glicogênio (processo chamado de *glicogênese*). Quando os níveis de glicose no sangue caem, o fígado converte o glicogênio armazenado em glicose (processo chamado de *glicogenólise*). Caso a quantidade de glicogênio não seja suficiente, o fígado realiza *gliconeogênese*, isto é, converte aminoácidos, glicerol e ácido lático em glicose, para manter a glicemia. Ainda, os açúcares galactose e frutose são convertidos em glicose nos hepatócitos e armazenados na forma de glicogênio hepático.

No metabolismo dos lipídios, os ácidos graxos oriundos da alimentação ou do tecido adiposo são convertidos, no fígado, em acetil-coenzima A, pelo processo de **beta-oxidação**, para a produção de energia. Existe, contudo, limiar de oxidação lipídica, mas não de síntese de triglicerídeos; portanto, se houver excesso de ácidos graxos livres plasmáticos, ocorre lipogênese. No fígado também ocorre produção de cetonas (fonte energética alternativa para tecidos periféricos e cérebro), pela transformação de acetil-coenzima A em acetoacetato, β-hidroxibutírico e acetona, em determinadas situações fisiológicas e patológicas (como na cetoacidose diabética). A cetose moderada ocorre como resposta fisiológica ao jejum e não leva à acidose metabólica em indivíduos saudáveis. O fígado sintetiza e hidrolisa triglicerídeos, fosfolipídeos, colesterol e lipoproteínas. A excreção de colesterol ocorre pela bile. Faz também gliconeogênese por meio da oxidação de gorduras do tecido adiposo.

Para o metabolismo dos aminoácidos e das proteínas, há no fígado importantes vias metabólicas. A **transaminação** (transferência de um grupo amino de um composto para outro, formando um novo aminoácido não essencial) e a **desaminação oxidativa** (remoção de um grupo amino de um aminoácido ou outro composto) são duas dessas vias que convertem aminoácidos em substratos para serem utilizados na produção de energia, de glicose e na síntese de aminoácidos não essenciais. Na desaminação há a formação de amônia. Para o processo de gliconeogênese, o fígado capta a alanina e a glutamina dos músculos e intestinos para a conversão.

Os hepatócitos destoxificam a amônia, convertendo-a em ureia (**ciclo da ureia**), que é encaminhada aos rins para eliminação, bem como fármacos, álcool, poluentes, pesticidas e fitoterápicos. O fígado também metaboliza esteroides, a fim de torná-los mais polares (hidrossolúveis) para serem excretados pela urina ou pela bile.

Os fatores de coagulação sanguínea (como fibrinogênio e protrombina) e as proteínas séricas (albumina e transferrina, por exemplo) são formadas no fígado.

O fígado armazena todas as vitaminas lipossolúveis, além da vitamina B12 e dos minerais zinco, ferro, cobre e manganês. As proteínas de síntese hepática (como é o caso da transferrina) transportam vitamina A, ferro, zinco e cobre na circulação sanguínea. O caroteno é convertido em vitamina A, o folato, em ácido 5-metil tetrahidrofolato e a vitamina D, em sua forma ativa (25-hidroxicolecalciferol) pelo fígado.

O fígado também produz e excreta a bile para a vesícula biliar, onde é armazenada para ser utilizada na digestão e na absorção das gorduras. O Quadro 5.2 resume as funções hepáticas.

São funções digestórias e metabólicas do fígado, segundo Mahan e Raymond (2018):
- » sintetizar (de 0,8 a 1 L/dia) e secretar bile, que é armazenada na vesícula biliar;
- » excretar bilirrubina;
- » armazenar glicogênio e lipídios;
- » manter as concentrações normais de glicose, aminoácidos e ácidos graxos na corrente sanguínea;
- » sintetizar e converter nutrientes (ex.: converter carboidratos em lipídios);
- » metabolizar carboidratos;
- » metabolizar lipídios;
- » metabolizar proteínas;
- » sintetizar e liberar colesterol ligado às proteínas transportadoras;
- » inativar toxinas;
- » armazenar ferro;
- » armazenar vitaminas lipossolúveis;
- » ativar vitamina D;
- » sintetizar proteínas plasmáticas;
- » sintetizar fatores de coagulação;
- » destruir eritrócitos danificados por meio de fagocitose;
- » absorver e degradar hormônios circulantes e imunoglobulinas;
- » absorver e inativar drogas lipossolúveis.

A **vesícula biliar** é um órgão anexo ao fígado, oco, em formato de pera, cuja estrutura podemos observar na Figura 5.9. Os ductos hepáticos se unem e formam o ducto hepático comum. A bile no ducto hepático comum escoa para o ducto colédoco e desemboca no duodeno ou entra no ducto cístico, que leva à vesícula biliar, para armazenamento, destinada a uso posterior. O ducto hepático comum e o ducto cístico se unem e formam o ducto colédoco.

5.1.8 Pâncreas

O pâncreas é uma glândula retroperitoneal ligada ao duodeno, em posição posteroinferior ao estômago, estendendo-se lateralmente do duodeno para o baço. Situa-se dentro da alça formada pelo duodeno à medida que ele sai do piloro. É um órgão delgado, de cor pálida e de superfície irregular. Mede de 12 a 25 cm de comprimento, em um adulto, tem 2,5 cm de espessura e pesa cerca de 80 g.

Internamente, o pâncreas é dividido em cabeça, corpo e cauda por septos incompletos de tecido conjuntivo. A cabeça é a parte expandida do órgão, próximo à curvatura do duodeno. A partir da parte inferior da cabeça, projeta-se o **processo uncinado**, semelhante a um gancho. Superiormente e à esquerda da cabeça do pâncreas, estão o corpo, de localização central, e a cauda afilada (Tortora; Nielsen, 2019).

Importante!

O pâncreas é uma glândula mista, pois apresenta funções endócrinas e exócrinas. O pâncreas endócrino é formado por pequenos grupos de células, as **ilhotas pancreáticas**, ou **ilhotas de Langerhans**, que secretam os hormônios insulina, glucagon e somatostatina. Na função exócrina, as células acinares produzem suco pancreático, um tipo de líquido digestivo que é levado ao duodeno pelo ducto pancreático principal (ducto de Wirsung).

O ducto pancreático principal une-se ao ducto colédoco do fígado e da vesícula biliar e entra no duodeno na forma de um ducto comum dilatado, denominado *ampola hepatopancreática* ou *ampola de Vater*.

O suprimento arterial do pâncreas é proporcionado pelas artérias pancreaticoduodenais superior e inferior e pelas artérias esplênica e mesentérica superior. Em geral, as veias correspondem às artérias. O sangue venoso alcança a veia porta do fígado por meio das veias esplênica e mesentérica superior.

Os nervos pancreáticos são nervos autônomos que se ramificam dos plexos celíaco e mesentérico superior. Apresentam fibras vagais pré-ganglionares, simpáticas pós-ganglionares e sensitivas. As fibras vagais parassimpáticas terminam tanto nas células acinares (exócrinas) quanto nas células das ilhotas (endócrinas). Embora a inervação possa influenciar a produção de enzimas, a secreção pancreática é controlada, principalmente, pelos hormônios secretina e colecistocinina (CCK), liberados pelo intestino delgado na presença de quimo. As fibras simpáticas entram nas ilhotas e terminam nos vasos sanguíneos. Essas fibras são vasomotoras e acompanhadas de fibras sensitivas, particularmente para dor.

5.1.9 Cavidade peritoneal

Os órgãos abdominais são revestidos por uma membrana serosa, denominada *peritônio* (Figura 5.11). O peritônio é a maior túnica serosa do corpo e consiste em uma camada de epitélio simples pavimentoso, com uma camada de sustentação de tecido conjuntivo subjacente. É dividido em duas lâminas: *peritônio parietal*, que reveste a parede da cavidade abdominal, e *peritônio visceral* ou serosa, que recobre e sustenta os órgãos abdominais. O estreito espaço entre as partes parietal e visceral do peritônio contém líquido seroso lubrificante, que umedece os órgãos abdominais. A cavidade peritoneal encontra-se entre o peritônio parietal e o peritônio visceral, e também contém líquido peritoneal (Larosa, 2018).

Figura 5.11 – Cavidade peritoneal

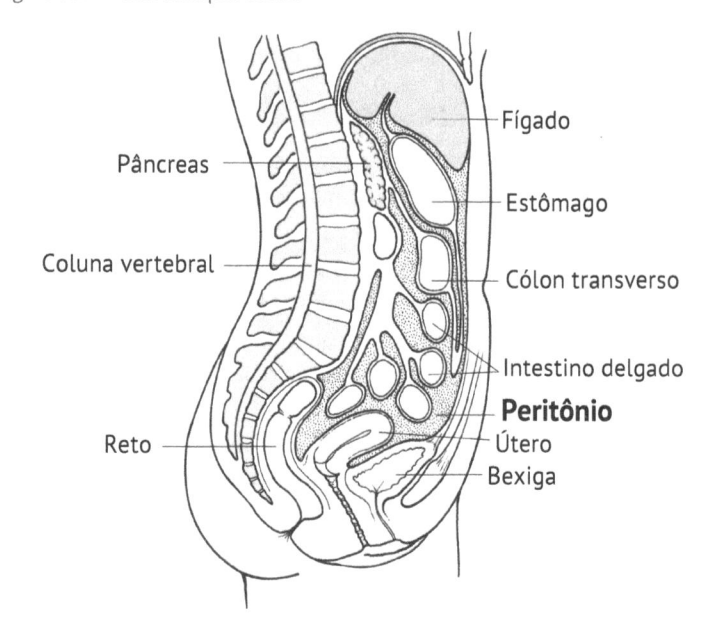

> **Importante!**
>
> O peritônio apresenta grandes pregas, cheias de gordura. As pregas ligam os órgãos uns aos outros e às paredes da cavidade abdominal. Essas pregas também contêm vasos sanguíneos, vasos linfáticos e nervos que suprem os órgãos abdominais. Existem seis pregas peritoneais principais:
>
> 1. omento maior;
> 2. ligamento falciforme;
> 3. omento menor;
> 4. mesentério;
> 5. mesocolo transverso; e
> 6. mesocolo sigmoide.

O **omento maior** é a prega peritoneal mais longa e estende-se sobre o colo transverso e as alças do intestino delgado. Possui grande quantidade de tecido adiposo. Os numerosos linfonodos do omento maior contribuem com macrófagos e plasmócitos produtores de anticorpos, que ajudam a combater infecções no TGI (Stanfield, 2013; Tortora; Derrickson, 2016). O **ligamento falciforme** fixa o fígado à parede anterior do abdômen e ao diafragma. O **omento menor** origina-se como prega anterior da túnica serosa do estômago e do duodeno, unindo esses dois órgãos ao fígado (Tortora; Derrickson, 2016). O **mesentério** tem a forma de um leque e liga o jejuno e o íleo do intestino delgado à parede posterior do abdômen. Duas pregas separadas de peritônio, denominadas *mesocolo*, ligam o colo transverso e o colo sigmoide do intestino grosso à parede posterior do abdômen. O mesentério e o mesocolo mantêm o intestino frouxamente no lugar, possibilitando movimento à medida que as contrações musculares misturam e encaminham o conteúdo intestinal ao longo do TGI (Stanfield, 2013; Tortora; Derrickson, 2016).

5.2 Processo digestório e absortivo dos alimentos

A fase cefálica da secreção gástrica, primeira fase da digestão, ocorre antes de o alimento penetrar no estômago. A visão, o olfato, o paladar, o apetite e até mesmo o fato de pensar em um alimento ativam levemente as secreções e os movimentos do TGI. Os sinais neurogênicos iniciam-se no córtex cerebral ou nos centros do apetite da amígdala ou do hipotálamo e são transmitidos pelo nervo vago até o estômago (Hall; Guyton, 2012; Barrett et al., 2014).

5.2.1 Digestão – boca

Na boca, a mastigação reduz o tamanho das partículas de alimentos, que são misturadas com secreções salivares para então serem deglutidas.

Uma secreção serosa, contendo amilase salivar (ptialina), inicia a digestão do amido. Essa enzima hidrolisa o amido em maltose e em outros pequenos polímeros de glicose. O alimento, contudo, permanece por pouco tempo na boca, e apenas 3-5% do amido ingerido é hidrolisado. A atividade da amilase salivar é bloqueada pelo pH ácido gástrico.

Outro tipo de saliva contém muco, que une e lubrifica as partículas do bolo alimentar para ser deglutido. As secreções orofaríngeas também contêm lipase lingual, capaz de digerir pequeníssima quantidade de lipídios.

O bolo alimentar lubrificado atravessa a faringe sob controle voluntário e, ao chegar no esôfago, os movimentos se tornam involuntários. O esôfago, portanto, transporta o bolo alimentar e os líquidos da cavidade oral para o estômago, mediante peristalse.

Importante!
A secreção salivar é controlada pelo sistema nervoso. A estimulação parassimpática promove a secreção de saliva para manter as túnicas mucosas úmidas e lubrificar os movimentos da língua e dos lábios durante a fala. A saliva, quando deglutida, umidifica o esôfago. Os componentes da saliva são reabsorvidos, impedindo a perda de líquido. Durante o estresse, porém, a estimulação simpática domina, resultando no ressecamento da boca. A desidratação também causa o ressecamento, pois as glândulas salivares deixam de secretar saliva para conservar a água. O ressecamento leva à sensação de sede.

Curiosidade
A saliva contém imunoglobulina A (IgA), uma proteína que age como uma barreira imune à mucosa oral, atuando contra a adesão e a penetração de microrganismos na mucosa. A imunoglobulina A (IgA) atua por: mucinas, que conferem viscosidade e elasticidade à saliva; lisozima, lactoferrina e histamina, que proporcionam proteção aos dentes contra a ação de microrganismos; e bicarbonato, fosfato e proteínas, que tamponam substâncias ácidas.

5.2.2 Digestão – estômago

Ao chegar no estômago, o bolo alimentar inicia a fase gástrica da digestão. Um reflexo vagovagal do estômago até o tronco cerebral é acionado, e então sinaliza novamente para o estômago, por meio do nervo vago. Esse reflexo reduz o tônus da parede muscular estomacal, expandindo gradualmente o estômago para acomodar o bolo alimentar. O estômago pode receber cerca de 1,5 L de conteúdo. As partículas do bolo alimentar são, assim, impulsionadas para a frente e misturadas com secreções gástricas (ácido clorídrico e enzimas proteolíticas e lipolíticas) por peristalse (contrações em forma de onda), que progride da porção superior do estômago (fundo) para o corpo gástrico (porção média), o antro e o piloro. São secretados de 2 a 2,5 L de suco gástrico diariamente. Na digestão gástrica, o bolo alimentar se transforma em quimo semilíquido, com aproximadamente 50% de água.

Curiosidade

As secreções gástricas são importantes para aumentar a disponibilidade e a absorção intestinal de vitamina B12, cálcio, ferro e zinco.

A mucosa do estômago possui dois tipos de glândula tubular: as oxínticas e as pilóricas.

Figura 5.12 – Secreções gástricas conforme tipo celular e glandular

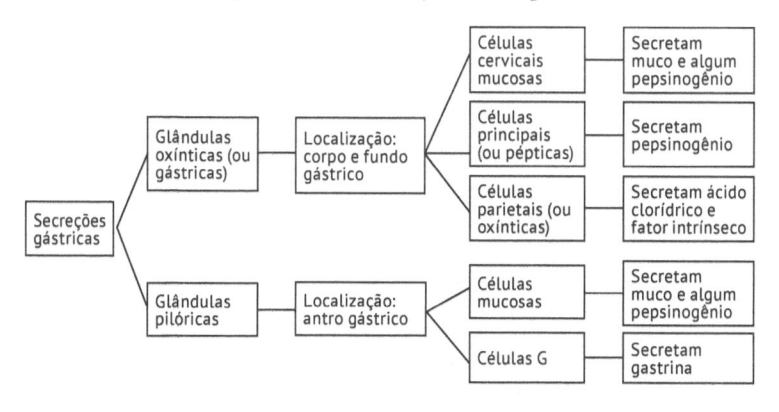

Curiosidade
Juntamente com o alimento, microrganismos são ingeridos. O pH estomacal baixo (pH de 1 e 4) e as ações combinadas com as enzimas proteolíticas do estômago resultam em redução significativa de microrganismos ingeridos. Alguns, entretanto, podem sobreviver e entrar no intestino. Isso é comum na acloridria (ausência de ácido clorídrico), na gastrectomia (retirada do estômago), em disfunções/doenças gastrointestinais, na ocorrência de desnutrição e no uso de medicamentos que suprimem a secreção ácida, aumentando, assim, o risco de supercrescimento bacteriano no intestino.

As secreções gástricas contêm ácido clorídrico, pepsina, lipase gástrica, muco, fator intrínseco e hormônio gastrina. Vejamos, no quadro a seguir, cada uma delas.

Quadro 5.2 – Descrição das secreções gástricas

Secreções	Descrição
Ácido clorídrico	Os neurotransmissores acetilcolina e histamina (liberados por neurônios eferentes vagais), juntamente com o hormônio gastrina, estimulam a secreção do ácido clorídrico por ligação aos receptores muscarínicos do tipo 3 (M3), H2 e G. Ao se ligar aos seus receptores, há aumento do cálcio intracelular, o qual ativa a bomba de próton (H+K+ATPase) na superfície luminal das células parietais, secretando íons H$^+$. O resultado é a liberação do ácido clorídrico no lúmen gástrico (Figura 5.13).
Pepsinogênio	É convertido em sua forma ativa, pepsina, pelo ácido clorídrico e inicia a digestão de proteínas do bolo alimentar. A pepsina é responsável por 10-20% da digestão total das proteínas.
Outras enzimas	Pequenas quantidades de outras enzimas são secretadas no suco gástrico: lipase gástrica, amilase gástrica e gelatinase. A lipase gástrica é secretada pelas células principais do estômago e é estável em ácido. Essa lipase é menos ativa que a lipase pancreática, mas contribui para o processamento dos triglicerídeos dietéticos, especialmente de cadeia média (TCM), como a gordura do coco, e de cadeia curta (TCC), presente em pequena quantidade na manteiga. Em situações de insuficiência pancreática, as lipases lingual e gástrica não são suficientes para evitar a má absorção de gorduras. A amilase gástrica desempenha papel muito pequeno na digestão dos amidos. A gelatinase ajuda a liquefazer alguns dos proteoglicanos existentes nas carnes.

(continua)

Sistema digestório e urinário

(Quadro 5.2 - conclusão)

Secreções	Descrição
Fator intrínseco	É essencial para a absorção de vitamina B12 no íleo.
Muco	Protege a parede gástrica da digestão enzimática.
Gastrina	Secretada em resposta à presença de bolo alimentar (especialmente proteínas) no estômago. Estimula a secreção de suco gástrico e promove o esvaziamento gástrico.

Fonte: Elaborado com base em Hall; Guyton, 2012; Widmaier; Raff; Strang, 2017; Costanzo, 2018.

Figura 5.13 – Receptores que estimulam a produção de ácido clorídrico

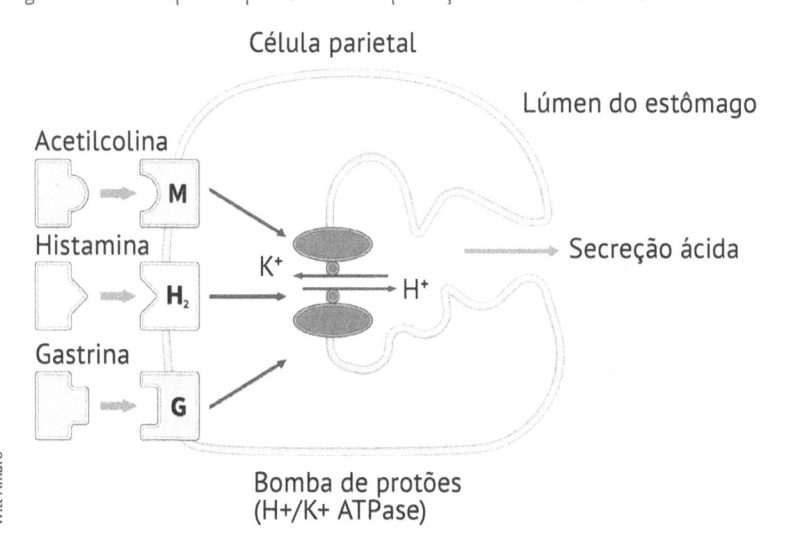

Célula parietal

Acetilcolina — M

Histamina — H_2

Gastrina — G

K^+

H^+

Lúmen do estômago

Secreção ácida

Bomba de protões (H^+/K^+ ATPase)

Fonte: Resumed, 2022, p. 1.

Curiosidade

A pepsina digere o colágeno, um albuminoide pouco afetado por outras enzimas digestivas. O colágeno é um constituinte do tecido conjuntivo intercelular das carnes. Para que as enzimas digestivas possam digerir as proteínas celulares, é necessário, primeiramente, que as fibras colágenas sejam digeridas.

O esfíncter pilórico permanece ligeiramente aberto para possibilitar que a água e outros líquidos deixem o estômago com facilidade.

> **Importante!**
> O estômago apresenta pouca absorção, pois não tem membrana absortiva e as junções entre as células epiteliais são fechadas. Somente algumas substâncias altamente lipossolúveis, como o álcool e certos medicamentos (a aspirina, por exemplo), podem ser absorvidas em pequenas quantidades.

5.2.3 Digestão – intestino delgado

O quimo ácido do estômago entra lentamente no duodeno e desencadeia a fase intestinal da digestão. Os processos digestivos ocorrem, principalmente, no duodeno e na parte superior do jejuno; a absorção completa-se quando o material chega na metade do jejuno.

O quimo ácido estimula a secreção de secretina e colecistocinina (CCK), denominadas, coletivamente, *enterogastronas*. Vejamos, no Quadro 5.3, mais informações sobre esses hormônios.

Quadro 5.3 – Hormônios intestinais: secretina e colecistocinina

Hormônios intestinais	Descrição e função
Secretina	Secretada pelas células S da mucosa duodenal e jejunal em sua forma inativa, a pró-secretina, a qual é ativada pelo ácido clorídrico. Estimula o pâncreas a liberar líquido rico em bicarbonato para neutralizar o quimo ácido.
Colecistocinina (CCK)	Secretada pelas células I da mucosa duodenal na porção superior do jejuno. Estimula a vesícula biliar a contrair e liberar a bile, além de estimular as células acinares a secretar enzimas pancreáticas.

Fonte: Elaborado com base em Hall; Guyton, 2012; Guyton; Hall, 2017; Widmaier; Raff; Strang, 2017.

As secreções pancreáticas liberadas pelas células acinares são encaminhadas pelo ducto pancreático principal e pelo ducto colédoco, os quais desembocam na ampola hepatopancreática, que é controlada pelo esfíncter de Oddi para adentrar no duodeno.

Sistema digestório e urinário

Na sequência, o quimo ácido é misturado com sucos duodenais e secreções pancreáticas e biliares. O quimo ácido então se neutraliza (pela ação do bicarbonato), o que faz com que as enzimas do intestino delgado e do pâncreas se tornam bem eficazes.

Podemos visualizar as enzimas e os hormônios secretados pelo pâncreas na figura a seguir.

Figura 5.14 – Hormônios e enzimas secretados pelo pâncreas

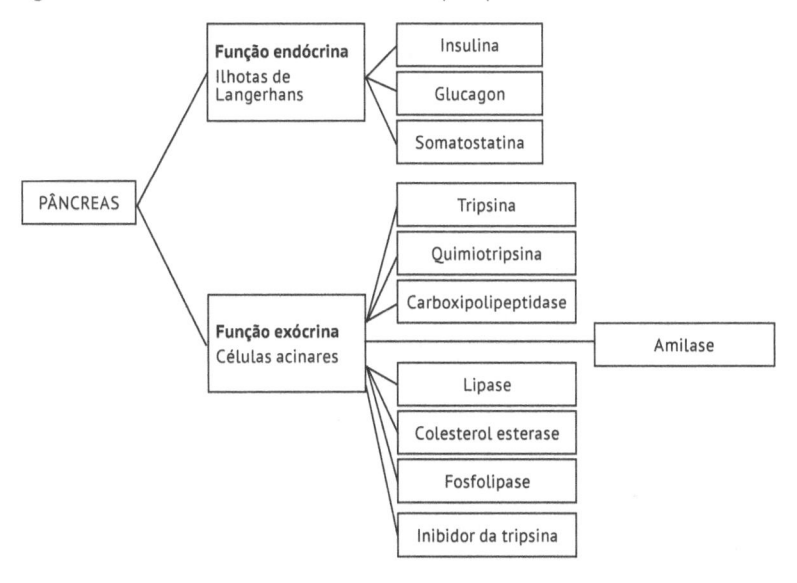

```
PÂNCREAS
├── Função endócrina
│   Ilhotas de Langerhans
│   ├── Insulina
│   ├── Glucagon
│   └── Somatostatina
└── Função exócrina
    Células acinares
    ├── Tripsina
    ├── Quimiotripsina
    ├── Carboxipolipeptidase
    ├── Amilase
    ├── Lipase
    ├── Colesterol esterase
    ├── Fosfolipase
    └── Inibidor da tripsina
```

O Quadro 5.4 sintetiza as funções das enzimas pancreáticas.

Quadro 5.4 – Funções das enzimas pancreáticas

Enzima		Função
Lipase	Lipase pancreática	Hidrolisa os triglicerídeos em ácidos graxos e monoglicerídeos.
	Colesterol esterase	Cliva os ésteres de colesterol.
	Fosfolipase	Hidrolisa os ácidos graxos dos fosfolipídios.

(continua)

(Quadro 5.4 - conclusão)

Enzima		Função
Protease	Tripsina e quimiotripsina	Desdobram as proteínas integrais e parcialmente digeridas em peptídeos de vários tamanhos, mas não liberam aminoácidos isolados.
	Carboxipolipeptidase	Cliva os peptídeos em aminoácidos isolados, completando a digestão da maior parte das proteínas até o estado de aminoácido.
Amilase	Amilase pancreática	Hidrolisa amido, glicogênio e demais carboidratos (exceto celulose) e forma dissacarídeos e alguns trissacarídeos.

Fonte: Elaborado com base em Hall; Guyton, 2012; Widmaier; Raff; Strang, 2017; Mahan; Raymond, 2018.

Curiosidade

Apenas pequena quantidade de proteínas é digerida até os seus aminoácidos constituintes. A maioria permanece na forma de dipeptídeos, tripeptídeos e alguns peptídeos maiores.

Importante!

Para manter as enzimas em suas formas inativas dentro do pâncreas, as células acinares secretam uma substância denominada *inibidor de tripsina*, que é armazenada no citoplasma das células glandulares que circundam os grânulos de enzimas.

A tripsina, a quimiotripsina e a carboxipeptidase são secretadas em suas formas inativas de tripsinogênio, quimiotripsinogênio e pró-carboxipeptidase, os quais são ativados pela enteroquinase (ou enteropeptidase), secretada pelo estímulo do quimo em contato com a mucosa intestinal no duodeno.

A bile (mistura de água, sais biliares, bilirrubina, lecitina, colesterol e eletrólitos, como sódio, potássio, cálcio, cloro e bicarbonato) é secretada no fígado pelos hepatócitos e flui até alcançar o ducto hepático e o ducto colédoco, pelo qual a bile deságua diretamente no duodeno ou é desviada para a vesícula biliar por meio do ducto cístico.

Importante!

A bile tem ação detergente sobre as partículas de gordura, pois diminui a sua tensão superficial, permitindo que a agitação no tubo intestinal desintegre os glóbulos de gordura em partículas menores. Essa é a função emulsificadora ou detergente dos sais biliares, que também auxiliam na absorção de ácidos graxos, monoglicerídeos e colesterol, pois formam minúsculos complexos (micelas) com esses lipídios. As micelas são altamente solúveis devido às cargas elétricas negativas dos sais biliares.

Para saber mais

Sobre a emulsificação de gorduras, assista ao seguinte experimento:

BILE, o detergente da digestão. 4 mar. 2016. 4 min. Disponível em: <https://www.youtube.com/watch?v=wUaSZRm4lsY>. Acesso em: 4 fev. 2022.

A maior parte dos sais biliares é reabsorvida pela mucosa intestinal no íleo distal. Os sais biliares chegam no sangue e passam para o fígado. No fígado, são absorvidos pelas células hepáticas e novamente secretados na bile. Pequenas quantidades de sais biliares perdidas nas fezes são substituídas por novas, formadas continuamente pelas células hepáticas. A recirculação dos sais biliares é denominada *circulação entero-hepática*.

As células epiteliais da mucosa intestinal que recobrem as vilosidades contêm enzimas digestivas. Essas enzimas incluem: peptidases, dissacaridases (descritas no Quadro 5.5), e pequenas quantidades de lipase intestinal, para a clivagem de triglicerídeos em glicerol e ácidos graxos.

Quadro 5.5 – Hidrólise de dissacarídeos

Dissacarídeos	Enzimas intestinais	Monossacarídeos constituintes
Lactose	Lactase	Glicose e galactose
Sacarose	Sacarase	Glicose e frutose
Maltose	Maltase	Glicose e glicose
Isomaltose	Dextrinase	Glicose e glicose

Fonte: Elaborado com base em Hall; Guyton, 2012; Widmaier; Raff; Strang, 2017.

Os tripeptídeos, os dipeptídeos e os aminoácidos são transportados da membrana microvilar para o interior da célula epitelial. No interior do citosol da célula epitelial há peptidases, que hidrolisam dipeptídeos e tripeptídeos até aminoácidos para, então, chegarem ao sangue.

Curiosidade

Carboidratos como o amido resistente e as fibras dietéticas não são digeridos no intestino delgado e, assim, podem adicionar materiais fibrosos disponíveis para a fermentação pelos microrganismos do cólon (ou microbiota intestinal), que produzirão ácidos graxos de cadeia curta (AGCC) e gás. Os AGCC são combustíveis para os enterócitos, estimulam a renovação celular, aumentam a função imunológica e regulam a expressão de genes.

O conteúdo intestinal se move pelo intestino delgado e leva de três a oito horas para chegar até a válvula ileocecal. Ao longo do percurso, os substratos continuam a ser digeridos e absorvidos. A válvula ileocecal limita o material intestinal, que passa do intestino delgado para o cólon, impedindo seu retorno.

Vejamos, no Quadro 5.6, como ocorre a absorção dos nutrientes.

Quadro 5.6 – Absorção de nutrientes

Absorção de nutrientes	
Água	A água se difunde rapidamente através da membrana intestinal.
Carboidratos	São absorvidos na forma de monossacarídeos. A absorção de glicose depende de um transportador de sódio. Quando a glicose intestinal se associa com a proteína de transporte, o sódio e a glicose são transportados para dentro da célula ao mesmo tempo. A galactose é transportada pelo mesmo mecanismo que a glicose. A frutose é transportada por difusão facilitada e não necessita do transporte de sódio. Grande parte da frutose é convertida em glicose dentro do enterócito e transportada para o sangue na forma de glicose.
Proteínas	A maioria das proteínas é absorvida através das membranas luminais das células epiteliais intestinais sob a forma de dipeptídeos, tripeptídeos e aminoácidos livres.

(continua)

Sistema digestório e urinário

(Quadro 5.6 – conclusão)

Absorção de nutrientes	
Gorduras	Os monoglicerídeos e os ácidos graxos se difundem passivamente através da membrana celular do enterócito para o seu interior. Um transportador de colesterol intestinal, a proteína Niemann-Pick C1-like 1 (NPC1-L1), situada na membrana apical do enterócito, promove a absorção do colesterol pela borda em escova dessa célula. Das superfícies basolaterais dos enterócitos, os quilomícrons acham o seu caminho para os vasos lacteais centrais das vilosidades e são impulsionados ao longo da linfa.
Absorção no intestino grosso: formação das fezes	A mucosa do intestino grosso tem absorção ativa do sódio, e o potencial elétrico criado pela absorção de sódio provoca a absorção do cloro. A absorção de sódio e cloro cria um gradiente osmótico que provoca a absorção de água.

Fonte: Elaborado com base em Hall; Guyton, 2012; Xavier et al., 2013; Widmaier; Raff; Strang, 2017.

Para saber mais

Sobre a digestão e a absorção dos nutrientes, assista ao vídeo:
SISTEMA Digestório – Digestão e Absorção – Fisiologia Humana. 24 fev. 2017. 9 min. Disponível em: <https://www.youtube.com/watch?v=NkCm_R9TZ7U>. Acesso em: 4 fev. 2022.

Curiosidade

As fezes são compostas de 3/4 de água e 1/4 de matéria sólida. A matéria sólida possui bactérias mortas, gordura, matéria inorgânica, fibras alimentares e elementos ressecados de sucos digestivos, como pigmento da bile e células epiteliais mortas. A cor marrom é causada pela estercobilina e pela urobilina, derivadas da bilirrubina. O odor é causado por indóis, escatóis, mercaptano e sulfeto de hidrogênio.

5.2.4 Regulação da ingestão de alimentos

A regulação fisiológica da ingestão de alimentos pode ocorrer a curto ou a longo prazo e envolve o hipotálamo.

No longo prazo, a regulação da ingestão alimentar envolve o hormônio leptina, secretado pelo tecido adiposo. Os adipócitos secretam leptina em níveis proporcionais à quantidade de tecido adiposo. Quando há grande quantidade de energia e de nutrientes no organismo após uma refeição, a gordura é depositada no tecido adiposo e, então, há liberação de leptina, que atuará nos centros de controle do apetite, no núcleo arqueado do hipotálamo, para reduzir a sensação de fome.

A leptina reduz o apetite pela estimulação da expressão de neuropeptídeos anorexígenos, como o hormônio estimulador de alfa-melanócito (α-MSH), e transcrito regulado por cocaína e anfetamina (Cart), ambos também localizados no núcleo arqueado, induzindo respostas para reduzir as reservas de gordura. Induzem, portanto, a saciedade e reduzem a ingestão de alimentos. Esses hormônios também aumentam a atividade simpática e estimulam a liberação de hormônios que aceleram a taxa metabólica basal, como o hormônio estimulante da tireoide (TSH) e o hormônio adrenocorticotrófico (ACTH). Assim, altos níveis de leptina reduzem a ingestão alimentar, enquanto baixos níveis induzem a fome.

Insulina, glicocorticoides, citocinas pró-inflamatórias, estados infecciosos e ganho de peso elevam a concentração plasmática de leptina, enquanto testosterona, exposição ao frio, melatonina, fumo e catecolaminas reduzem a sua síntese (Romero; Zanesco, 2006).

> **Curiosidade**
>
> Algumas pessoas podem nascer com deficiência congênita de leptina e, nesse caso, podem comer excessivamente, sem controle de saciedade (hiperfagia). A administração de leptina pode reverter esse quadro. Em obesos sem defeito genético, no entanto, a suplementação não confere efeito.

Por outro lado, há fatores fisiológicos, chamados de *fatores orexígenos*, que promovem a fome. Nesse quadro, há o neuropeptídeo Y (NPY) e o peptídeo relacionado ao agouti (AgRP, do inglês *Agouti-Related Protein*), liberados no núcleo arqueado do hipotálamo, que desaceleram o metabolismo e promovem a ingestão de alimentos. Eles são ativados quando há inibição da secreção de ACTH e de TSH.

Em curto prazo, a regulação da fome com sinal de saciedade se dá pela estimulação da secreção da CCK: pelo alimento, no duodeno; pela insulina, quando há aumento da glicemia; e por receptores, na parede do trato gastrointestinal, que sinalizam a presença de alimento ou de produtos da digestão na luz intestinal. A grelina, hormônio liberado pelo estômago quando vazio, constitui fator orexígeno em curto prazo, estimulando a liberação de NPY e de AgRP, que promovem o comportamento de alimentação.

> **Curiosidade**
>
> A cirurgia bariátrica com derivação gástrica reduz as células secretoras de grelina, contribuindo para a perda de peso.

5.3 Anatomia e fisiologia do sistema urinário

O sistema urinário consiste em um conjunto de órgãos responsáveis pela excreção dos compostos catabólicos (ureia, ácido úrico, fosfatos e sulfatos, por exemplo) do metabolismo humano, a fim de manter a saúde do indivíduo. Excesso de sais minerais, íons de hidrogênio e água também são eliminados pela urina, com o objetivo de manter o equilíbrio hidroeletrolítico e o pH do organismo. Os rins também secretam hormônios, regulando o metabolismo da vitamina D, a eritropoiese (formação de glóbulos vermelhos) e o controle da pressão arterial, como veremos adiante.

O **sistema urinário** é constituído de dois rins, dois ureteres, uma bexiga urinária e uma uretra (Figura 5.15): os rins filtram o sangue; já os ureteres conduzem a urina, enquanto a bexiga a armazena e a uretra a elimina do organismo.

Figura 5.15 – Anatomia do sistema urinário

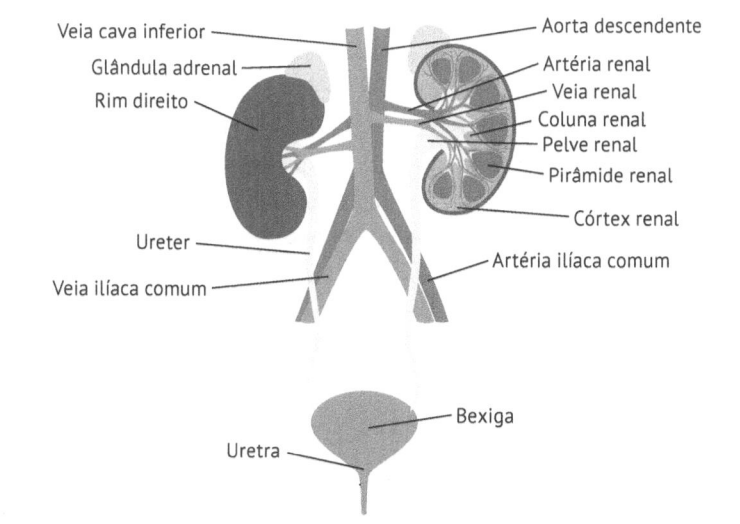

5.3.1 Rins

Os **rins** são órgãos avermelhados, com formato de feijão, situados posteriormente ao peritônio, acima da cintura. O rim direito é ligeiramente inferior ao esquerdo, devido ao fígado ocupar considerável espaço no lado direito, superiormente ao rim.

Cada rim adulto tem de 10 cm a 12 cm de comprimento, de 5 a 7 cm de largura, 3 cm de espessura e pesa de 125 g a 170 g. A margem medial côncava de cada rim está voltada para a coluna vertebral, e próximo ao centro da margem côncava há o hilo renal, do qual emerge o ureter, os vasos sanguíneos, os vasos linfáticos e os nervos (Figura 5.15).

Internamente, as duas principais regiões dos rins são a região superficial, vermelho-clara, denominada *córtex renal*, e a região profunda, vermelho-escura, denominada *medula renal* (Figura 5.15). A medula renal é constituída por várias pirâmides renais cônicas. A base de cada pirâmide está voltada para o córtex renal, e o ápice, chamado de *papila renal*, encontra-se na direção do hilo renal. O córtex renal compreende o espaço da cápsula fibrosa até a base das pirâmides renais (Figura 5.16). É dividido em zona cortical externa e zona justamedular interna (Stanfield, 2013; Tortora; Derrickson, 2016; Tortora; Nielsen, 2019).

O córtex renal e as pirâmides da medula renal correspondem à parte funcional do rim; dentro do parênquima, encontram-se as unidades funcionais desse órgão: os **néfrons**. O filtrado (conforme veremos a seguir, no item 5.3.2), formado pelos néfrons, é drenado nos ductos papilares. Os ductos papilares drenam em cálices renais maiores e menores (Figura 5.16). Cada rim possui de 8 a 18 cálices renais menores, e de 2 a 3 cálices renais maiores. É no seio renal que os cálices menores se juntam para formar os cálices maiores que, então, formarão a pelve renal. Um cálice renal menor recebe o filtrado dos ductos papilares de uma papila renal e o transporta até um cálice renal maior. Após a sua entrada nos cálices, o filtrado torna-se urina. A urina, então, é drenada para a pelve renal e, em seguida, segue por meio do ureter até a bexiga urinária (Figura 5.16) (Tortora; Derrickson, 2016; Tortora; Nielsen, 2019).

Figura 5.16 – Estruturas anatômicas do rim

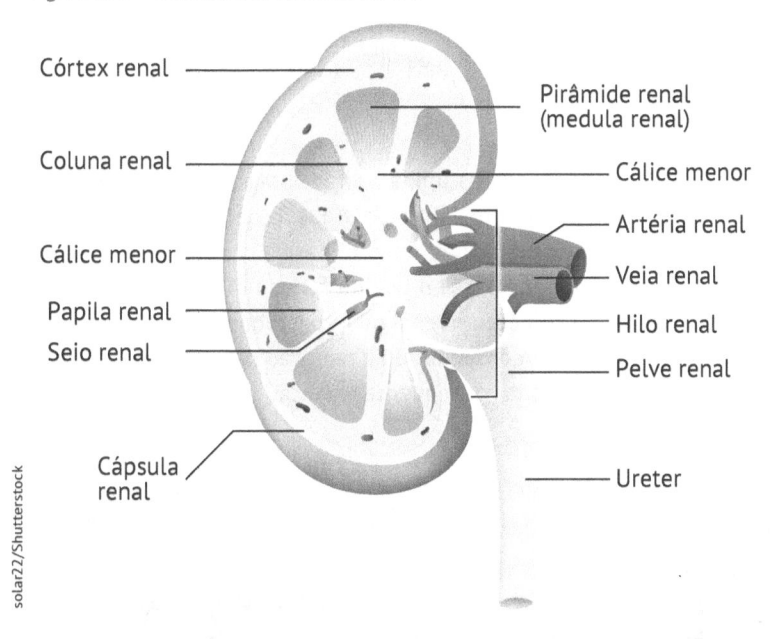

- Córtex renal
- Coluna renal
- Cálice menor
- Papila renal
- Seio renal
- Cápsula renal
- Pirâmide renal (medula renal)
- Cálice menor
- Artéria renal
- Veia renal
- Hilo renal
- Pelve renal
- Ureter

Curiosidade

Os rins recebem de 20 a 25% do débito cardíaco em repouso por meio das artérias renais direita e esquerda. Nos adultos, o fluxo sanguíneo renal é de, aproximadamente, 1.200 ml por minuto.

Dentro do rim, a artéria renal divide-se em várias artérias segmentares. As artérias que entram no córtex renal são chamadas de *arteríolas aferentes*. Cada néfron recebe uma arteríola aferente, que se divide em uma rede de capilares emaranhada, em forma de bola, denominada *glomérulo*. Os capilares do glomérulo reúnem-se para formar a arteríola eferente, que transporta o sangue para o sistema porta renal.

Os nervos renais originam-se nos gânglios celíacos e aorticorrenais, como neurônios pós-ganglionares da parte simpática da divisão autônoma do sistema nervoso, e seguem até os rins.

5.3.2 Néfron

Como vimos, os **néfrons** são as unidades funcionais dos rins. Cada rim possui, aproximadamente, 1 milhão de néfrons. O néfron é formado por duas partes: um **corpúsculo renal**, onde o plasma sanguíneo é filtrado; e um **túbulo renal**, no qual passa o líquido filtrado (filtrado glomerular) (Figura 5.17). Tanto o corpúsculo renal quanto o túbulo renal realizam as funções básicas desses órgãos, que são a remoção de substâncias desnecessárias do sangue e a sua consequente excreção pela urina.

Figura 5.17 – Anatomia do néfron

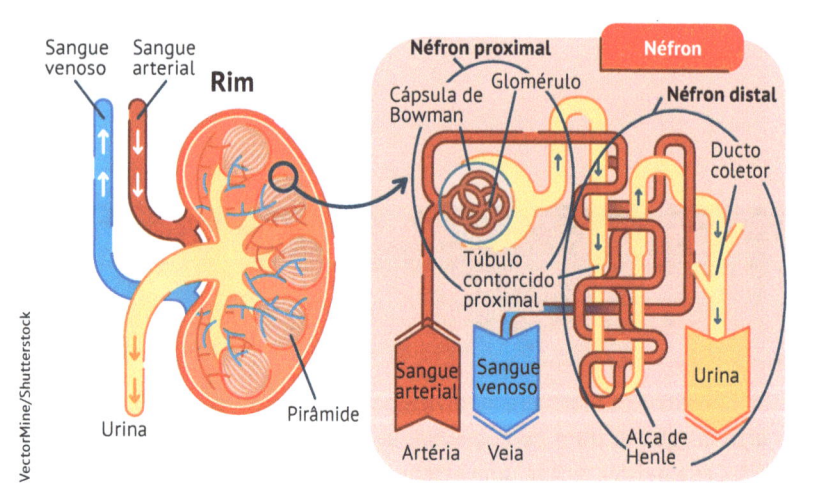

Vejamos, no Quadro 5.7, como ocorre a formação da urina nos néfrons.

Sistema digestório e urinário

Quadro 5.7 – Formação da urina nos néfrons

Estrutura do néfron	Descrição do processo
Corpúsculo renal	O corpúsculo renal é formado pelo **glomérulo** (rede capilar) e pela **cápsula glomerular** (cápsula de Bowman) (Figura 5.17), que circunda os capilares glomerulares. É no corpúsculo renal que ocorre a filtração sanguínea, processo denominado *filtração glomerular*. O sangue entra pela arteríola aferente no glomérulo. A complexa barreira glomerular permite a livre passagem de água e pequenos solutos, como glicose e aminoácidos, mas retém proteínas, grandes moléculas e células sanguíneas, o que forma o ultrafiltrado. Após a formação do ultrafiltrado glomerular, este é captado na cápsula de Bowman e conduzido aos túbulos renais. O líquido não filtrado pelo glomérulo sai pela arteríola eferente e retorna à circulação. A taxa de filtração glomerular é de 120 ml/min ou 170 l/dia.
Túbulo contorcido proximal	Na sequência do corpúsculo glomerular, há o túbulo renal. O túbulo renal é constituído de **túbulo contorcido proximal, alça do néfron** (alça de Henle) e **túbulo contorcido distal** (Figura 5.17). O túbulo contorcido proximal reabsorve 70% dos íons e pequenos solutos filtrados (Na^+, Cl^-, K^+, Ca^{++} e HCO_3^-). Glicose e aminoácidos são também quase totalmente reabsorvidos nesse segmento. Esse trecho é mais permeável à água que os demais túbulos, permitindo a sua reabsorção passiva com os solutos. Caso algumas substâncias estejam em grandes concentrações no organismo, elas não serão reabsorvidas, e sim excretadas, como é o caso da glicose em diabéticos descompensados (com hiperglicemia).
Alça de Henle	Divide-se em três segmentos: porção fina descendente, porção fina ascendente e porção espessa ascendente. É na porção espessa que ocorrem as principais alterações no ultrafiltrado. São reabsorvidos Na^+, K^+, Cl^-, Mg^{++} e Ca^{++}. A água é impermeável nesse trecho.
Néfron distal	Responsável pelos ajustes finais da composição e volume da urina; inclui o túbulo contorcido distal, o túbulo conector e o ducto coletor. Nesse trecho estão localizados os sítios de ação dos hormônios reguladores da função renal: aldosterona, fator natriurético atrial e hormônio antidiurético (ADH), os quais veremos posteriormente. Os túbulos contorcidos distais desembocam no ducto coletor, que converge até os ductos papilares grandes, que drenam nos cálices renais menores. Os ductos coletores e os ductos papilares estendem-se a partir do córtex renal, passando pela medula renal até a pelve renal. Da pelve renal, a urina é drenada nos ureteres, encaminhando-se para a bexiga urinária.

Fonte: Elaborado com base em Riella; Martins, 2013; Tortora; Derrickson, 2016.

Para saber mais
Sobre filtração glomerular, reabsorção e secreção, assista ao vídeo:
FILTRAÇÃO glomerular, reabsorção e secreção. 8 abr. 2017. 9 min. Disponível em: <https://www.youtube.com/watch?v=VUrvyxNmbK0>. Acesso em: 4 fev. 2022.

Os néfrons, portanto, são as estruturas que filtram o sangue, reabsorvem nutrientes e água e produzem a urina, para ser eliminada do organismo. Além de produzir a urina, os rins apresentam também outras funções. Vejamos mais informações no Quadro 5.8.

Quadro 5.8 – Outras funções dos rins

Funções	Descrição
Equilíbrio acidobásico	A manutenção do pH extracelular em cerca de 7,4 é regulada pelos sistemas de tamponamento, que reagem com o H^+ quando este é produzido e o liberam quando há deficiência desse íon. O principal tampão no meio extracelular é o sistema HCO_3^-/CO_2. A regulação (reabsorção e excreção) do íon HCO_3^- é de responsabilidade dos rins, enquanto a regulação de CO_2 é função respiratória.
Regulação da pressão arterial	O sistema nervoso simpático possui receptores capazes de perceber uma queda do volume circulante e aumentar o tônus simpático renal, o qual aumenta a reabsorção renal de sal e diminui o fluxo sanguíneo renal. O sistema nervoso simpático também promove a ativação do sistema renina-angiotensina, o qual causa vasoconstrição e aumento da pressão arterial. Após secretada, a renina atua sob o angiotensinogênio I, liberado pelo fígado, o qual é ativado em angiotensinogênio II, a forma biologicamente ativa, pela enzima conversora de angiotensina (ECA), produzida pelos pulmões. A angiotensina II estimula a reabsorção de Na^+ no túbulo proximal e diminui o ritmo de filtração glomerular pela diminuição do fluxo sanguíneo renal, além de atuar no hipotálamo, aumentando a sede. Estimula a secreção do hormônio antidiurético (ADH), que aumenta a reabsorção de água nos ductos coletores. Nas arteríolas, a angiotensina II estimula a vasoconstrição. A renina também estimula a síntese do hormônio aldosterona na glândula adrenal, a qual aumenta a reabsorção de NaCl e a secreção de K^+ no ducto coletor, além de aumentar também o volume sanguíneo.

(continua)

Sistema digestório e urinário

(Quadro 5.8 – conclusão)

Funções	Descrição
Hormônio antidiurético	O ADH, ou vasopressina, estimula a retenção de líquido pelo organismo. Sua secreção é relacionada com a hiperosmolaridade do líquido extracelular e com a depleção de volume sanguíneo. É inibido pelo álcool.
Eritropoietina	Hormônio secretado pelos rins, estimula a eritropoiese na medula óssea. Pacientes com doença renal crônica deixam de produzir esse hormônio, apresentam anemia e necessitam de reposição terapêutica.
Ativação da vitamina D	A vitamina D_3 é produzida na pele, pela radiação ultravioleta (UVB) do 7-di-hidrocolesterol. Surge, então, a pré-vitamina D3. Esta chega à circulação e pode ser armazenada no tecido adiposo ou transportada para o fígado. No fígado, é convertida em 25 hidroxivitamina D (25OHD) pela enzima 25-D-hidroxilase. A 25OHD é transportada até os rins. No túbulo proximal, liga-se ao complexo magalina/cubilina, um receptor que promove a sua reabsorção. A 25OHD é então convertida pela enzima 1α-hidrolase em 1,25-di-hidroxivitamina D (1,25$(OH)_2$D, calcitriol), a forma ativa da vitamina D. O efeito biológico da 1,25$(OH)_2$D é desencadeado pela ligação com o receptor celular específico, o *vitamin D receptor* (VDR).

Fonte: Elaborado com base em Riella; Martins, 2013; Barrett et al., 2014.

Importante!

A renina é um hormônio produzido pelos rins. Sua liberação ocorre quando há queda da concentração de NaCl no filtrado tubular; quando há redução da pressão arterial, o que estimula os barorrepcetores localizados na arteríola aferente a ativarem a secreção de renina; e quando há aumento da atividade simpática renal ou da concentração de catecolaminas circulantes.

Para saber mais

Sobre o sistema renina-angiotensina, assista ao vídeo:

SISTEMA renina angiotensina aldosterona. 10 mar. 2017. 4 min. Disponível em: <https://www.youtube.com/watch?v=EI2ewVSUKh4>. Acesso em: 4 fev. 2022.

5.3.3 Ureteres

Os ureteres, como vimos na Figura 5.15, são tubos estreitos de paredes espessas, com 25 cm a 30 cm de comprimento e 1 mm a 10 mm de diâmetro.

A condução da urina para a bexiga urinária ocorre por meio de contrações peristálticas das paredes musculares dos ureteres, pela pressão hidrostática e pela gravidade. À medida que a bexiga se enche de urina, a pressão em seu interior comprime os óstios oblíquos dos ureteres, situados em seu assoalho, impedindo o fluxo retrógrado de urina.

5.3.4 Bexiga urinária

A bexiga urinária (Figura 5.13) é um órgão muscular oco e distensível, localizado na cavidade pélvica, posterior à sínfise púbica. Nos homens, localiza-se anteriormente ao reto; nas mulheres, é anterior à vagina e inferior ao útero. Pregas de peritônio e condensações de tecido conjuntivo na pelve seguram a bexiga em seu lugar. A bexiga, quando vazia, apresenta-se colapsada; quando ligeiramente distendida, torna-se esférica, e conforme o volume de urina aumenta, torna-se piriforme e ascende para a cavidade abdominal (Tortora; Derrickson, 2016).

Curiosidade
A capacidade média da bexiga urinária é de 700 a 800 ml; é menor nas mulheres, devido ao útero, que ocupa o espaço imediatamente superior à bexiga urinária.

Importante!
Quando o volume de urina na bexiga ultrapassa o valor de 200 ml a 400 ml, há aumento da pressão no interior desse órgão, ativando os receptores de estiramento, que transmitem impulsos nervosos para a medula espinhal, desencadeando o reflexo de micção. A micção ocorre com a contração da bexiga urinária e o relaxamento dos músculos esfíncteres. O enchimento da bexiga urinária causa sensação de plenitude, que inicia o desejo consciente de urinar.

Na porção interna da bexiga urinária há três óstios: dois referentes à entrada dos dois ureteres e um referente à saída da uretra. Os três óstios formam o trígono da bexiga.

As artérias da bexiga urinária são: a **artéria vesical superior** (que se origina da artéria umbilical); a **artéria vesical média** (que se origina da artéria umbilical ou de um ramo da artéria vesical superior); e a **artéria vesical inferior** (que se origina da artéria ilíaca interna). As veias da bexiga urinária drenam para a veia ilíaca interna.

Os nervos que suprem a bexiga urinária originam-se do plexo simpático hipogástrico e do segundo e terceiro nervos sacrais (nervo esplâncnico pélvico).

5.3.5 Uretra

A **uretra** é um pequeno tubo de músculo estriado esquelético que se estende do assoalho da bexiga urinária até o exterior do corpo (Figura 5.15). Nos homens, atua também como via de saída do sêmen. A uretra masculina passa pela próstata, pelos músculos profundos do períneo e pelo pênis, percorrendo cerca de 20 cm.

Nas mulheres, a uretra situa-se de forma diretamente posterior à sínfise púbica, segue uma direção oblíqua inferior e anterior e tem comprimento de 4 cm. O óstio externo da uretra (sua abertura para o exterior) está localizado entre o clitóris e o óstio da vagina (Tortora; Derrickson, 2016).

Importante!

O esfíncter uretral é composto pelos esfíncteres externo e interno. O esfíncter externo é formado por músculo estriado esquelético, tem ação voluntária e inicia ou interrompe a micção. O esfíncter interno é formado por músculo liso, de ação involuntária, que mantém o tônus e impede a perda urinária sem o controle consciente.

Síntese

Como vimos, o TGI recebe os alimentos ingeridos e inicia a digestão mecânica, na qual mistura o alimento com as secreções gastrointestinais, tornando-o disponível para a ação enzimática.

De forma resumida: inicialmente, os lipídios são digeridos no estômago pela lipase gástrica; no intestino, sofrem emulsificação pela bile e hidrólise pelas lipases pancreáticas, liberando os ácidos graxos de cadeia curta e os glicerídeos para serem absorvidos. As proteínas iniciam a sua digestão no estômago, com a liberação de pepsinogênio, que é ativado pelo ácido clorídrico em pepsina. No intestino, sofrem a ação das proteases pancreáticas e, por fim, são clivadas pelas enteropetidases da borda em escova, produzindo dipeptídeos, tripeptídeos e aminoácidos para serem absorvidos.

Os carboidratos iniciam a sua digestão na boca, pela ação da amilase salivar; essa ação é bloqueada no estômago, pelo baixo pH. No intestino, são hidrolisados pela amilase pancreática e pelas dissacaridases da borda em escova, liberando glicose, frutose e galactose para absorção. O TGI também confere proteção ao organismo por meio de secreção de imunoglobulinas, tecidos e glândulas ricas em células de defesa.

O sistema urinário é responsável por filtrar o sangue e eliminar as substâncias tóxicas ao organismo por meio da urina. Os rins apresentam diversas funções importantes para a homeostasia do organismo: regulam o equilíbrio acidobásico, eliminando íons de H^+; regulam a pressão arterial, pela "orquestragem" do sistema renina-angiotensina-aldosterona; ativam a vitamina D, essencial para diversas funções metabólicas do organismo; estimulam a síntese de eritrócitos com a produção de eritropoiese; e regulam o volume hídrico por meio da ativação ou da inibição do ADH.

O perfeito funcionamento desses sistemas confere saúde e bem-estar ao nosso organismo.

Questões para revisão

1. Descreva as camadas do sistema digestório.
2. O sistema urinário é responsável pela eliminação de compostos nitrogenados, formados no organismo por meio da filtragem do sangue, que resulta na urina. Como ocorre o processo de formação da urina?
3. (UNIFOR – 2008) Uma pessoa fez uma refeição da qual constavam as substâncias I, II e III. Durante a digestão, ocorreram os seguintes processos: na boca, iniciou-se a digestão de II; no estômago, iniciou-se a digestão de I, e a de II foi interrompida; no duodeno, ocorreu digestão das três substâncias. Com base nesses dados, é possível afirmar, corretamente, que I, II e III são, respectivamente:

a. carboidrato, proteína e lipídio.
b. proteína, carboidrato e lipídio.
c. lipídio, carboidrato e proteína.
d. carboidrato, lipídio e proteína.
e. proteína, lipídio e carboidrato.

4. Sobre a regulação da pressão arterial em nível renal, é **incorreto** afirmar:

   a. O sistema nervoso simpático possui receptores capazes de perceber uma queda no volume circulante e aumentar o tônus simpático renal, o qual aumenta a reabsorção renal de sódio e diminui o fluxo sanguíneo renal.
   b. O sistema nervoso simpático promove a ativação do sistema renina-angiotensina, o qual causa vasoconstrição e aumento da pressão arterial.
   c. A aldosterona diminui o ritmo de filtração glomerular pela diminuição do fluxo sanguíneo renal, além de atuar no hipotálamo, aumentando a sede.
   d. A angiotensina II estimula a secreção do hormônio antidiurético (ADH), que aumenta a reabsorção de água nos ductos coletores e, nas arteríolas, estimula a vasoconstrição.
   e. A renina estimula a síntese do hormônio aldosterona, que aumenta a reabsorção de NaCl, e a secreção de K^+, bem como aumenta o volume sanguíneo.

5. (IBFC – 2017) O sistema urinário compreende os órgãos responsáveis pela produção, transporte e eliminação da urina. Analise as afirmativas sobre o sistema urinário e dê valores verdadeiro (V) ou falso (F).

   ( ) A Alça de Henle é uma estrutura do néfron que realiza controle da osmolaridade.

   ( ) O esfíncter externo da uretra é um músculo esquelético utilizado para inibir voluntariamente a micção.

   ( ) A composição química da urina excretada pelos rins humanos é exatamente igual à do filtrado glomerular.

( ) Nas mulheres, a uretra tem cerca de 3 cm a 4 cm (centímetros) de comprimento e conduz apenas urina. Nos homens, a uretra tem aproximadamente 20 cm de comprimento e conduz urina e sêmen.

( ) O esfíncter interno da uretra é um músculo liso que mantém a uretra fechada quando a urina não está passando e evita o seu gotejamento entre as micções.

Assinale a alternativa que apresenta a sequência correta, de cima para baixo:

a. F, F, V, F, V.
b. F, V, V, F, V.
c. V, V, F, V, V.
d. V, F, F, V, F.
e. V, V, F, F, F.

Questões para reflexão

1. São muitas as estruturas anatômicas e as secreções digestivas envolvidas após o consumo dos alimentos. Considere uma refeição contendo arroz, feijão, bife, batata frita e salada de alface: reflita sobre as estruturas digestivas envolvidas e como ocorre o processo de digestão e absorção de cada um desses alimentos. O que muda em relação à digestão do bife e da batata frita, por exemplo?
2. Assistindo a um jogo de futebol, determinado indivíduo consumiu três latas de cerveja. Em seguida, começou ir diversas vezes ao banheiro. Reflita sobre qual hormônio foi afetado nessa situação e qual o mecanismo de ação que ocasionou essa situação.
3. A urina é formada nos rins, órgãos com formato de feijão localizados posteriormente ao peritônio. Reflita sobre as etapas e as estruturas anatômicas envolvidas na formação da urina até a sua excreção.

Capítulo 6

Sistema endócrino, lactação e sistema reprodutor

Thais Regina Mezzomo

Conteúdos do capítulo:
» Sistema endócrino.
» Sistema reprodutor feminino e lactação.
» Sistema reprodutor masculino.

Após o estudo deste capítulo, você será capaz de:
1. caracterizar as glândulas do corpo humano e indicar seus respectivos hormônios secretados e seus mecanismos de ação;
2. descrever o funcionamento do sistema reprodutor feminino e masculino;
3. detalhar o processo de lactação.

O sistema endócrino é um conjunto de glândulas que apresentam a função principal de secretar hormônios na corrente sanguínea, regulando e coordenando múltiplas atividades no nosso organismo. As glândulas endócrinas são reguladas pelo sistema nervoso ou por outras glândulas, formando um mecanismo de inter-relação neuroendócrina (Santos, 2014). Os hormônios afetam o metabolismo de seus órgãos-alvo e ajudam a regular o metabolismo corporal, o crescimento e a reprodução.

O sistema reprodutor feminino e masculino, também chamado de *sistema genital*, confere as condições adequadas para a reprodução, garantindo, assim, a multiplicação de nossa espécie.

Neste capítulo, pormenorizaremos a regulação do sistema endócrino, os hormônios liberados e a ação hormonal de cada um deles. Na sequência, trataremos das estruturas e da funcionalidade dos sistemas reprodutores feminino e masculino, bem como do processo de lactação.

6.1 Sistema endócrino

No sistema endócrino, temos como principais glândulas a hipófise, a pineal, a tireoide, a paratireoide, as suprarrenais e o pâncreas. A hipófise, em especial, é, em parte, regida pelo hipotálamo. O hipotálamo, região do encéfalo (diencéfalo) localizado sobre o tálamo, é parte do sistema nervoso central e realiza, entre outras funções, a interface com a hipófise, integrando as atividades dos sistemas nervoso e endócrino.

São hormônios hipotalâmicos que interferem na secreção hipofisária:

» hormônio liberador de gonadotrofinas (GnRH);
» hormônio liberador de tireotrofina (TRH);
» hormônio liberador de corticotrofina (CRH);
» hormônio liberador de prolactina (PRH);
» hormônio liberador de hormônio do crescimento (GHRH);
» hormônio inibidor de hormônio do crescimento (GHIH, somatostatina).

Os hormônios hipotalâmicos ocitocina e vasopressina se dirigem ao lobo anterior da hipófise por vasos portais hipotálamico-hipofisários – um sistema especial de capilares, como veremos adiante.

Sistema endócrino, lactação e sistema reprodutor

6.1.1 Hipófise

A hipófise (também denominada *pituitária*) é uma glândula pequena e oval, que se encontra aninhada dentro da *sela turca*, uma depressão no osso esfenoide, na base do crânio, anteriormente aos processos jugular e basilar do osso occipital e logo abaixo do hipotálamo. Essa glândula libera hormônios importantes, sendo que o seu lobo posterior (neuro-hipófise) armazena e libera os hormônios produzidos pelo hipotálamo, enquanto o lobo anterior (adenohipófise) produz e secreta seus hormônios. O lobo anterior, contudo, é regulado por hormônios secretados pelo hipotálamo, assim como pela retroalimentação dos hormônios da glândula-alvo. Podemos visualizar esses hormônios na Figura 6.1.

Figura 6.1 – Hormônios liberados pela hipófise

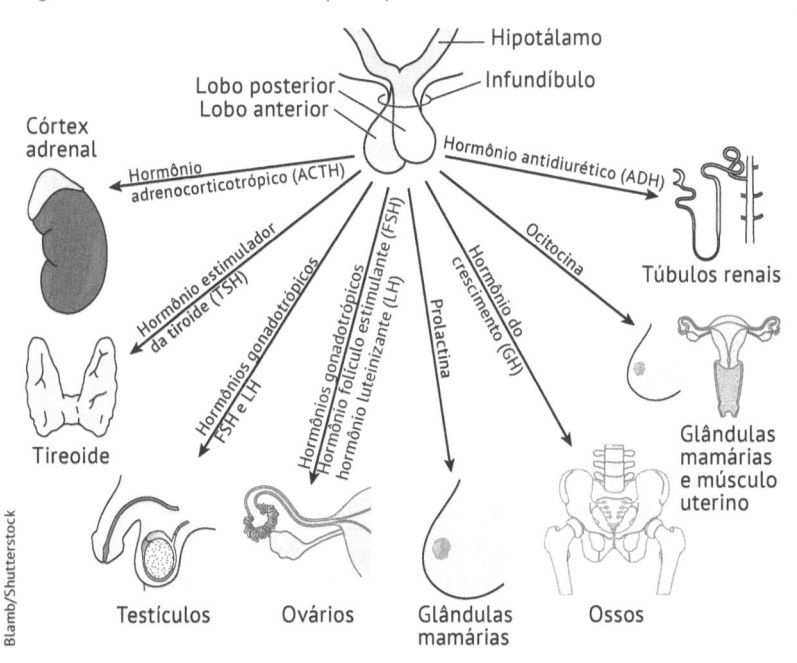

> **Para saber mais**
>
> Sobre a glândula hipófise, assista ao vídeo:
>
> SISTEMA endócrino – hormônios da glândula hipófise. 18 abr. 2020. 7 min. Disponível em: <https://www.youtube.com/watch?v=xFjJi1wU6l4>. Acesso em: 4 fev. 2022.

O Quadro 6.1 apresenta mais informações sobre cada um desses hormônios secretados pela adenohipófise.

Quadro 6.1 – Ação de hormônios secretados pela hipófise anterior (adenohipófise)

Hormônio	Tecido-alvo	Principais ações	Regulação da secreção
Hormônio adrenocorticotrópico (ACTH) ou corticotropina	Córtex suprarrenal	Estimula a secreção de glicocorticoides (ex. cortisol).	Estimulada pelo hormônio liberador de corticotropina (CRH); inibida pelos glicocorticoides.
Hormônio estimulador da tireoide (TSH)	Tireoide	Estimula a secreção dos hormônios tireoidianos: tiroxina (T4) e triiodotironina (T3).	Estimulada pelo hormônio liberador de tireotropina (TRH); inibida pelos hormônios tireoidianos.
Hormônio do crescimento (GH) ou somatotropina	A maioria dos tecidos	Promove a síntese proteica e o crescimento; lipólise e aumento da glicemia.	Inibida pela somatostatina; estimulada pelo hormônio liberador do hormônio de crescimento.
Hormônio folículo estimulante (FSH) ou foliculotropina	Gônadas	Promove a produção de gametas e estimula a produção de estrogênio nas mulheres.	Estimulada pelo hormônio liberador das gonadotrofinas (GnRH); inibida pelos esteroides sexuais e pela inibina.

(continua)

(Quadro 6.1 – conclusão)

Hormônio	Tecido-alvo	Principais ações	Regulação da secreção
Prolactina (PRL)	Glândulas mamárias e outros órgãos sexuais acessórios	Promove a produção de leite em mulheres que estão amamentando, apoia a regulação do sistema genital masculino pelas gonadotropinas (FSH e LH) e atua sobre os rins, ajudando a regular o equilíbrio hidroeletrolítico.	Inibida pelo hormônio inibidor de prolactina (PIH).
Hormônio luteinizante (LH) ou luteotropina	Gônadas	Estimula a secreção de hormônios sexuais, ovulação e formação do corpo lúteo nas mulheres; estimula a secreção de testosterona nos homens.	Estimulada pelo GnRH; inibida pelos esteroides sexuais.

Fonte: Elaborado com base em Fox, 2007; Widmaier; Raff; Strang, 2017.

A hipófise anterior não é regulada pelo hipotálamo, pois os axônios não penetram nessa região. Na hipófise anterior, portanto, o controle é obtido pela regulação hormonal. A secreção de ACTH, de TSH e de gonadotropinas (FSH e LH) da hipófise anterior é estimulada pela queda dos hormônios produzidos pelas glândulas-alvo ou inibida por retroalimentação negativa dos hormônios em níveis elevados da glândula-alvo. Por exemplo, a secreção de TSH é estimulada quando há baixos níveis de hormônios circulantes e inibida pela elevação dos hormônios tireoidianos no sangue.

> **Curiosidade**
>
> A hipossecreção de GH na infância causa o nanismo hipofisário. No adulto, leva à caquexia hipofisária (doença de Simmonds), que, por sua vez, leva ao envelhecimento prematuro, devido à atrofia tecidual. A hipersecreção, na infância, causa o gigantismo, e no adulto, causa a acromegalia, com notável crescimento dos tecidos moles, sobretudo na face, nas mãos e nos pés.

Os hormônios armazenados pela hipófise posterior são:

» **Hormônio antidiurético (ADH) ou vasopressina**: Promove a retenção de água pelos rins, de modo que menos água é excretada na urina e mais água permanece no sangue. Mais detalhes da ação do ADH são discutidos no Capítulo 5.

» **Ocitocina**: Nas mulheres, estimula as contrações uterinas durante o trabalho de parto, auxiliando na expulsão do feto. A ocitocina também estimula contrações dos alvéolos e ductos das glândulas mamárias, acarretando o reflexo de ejeção de leite na mulher que está amamentando.

Esses hormônios são produzidos nos corpos celulares dos neurônios dos núcleos supraópticos e paraventriculares do hipotálamo. São transportados ao longo dos axônios do trato hipotálamo-hipofisário para a hipófise posterior, onde são armazenados e, posteriormente, liberados.

E como esses hormônios são regulados? São os reflexos neuroendócrinos que controlam a liberação de ADH e da ocitocina pela hipófise posterior. A sucção da glândula mamária ativa impulsos nervosos sensitivos direcionados ao hipotálamo para estimular a secreção de ocitocina. A seção 6.2.3 traz mais informações sobre a fisiologia da lactação. A secreção de ADH é estimulada por neurônios osmorreceptores do hipotálamo, em resposta ao aumento da pressão osmótica do sangue. A sua secreção é inibida por impulsos sensitivos de receptores de estiramento do átrio esquerdo do coração, em resposta a um aumento do volume sanguíneo.

6.1.2 Suprarrenais

As glândulas suprarrenais, também conhecidas como *adrenais*, localizam-se na parte superior dos rins (Figura 6.2). As suprarrenais são estimuladas pelo eixo hipotálamo-hipófise-adrenal (HPA). O eixo HPA é regulado pela secreção de CRH pelo hipotálamo, que, por sua vez, ativa a secreção do ACTH pela hipófise e, finalmente, estimula a secreção de glicocorticoides pelo córtex adrenal. Podemos visualizar esse mecanismo na Figura 6.2.

Figura 6.2 – Eixo hipotálamo-hipófise-adrenal

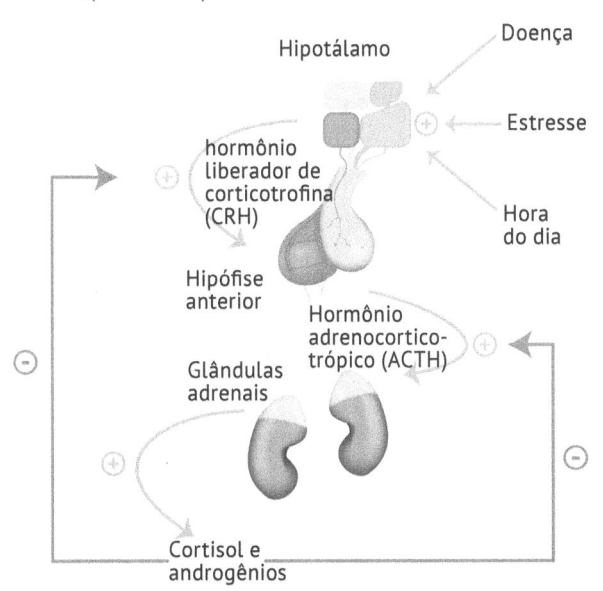

As glândulas suprarrenais são constituídas por duas porções: o córtex, porção mais externa, e a medula, porção mais interna, que atuam como glândulas separadas.

O córtex adrenal, sem inervação neural, é estimulado pelo ACTH, secretado pela hipófise anterior, e libera hormônios esteroides, denominados *corticosteroides*, ou apenas *corticoides*. Há três categorias de corticosteroides: (1) os mineralocorticoides, que regulam o equilíbrio do Na^+ e do K^+; (2) os glicocorticoides, que regulam o metabolismo da glicose e de outras moléculas orgânicas; e (3) os esteroides sexuais, androgênios fracos (desidroepiandrosterona, ou DHEA, e androstenediona) que suplementam os esteroides sexuais, secretados pelas gônadas (Fox, 2007; Barrett et al., 2014; Widmaier; Raff; Strang, 2017).

> **Curiosidade**
>
> No sexo masculino, os androgênios adrenais exercem pequeno efeito nas características sexuais secundárias. No sexo feminino, são responsáveis por pelos pubianos e axilares. Esses efeitos se devem à conversão dos androgênios adrenais em testosterona nos tecidos periféricos.

A aldosterona é o mineralocorticoide mais potente. Os mineralocorticoides estimulam os rins a reter NaCl e água e a excretar K^+ na urina. Essas ações ajudam a aumentar o volume sanguíneo e a pressão arterial, bem como a regular o equilíbrio eletrolítico do sangue (Fox, 2007; Barrett et al., 2014; Widmaier; Raff; Strang, 2017).

O cortisol (hidrocortisona) é o glicocorticoide predominante e exerce muitos efeitos sobre o metabolismo: estimula a neoglicogênese (produção de glicose a partir de aminoácidos e do ácido lático); inibe a utilização da glicose, elevando-a no sangue; e promove a lipólise, liberando os ácidos graxos livres no sangue.

> **Curiosidade**
>
> Glicocorticoides exógenos (sob a forma farmacêutica) são utilizados para suprimir a resposta imune e inibir a inflamação. Apresentam, contudo, efeitos colaterais, como hiperglicemia, redução da tolerância à glicose, redução da síntese de colágeno e de outras proteínas da matriz extracelular e aumento da reabsorção óssea, levando à osteoporose.

> **Importante!**
>
> O cortisol e a aldosterona são metabolizados no fígado e então conjugados ao ácido glicurônico. Os conjugados inativos são liberados na circulação e excretados na urina.

Quanto à medula adrenal, esta é inervada por axônios simpáticos pré-ganglionares e secreta seus hormônios catecolaminas (adrenalina e noradrenalina) em resposta à estimulação pelas fibras nervosas simpáticas pré-ganglionares, isto é, como uma resposta ao estresse. A adrenalina é secretada em quantidades quatro vezes maiores que a noradrenalina. Os efeitos desses hormônios são similares aos causados pela estimulação do sistema nervoso simpático, contudo, duram dez vezes mais.

As catecolaminas são liberadas na corrente sanguínea e causam vasoconstrição, hipertensão, taquicardia, aumento da glicemia e elevação da concentração de ácidos graxos no sangue, em razão do estímulo à lipólise, além de aumento do estado de alerta mental, da frequência respiratória e da taxa metabólica basal.

6.1.3 Tireoide

A glândula tireoide está localizada na região cervical, anterior à traqueia, logo abaixo da laringe. Seus dois lobos são conectados anteriormente por uma massa mediana de tecido tireoidiano, denominada *istmo*. Podemos visualizar essas estruturas na Figura 6.3. A tireoide pesa de 20 g a 25 g e é irrigada por numerosos vasos sanguíneos e linfáticos.

Figura 6.3 – Anatomia das glândulas tireoide e paratireoide

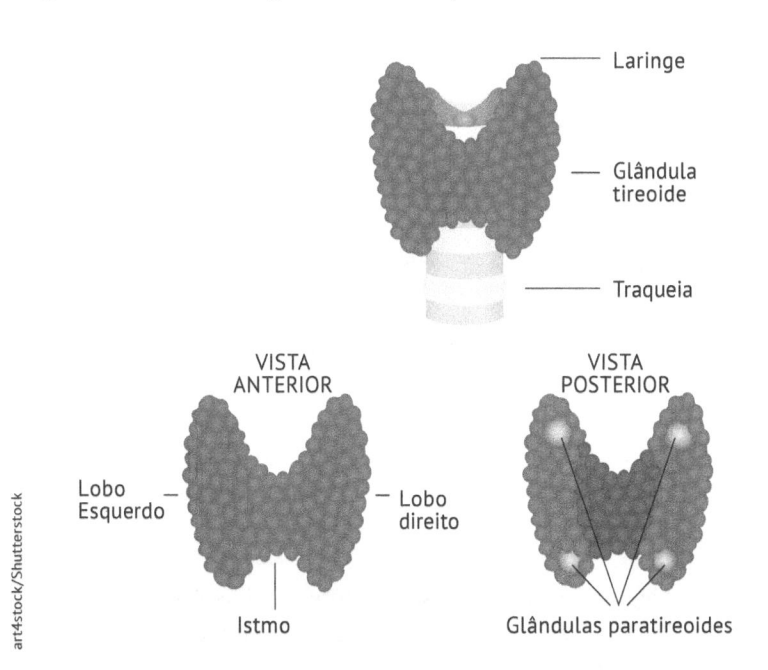

E como ocorre a regulação da secreção dos hormônios tireoidianos? A secreção dos hormônios tireoidianos é regulada pelo eixo hipotálamo-hipófise-tireoide (HPA). O TRH, produzido no hipotálamo, estimula a produção do hormônio TSH, na hipófise, que, por sua vez, estimula a síntese e a secreção dos hormônios tireoidianos na glândula tireoide, como podemos visualizar na Figura 6.4.

Figura 6.4 – Eixo hipotálamo-hipófise-tireoide (HPA)

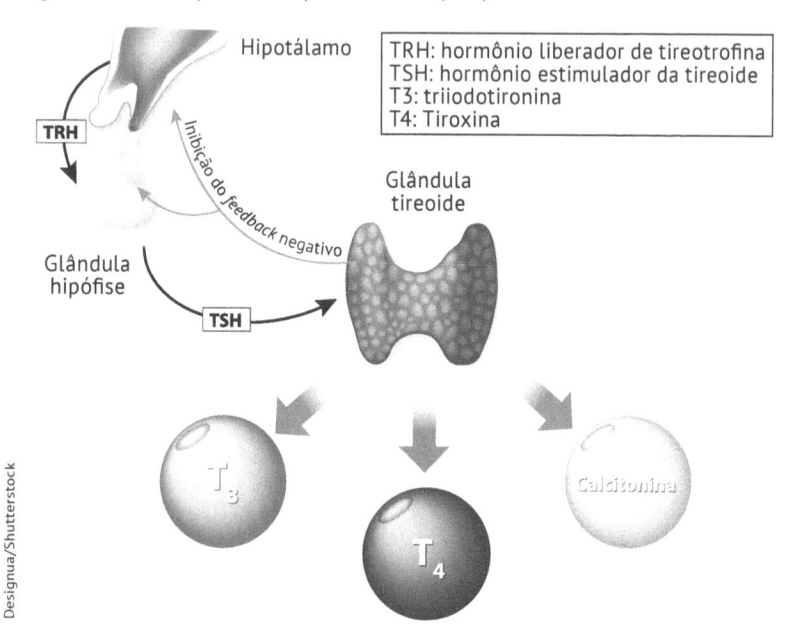

TRH: hormônio liberador de tireotrofina
TSH: hormônio estimulador da tireoide
T3: triiodotironina
T4: Tiroxina

Designua/Shutterstock

Há, contudo, um mecanismo de *feedback* negativo no controle da secreção dos hormônios tireoidianos: à medida que há aumento da secreção desses hormônios, há aumento do metabolismo celular. Esse aumento envia sinais ao hipotálamo, que diminui o estímulo da produção de TRH e, por consequência, diminui o estímulo, na hipófise, de produção de TSH, reduzindo, assim, o estímulo, na glândula tireoide, à produção de hormônios tireoidianos.

E como os hormônios da tireoide são produzidos? A tireoide é constituída por numerosos sacos esféricos ocos, os *folículos tireoidianos*. O interior dos folículos contém *coloide*, um líquido rico em proteínas. A tireoide também contém células parafoliculares, que secretam um hormônio chamado de *calcitonina*.

Os folículos tireoidianos captam, via transporte ativo (bomba de iodeto), o iodeto (I-) da corrente sanguínea e o secretam para o interior do coloide. Após o I- entrar no coloide, este oxida-se em iodo, com a ação da tireoperoxidase, e liga-se a resíduos de tiroglobulina (uma cadeia de aminoácidos tirosina), sintetizados pelos folículos tireoidianos. A incorporação de um iodo com os resíduos de tirosina forma monoiodotirosina (MIT), enquanto dois iodos com os resíduos de tirosina formam di-iodotirosina (DIT). O acoplamento de um MIT com uma DIT forma a triiodotironina (T3), e o acoplamento entre dois DIT forma a tiroxina (T4). Então formados, os hormônios tireoidianos ligam-se às proteínas plasmáticas (como a globulina de ligação de tiroxina, a albumina e a pré-albumina ligadora de tiroxina) e são transportados na corrente sanguínea.

Mais de 90% dos hormônios secretados são T4, e o restante, T3, sendo este o hormônio bioativo. Grande quantidade de T4, contudo, é convertida em T3 nos tecidos periféricos, pela ação das enzimas deiodinases (Mezzomo; Nadal, 2016).

Importante!
Os hormônios tireoidianos estimulam a síntese proteica, promovem a maturação do sistema nervoso, aumentam a taxa da respiração celular nos tecidos, o metabolismo basal e a taxa de consumo calórico do organismo em repouso.

A calcitonina, outro hormônio produzido pela tireoide, atua antagonicamente ao paratormônio (analisado em breve) para regular a concentração de cálcio sérico. Também inibe a dissolução dos cristais de fosfato de cálcio dos ossos e estimula a excreção do cálcio na urina pelos rins. Ambas as ações objetivam reduzir a concentração sérica de cálcio.

6.1.4 Testículos e ovários

O hormônio liberador de gonadotrofinas, secretado pelo hipotálamo, estimula a hipófise a secretar hormônio folículo estimulante (FSH) e LH. Esses hormônios regulam as atividades das gônadas femininas (ovários) e masculinas (testículos), além de produzir células reprodutivas e hormônios.

O FSH, especificamente, promove o desenvolvimento do folículo ovariano nas mulheres e, em combinação com o LH, estimula a secreção de estrogênios pelas células do ovário. Nos homens, o FSH promove a espermatogênese. A produção de FSH é inibida pela inibina, um hormônio peptídico liberado pelas células, nos testículos e nos ovários.

Nas mulheres, o LH induz a ovulação (ou ovocitação), isto é, estimula tanto a liberação de células reprodutivas quanto a secreção, pelos ovários, de estrogênio e progesterona, hormônios que preparam o organismo para uma possível gravidez. Nos homens, o LH estimula a produção dos hormônios sexuais pelas células intersticiais dos testículos. Esses hormônios sexuais são chamados de *androgênios*, sendo a testosterona o mais importante deles (Fox, 2007; Barrett et al., 2014; Widmaier; Raff; Strang, 2017). Mais informações sobre esses hormônios serão discutidas nas seções 6.2 e 6.3, que tratam dos sistemas reprodutores feminino e masculino, respectivamente.

6.1.5 Hormônio do crescimento (GH)

Ao contrário dos outros hormônios adenohipofisários, que estimulam glândulas-alvo específicas, o GH apresenta múltiplos efeitos por todo o organismo, como:

» **Promove o crescimento linear**: Em crianças e em adolescentes, o GH estimula o desenvolvimento da cartilagem epifisária nos ossos longos, seguido de conversão dessa cartilagem em osso, em um processo que alonga o eixo dos ossos longos. O GH também eleva a atividade osteoblástica, o que aumenta a massa óssea total, mesmo após o fechamento das epífises.
» **Promove a deposição de proteínas nos tecidos**: O GH estimula o anabolismo proteico, aumenta a massa magra corporal e a captação de aminoácidos na maioria das células.
» **Estimula o uso de gordura como fonte de energia**: O GH mobiliza ácidos graxos oriundos do tecido adiposo, o que aumenta os ácidos graxos livres no plasma e a sua disponibilidade preferencial como energia.
» **Inibe o uso de carboidratos como fonte energética**: O GH reduz a captação e a utilização de glicose por células sensíveis à insulina, como o músculo e o tecido adiposo. Tanto a glicemia quanto a secreção de insulina, portanto, aumentam para compensar essa resistência à insulina induzida pelo GH.

> **Importante!**
>
> Os efeitos do GH sobre o crescimento linear e o metabolismo proteico não são diretos, mas são indiretamente mediados via somatomedinas ou fatores de crescimento similares à insulina (IGF, do inglês *Insulin-Like Growth Factor*). As somatomedinas são secretadas pelo fígado e por outros tecidos. A somatomedina C circulante, ou IGF-1, é um peptídeo produzido no fígado, que reflete os níveis plasmáticos de GH.

Jejum, aumento de aminoácidos plasmáticos, exercícios e estímulos estressantes, como dor e febre, estimulam a síntese de GH.

Vejamos, agora, outras glândulas produtoras de hormônios.

6.1.6 Paratireoides

As glândulas paratireoides situam-se posteriormente à tireoide, em número de quatro, muito pequenas, ilustradas na Figura 6.3. Cada paratireoide tem de 3 mm a 8 mm de comprimento, de 2 mm a 5 mm de largura e aproximadamente 1,5 mm de profundidade. Sua função é secretar o paratormônio (PTH), que regula o metabolismo de cálcio no nosso organismo (Tortora; Derrickson, 2016).

Como o metabolismo do cálcio é regulado? A secreção de PTH se eleva, em resposta à redução da concentração extracelular de cálcio, e atua sobre rins, ossos e intestino, estimulando a captação de cálcio para o meio extracelular e retornando à homeostasia da calcemia. Nos rins, aumenta a reabsorção de cálcio nos túbulos renais e estimula a síntese de vitamina D. Nos ossos, estimula os osteoclastos a degradarem tecido ósseo e a liberarem cálcio para a corrente sanguínea. No intestino, a vitamina D aumenta a absorção de cálcio dietético. Por outro lado, o PTH é inibido pela hipercalcemia.

6.1.7 Pineal

A pequena glândula pineal coniforme está localizada no topo do terceiro ventrículo do diencéfalo, encapsulada pelas meninges que recobrem o encéfalo (Figura 6.5). Na criança, a pineal pesa cerca de 200 g, mede de 5 mm a 8 mm de comprimento e 9 mm de largura. Reduz de tamanho com o passar dos anos e, nos adultos, assemelha-se a uma faixa espessa de tecido fibroso. A região é inervada pelo sistema nervoso simpático do gânglio cervical superior.

Figura 6.5 – Localização da glândula pineal

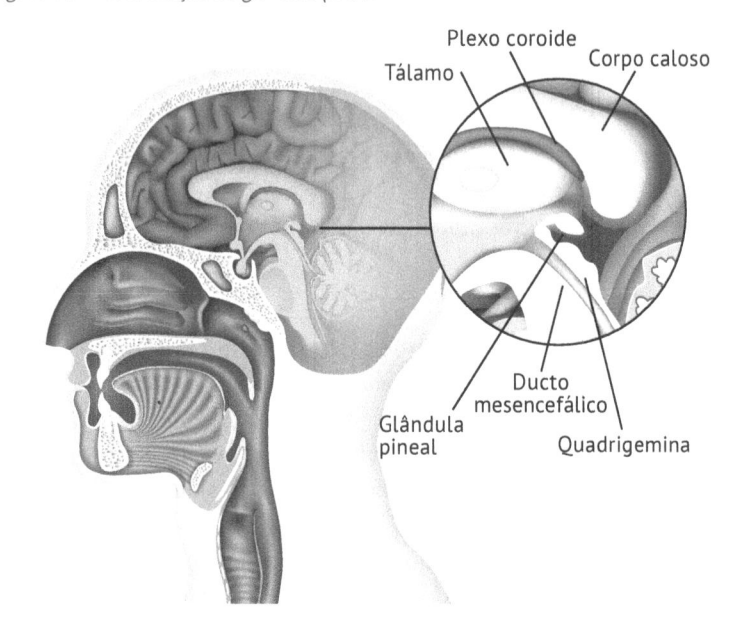

O principal hormônio produzido pela glândula pineal é a melatonina. Sua produção é estimulada pela atividade do núcleo supraquiasmático (NSQ), no hipotálamo, pela ativação de neurônios simpáticos que inervam a pineal. O NSQ regula os ritmos circadianos do corpo, isto é, os ritmos da atividade fisiológica, que segue um padrão de 24 horas. As alterações ambientais de luz e de escuridão sincronizam o ciclo dia/noite.

A secreção de melatonina se inicia com a escuridão e atinge o seu pico no meio da noite. Durante o dia, vias neurais da retina ao hipotálamo atuam deprimindo a atividade do NSQ, reduzindo a secreção de melatonina.

6.1.8 Pâncreas

O pâncreas é uma glândula tanto endócrina quanto exócrina. A estrutura dessa glândula e suas funções exócrinas na digestão são descritas no Capítulo 5. A porção endócrina do pâncreas possui aglomerados dispersos de células, denominados *ilhotas pancreáticas*, ou *ilhotas de Langherans*, com diferentes tipos celulares.

As células beta pancreáticas secretam insulina, em resposta à elevação da glicemia. Em seguida, a insulina promove a entrada da glicose nas células teciduais e a conversão em moléculas armazenadoras de energia (glicogênio e gordura). A insulina também auxilia a entrada de aminoácidos nas células, bem como a síntese de proteínas celulares, por estimular a transcrição gênica e a tradução de RNAm. Essas ações são antagônicas ao glucagon.

No fígado, a insulina promove a síntese de glicogênio, ao mesmo tempo que inibe a glicogenólise (produção de glicose) e promove a síntese de ácidos graxos por meio de glicose no fígado. No tecido adiposo, estimula a conversão de glicose em glicerol, para ser estocado na forma de triglicerídeos, enquanto inibe a lipase, hormônio-sensível, fazendo com que o processo de lipólise dos triglicerídeos seja inibido e ocorra a liberação dos ácidos graxos estocados para a circulação sistêmica. Portanto, como vimos, a insulina é um hormônio anabólico.

As células alfa secretam o hormônio glucagon, em resposta à redução da glicemia. O glucagon estimula o fígado a realizar glicogenólise, hidrólise do glicogênio (reserva de glicose) em glicose, elevando a glicemia. Esse efeito representa o término de um circuito de retroalimentação negativa, que pode ser observado na Figura 6.6. O glucagon também estimula a gliconeogênese (formação de glicose a partir de outros compostos), a lipólise e a consequente liberação de ácidos graxos livres no sangue. O glucagon, juntamente com outros hormônios, também estimula a conversão de ácidos graxos em corpos cetônicos, que podem ser secretados, pelo fígado, na corrente sanguínea e utilizados como fonte de energia. Esses efeitos visam prover substratos energéticos para o organismo durante o jejum. O glucagon, portanto, ajuda a manter a homeostasia da glicose em períodos de jejum.

Para saber mais

O artigo indicado a seguir traz detalhes da ação molecular da insulina no controle da homeostase da glicose, no metabolismo e no crescimento humano, além de explicar como a hiperlipidemia se associa à resistência à insulina. HABER, E. P. et al. Secreção da insulina: efeito autócrino da insulina e modulação por ácidos graxos. **Arquivos Brasileiros de Endocrinologia & Metabologia**, v. 45,

n. 3, p. 219-227, jun. 2001. Disponível em: < https://www.scielo.br/j/abem/a/fgttzMVj8xwKtfSVGwq4qKC/?format=pdf&lang=pt>. Acesso em: 4 fev. 2022. Ainda, indicamos que assista ao vídeo:

MECANISMO de Ação da Insulina. 6 out. 2018. 5 min. Disponível em: <https://www.youtube.com/watch?v=IZozHGAO_zM>. Acesso em: 4 fev. 2022.

Figura 6.6 – Regulação dos hormônios insulina e glucagon

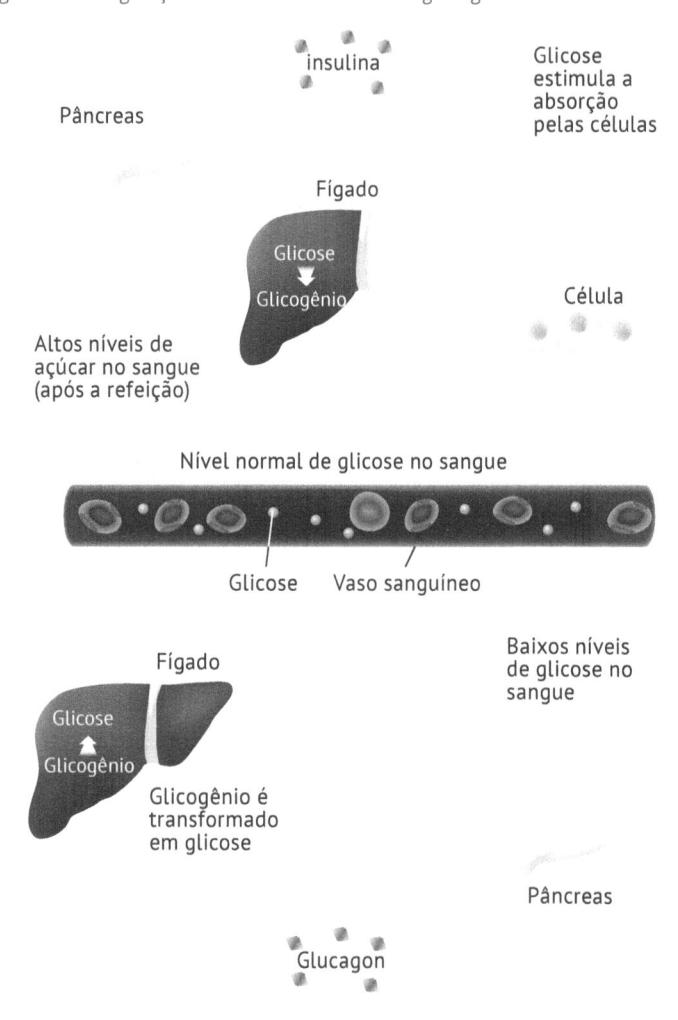

insulina

Pâncreas

Glicose estimula a absorção pelas células

Fígado

Glicose
↓
Glicogênio

Altos níveis de açúcar no sangue (após a refeição)

Célula

Nível normal de glicose no sangue

Glicose   Vaso sanguíneo

Fígado

Glicose
↑
Glicogênio

Glicogênio é transformado em glicose

Baixos níveis de glicose no sangue

Pâncreas

Glucagon

Designua/Shutterstock

As células delta secretam somatostatina, a qual inibe a motilidade, a secreção e a absorção gastrointestinal, além de ser um potente inibidor da liberação de insulina e de glucagon.

6.1.9 Tecido adiposo

O tecido adiposo também é considerado um órgão endócrino, pois os adipócitos sintetizam adiponectina, glicocorticoides, fator de necrose tumoral alfa, hormônios sexuais, interleucina-6 e leptina, que atuam no metabolismo e em diversos sistemas. Vimos, no Capítulo 5, que a leptina é responsável pelo controle da ingestão alimentar, e discutimos esse mecanismo. A ação da leptina no hipotálamo promove a redução da ingestão alimentar e o aumento do gasto energético, além de regular a função neuroendócrina e o metabolismo da glicose e de gorduras (Romero; Zanesco, 2006).

6.2 Sistema reprodutor feminino e lactação

O sistema reprodutor feminino está localizado no abdômen inferior, entre a bexiga e o reto. Produz hormônios sexuais e gametas funcionais, recebe o gameta masculino (o espermatozoide), protege e dá suporte ao embrião em desenvolvimento e nutre o recém-nascido.

Esse sistema é composto de ovários (ou gônadas femininas), tubas uterinas, útero, vagina e genitália externa, ilustrados na Figura 6.7. As glândulas mamárias e as glândulas menores, que secretam os seus produtos no sistema genital feminino, são chamadas de *órgãos acessórios*.

Figura 6.7 – Estruturas do sistema genital feminino, vista lateral (A) e frontal (B)

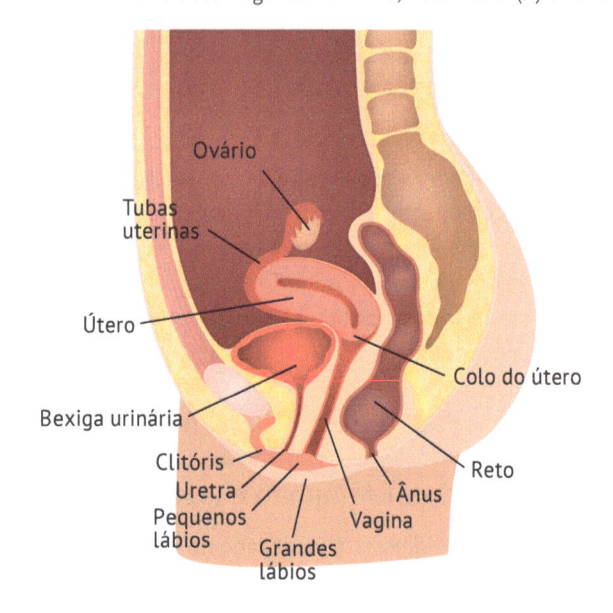

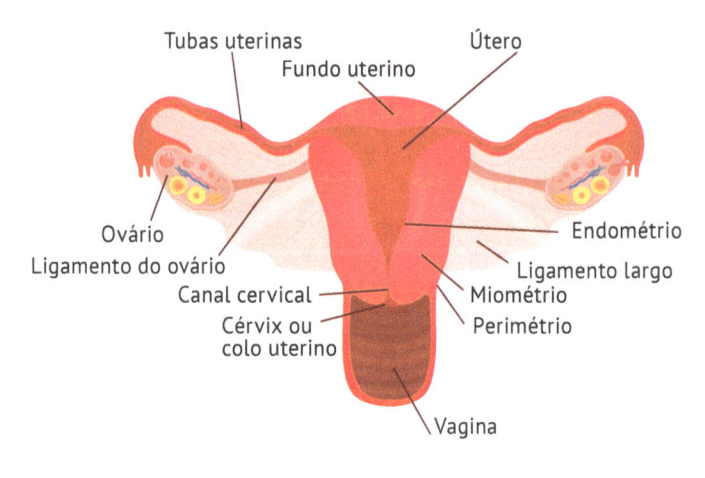

Sistema endócrino, lactação e sistema reprodutor

No Quadro 6.2, a seguir, veja detalhes sobre a anatomia e as funções de cada estrutura feminina:

Quadro 6.2 – Funções das estruturas do sistema genital feminino

Estruturas	Anatomia e funções
Ovários (gônadas femininas)	São órgãos pequenos (5 cm de comprimento, 2,5 cm de largura e 8 mm de espessura), rugosos e ovalados, localizados próximos às paredes laterais da cavidade pélvica. Pesam cerca de 6-8 g. São estabilizados em suas posições por pregas peritoneais espessas, os ligamentos. Produzem ovócitos (gametas femininos imaturos que originarão o óvulo), hormônios femininos, incluindo estrogênio e progesterona, e secretam inibina, envolvida no controle de *feedback* da produção hipofisária do hormônio folículo estimulante (FSH). Influenciam no desenvolvimento dos caracteres sexuais femininos.
Tubas uterinas	São tubos alongados que vão da cavidade abdominal ao útero. Medem cerca de 13 cm de comprimento. Cada tuba uterina se inicia no infundíbulo, estrutura similar a um funil ampliado, que se abre na superfície medial do ovário. O infundíbulo possui fímbrias, capazes de captar os óvulos e os direcionar às tubas uterinas. A outra extremidade da tuba uterina desemboca na cavidade uterina. É nas tubas uterinas que o ovócito transita em direção ao útero, e é onde ocorre a fertilização.
Útero	Situa-se inferiormente ao ovário, comumente inclinado para a frente, sobre a bexiga urinária. É um órgão muscular oco, medindo 7,5 cm de comprimento, com 5 cm de diâmetro, aproximadamente. Pesa de 30 g a 40 g. Tem formato de uma pera invertida. Está dividido em: fundo (parte arredondada do órgão), corpo istmo (maior parte) e cérvix (colo do útero, projeta-se na vagina). É composto de endométrio, camada mais interna, que sofre modificações no ciclo menstrual; miométrio, camada média, de fibras musculares lisas, envolvidas no trabalho de parto, e perimétrio, camada externa, representada pelo peritônio. É o local de desenvolvimento embrionário e fetal, onde ocorrem as relações entre as correntes sanguíneas materna e embrionária/fetal.

(continua)

(Quadro 6.2 – conclusão)

Estruturas	Anatomia e funções
Vagina	É um tubo muscular elástico que liga a cavidade uterina com o meio externo. Mede de 7,5 cm a 9 cm, com diâmetro variável. O canal vaginal, parte interna da vagina, é revestido por epitélio estratificado pavimentoso não queratinizado. Nas proximidades do vestíbulo da vagina (região externa da vulva), internamente conectadas a ela, encontram-se as glândulas vestibulares maiores e menores, que, durante o coito, são comprimidas e secretam muco lubrificante no canal vaginal. Durante a infância, a vagina e o vestíbulo são separados pelo hímen, prega epitelial que bloqueia parcialmente a entrada para a vagina. Local de deposição do esperma, a vagina age como passagem de nascimento durante o parto e como canal dos fluidos durante a menstruação.
Vulva	Área externa da genitália feminina, também chamada de *pudendo*.
Lábios maiores (ou grandes lábios)	São formados por tecido adiposo e conjuntivo, cobertas por pele e pelos. Estendem-se do púbis até o períneo. Circundam os lábios menores e as estruturas adjacentes, protegendo-as. Contêm glândulas sebáceas e sudoríparas.
Lábios menores (ou pequenos lábios)	Os lábios menores são constituídos de mucosa que se localizam no interior dos lábios maiores. São enervados e vascularizados. Delimitam a região do vestíbulo, onde se situam as aberturas da vagina e da uretra. Não possuem pelos. Na parte superior, formam o prepúcio do clitóris. Protegem outras estruturas reprodutivas externas e contêm glândulas que lubrificam a entrada da vagina.
Clitóris	Projeta-se para dentro do vestíbulo. Essa projeção pequena e arredondada contém tecido erétil e produz sensações de prazer durante o ato sexual.
Glândulas mamárias	Produzem leite para alimentação do recém-nascido.

Fonte: Elaborado com base em Santos, 2014; Martini et al., 2014.

A protuberância do monte púbico é formada por tecido adiposo sob a pele, recoberta de pelos que surgem na adolescência, e superficial à sínfise púbica. Tem a função de proteger o osso púbico (Figura 6.8). A área externa da genitália feminina chama-se *vulva* ou *pudendo*. A vagina se abre para o vestíbulo, um espaço central, delimitado por pequenas pregas, chamadas de *lábios menores*. Várias glândulas vestibulares menores liberam as suas secreções na superfície exposta do vestíbulo, umidificando-o. Durante a excitação sexual, as secreções de lubrificação são produzidas pelas glândulas vestibulares maiores.

O meato uretral é o orifício por onde sai a urina. O introito vaginal situa-se na parte inferior do vestíbulo e é parcialmente coberto pelo hímen. O períneo inicia-se na parte inferior da vulva e estende-se até o ânus (Figura 6.8).

Figura 6.8 – Estruturas anatômicas externas do sistema reprodutor feminino

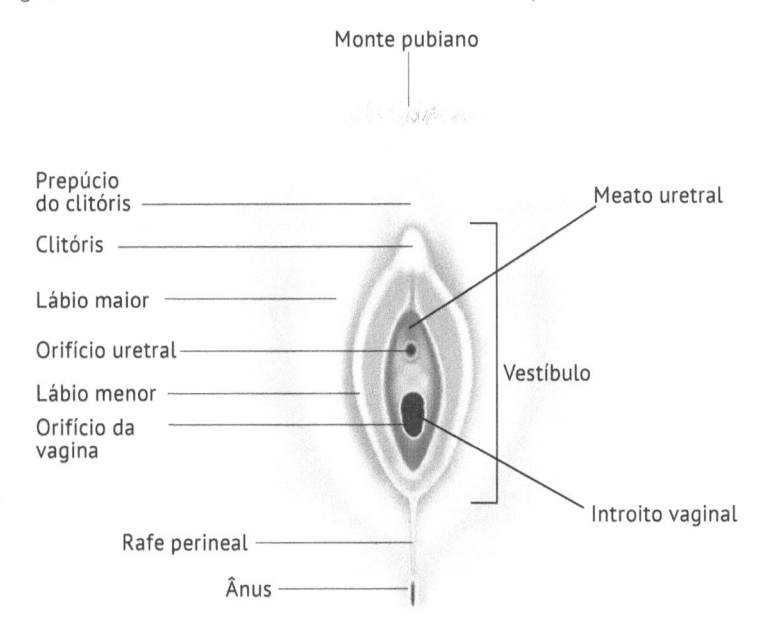

A ovogênese, produção do óvulo, inicia-se antes do nascimento da mulher, acelera-se na puberdade e é finalizada na menopausa. Ao nascimento, os ovários possuem cerca de dois milhões de folículos primordiais, cada um contendo um ovócito primário. Na puberdade, esse número cai para 400.000. O processo reprodutivo da mulher inicia-se na puberdade, a partir da menarca (primeira menstruação).

A ovulação – liberação de um ovócito maduro (Ovócito II) pelo ovário – ocorre quando o endométrio, revestimento do útero, está preparado para a implantação de um embrião, caso a gravidez ocorra.

6.2.1 Ciclo ovariano

O ciclo menstrual, também conhecido como *ciclo reprodutivo* na mulher, é medido em dias. Regularmente, o ciclo dura 28 dias, podendo variar entre 21 e 35 dias. Esse é o tempo necessário tanto para o desenvolvimento dos folículos e do corpo lúteo, após a menstruação, quanto para a resposta de *feedback*, no hipotálamo, dos hormônios secretados.

Um óvulo maduro (ovócito II) é liberado pelo ovário a cada ciclo mensal, e o endométrio uterino é preparado para implantar o óvulo fertilizado. Para tanto, os hormônios femininos devem interatuar. Veja as concentrações plasmáticas dos hormônios mais importantes desse sistema na Figura 6.9.

Figura 6.9 – Ciclo menstrual

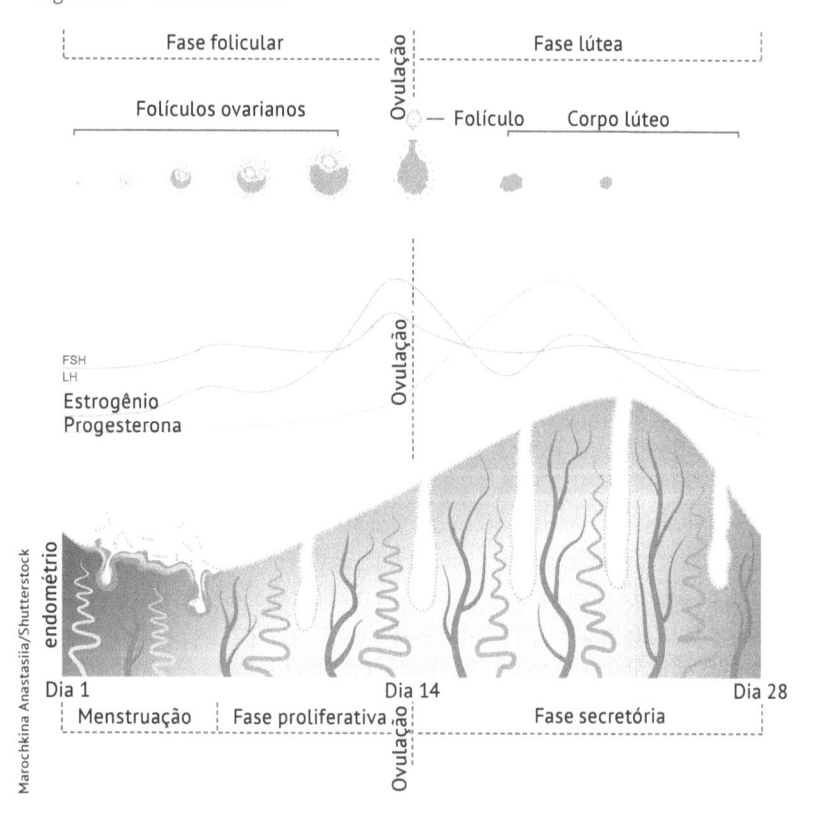

Na **fase folicular**, que compreende o período do primeiro ao décimo quarto dia do ciclo, os hormônios estrogênio e progesterona se encontram em baixos níveis no sangue (Figura 6.9), e por isso o hipotálamo secreta o hormônio liberador de gonadotrofina (GnRH). Esse hormônio estimula a secreção de FSH e de hormônio luteinizante (LH) pela hipófise; o FSH estimula o crescimento de 12 a 14 folículos ovarianos primários nos ovários.

Os folículos, que ficam envoltos por células granulosas, expandem-se e enchem-se de fluidos, ricos em estrogênio, sendo denominados *folículos antrais*. No sangue, as concentrações de estrogênio aumentam progressivamente. Os folículos continuam a crescer, estimulados pelo FSH, pelo LH e pelo estrogênio, tornando-se folículos vesiculares.

Após uma semana de crescimento, um folículo se expande mais do que os outros, que acabam por se degenerar. O folículo dominante, estimulado pelo FSH e pelo estrogênio, continua a se desenvolver. Enquanto isso, a rápida elevação nos níveis de estrogênio (Figura 6.9) encaminha um sinal inibitório ao hipotálamo, que diminui a secreção de GnRH e, por conseguinte, inibe a secreção de FSH e de LH pela hipófise. A redução de FSH evita o desenvolvimento de novos folículos. O estrógeno também atua no endométrio, aumentando a sua espessura durante os primeiros 14 dias do ciclo.

Em um ciclo sexual feminino normal de 28 dias, a **ovulação** ocorre 14 dias após o início da menstruação. Aproximadamente dois dias antes da ovulação ocorre um pico de secreção de LH (Figura 6.9), necessário para a maturação do folículo e para a ovulação. Associado ao pico de LH, há um aumento da secreção de progesterona, pelos folículos. Logo após, ocorre o rompimento do folículo, que se torna o ovócito II, na superfície do ovário. Este é liberado na cavidade abdominal, onde se dirige à tuba uterina, para ser fecundado. O processo de ovulação faz parte da fase folicular.

A **fase lútea** ocorre após a ovulação. A alta concentração de LH, antes da ovulação, transforma a estrutura do folículo que permaneceu na superfície do ovário em corpo lúteo. O corpo lúteo secreta progesterona e estrogênio, os quais atuam inibindo o eixo hipotálamo-hipófise, resultando, assim, na redução da secreção de FSH e de LH (Figura 6.9). A progesterona prepara o útero para a gravidez, estimulando ainda mais a maturação do revestimento uterino, que começou no início do ciclo. Contudo, se a fertilização não ocorrer após 12 dias, os níveis de LH diminuem, ocorre a degeneração do corpo lúteo, tornando-se corpo albicans, e cessa a secreção de progesterona e de estrogênio. Em até dois dias, então, a menstruação (descamação da camada do endométrio) se inicia e os níveis de progesterona e de estrogênio caem drasticamente. Ao mesmo tempo, a liberação de FSH e de LH, pela hipófise, é retomada, devido à ausência de inibição do eixo hipotálamo-hipófise pelo estrogênio e pela progesterona. Essa ação, por sua vez, resultará em um novo ciclo ovariano.

Para saber mais
Sobre ciclo menstrual e ovulação, assista ao vídeo:
CICLO menstrual (menstruação) e ovulação. Sistema reprodutor feminino. Videoaula 050. 24 fev. 2014. 13 min. Disponível em: <https://www.youtube.com/watch?v=ts0AXpnpGMo>. Acesso em: 4 fev. 2022.

6.2.2 Fecundação

A fecundação ocorre dentro de uma das tubas uterinas e consiste na união entre o espermatozoide e o óvulo. A gestação inicia-se com a implantação do ovo fecundado dentro do útero, processo denominado *nidação*. Nesse momento, o corpo lúteo auxilia o óvulo, produzindo progesterona, que atuará no engrossamento do revestimento uterino, protegendo o óvulo, e formará a placenta, posteriormente.

Para saber mais
Sobre a fecundação, assista ao vídeo:
EMBRIOLOGIA: fecundação, nidação e formação do embrião – sistema reprodutor feminino. Videoaula 052. 10 mar. 2014. 16 min. Disponível em: <https://www.youtube.com/watch?v=Kr4zY-aMMiw>. Acesso em: 4 fev. 2022.

6.2.3 Mamas

A base cônica das mamas se localiza no tórax, entre a segunda e a sexta costela, sobre o músculo peitoral maior. Lateralmente, estende-se da borda lateral do osso esterno até a linha axilar média (Marieb; Wilhelm; Mallatt, 2014; Moore; Dalley; Agur, 2014). As mamas são separadas entre si pelo sulco intermamário (Larosa, 2018). Cada mama possui uma glândula mamária, situada no tecido subcutâneo, formada por tecido glandular: trata-se de um tecido fibroso de sustentação, integrado ao tecido adiposo, associado a vasos sanguíneos, linfáticos e nervos (Moore; Dalley; Agur, 2014). A gordura ao redor do tecido glandular determina o tamanho das mamas em não lactantes, mas o tamanho da mama não influencia a sua capacidade funcional (Truchet; Honvo-Houéto, 2017). Tanto homens quanto mulheres possuem mamas, embora elas só sejam bem desenvolvidas nas mulheres.

As glândulas mamárias se localizam na tela subcutânea, sobre os músculos peitorais maior e menor, e partes do serrátil anterior e oblíquo externo (Figura 6.10). O mamilo (ou papila mamária) se encontra na parte mais proeminente da mama, envolvido por uma área cutânea circular pigmentada, a aréola ("pequena área aberta"). A aréola possui glândulas sebáceas abaixo de sua superfície, o que lhe confere textura granulosa. Durante a lactação, as glândulas sebáceas produzem uma secreção oleosa e antisséptica, que atua como lubrificante e protetora para a aréola e para a papila mamária. A aréola também possui glândulas sudoríparas e areolares acessórias (conhecidas como *glândulas de Montgomery*) (Rolim; Martins, 2002; Dangelo; Fattini, 2011; Marieb; Wilhelm; Mallatt, 2014; Moore; Dalley; Agur, 2014; Larosa, 2018). As secreções possuem substâncias voláteis que estimulam o apetite do recém-nascido para o aleitamento materno.

As protuberâncias das glândulas areolares (glândulas sebáceas) que ficam visíveis na superfície da pele, no mamilo e na aréola são chamadas de *tubérculos de Montgomery* e se tornam mais pronunciadas durante a gravidez.

Figura 6.10 – Anatomia da glândula mamária

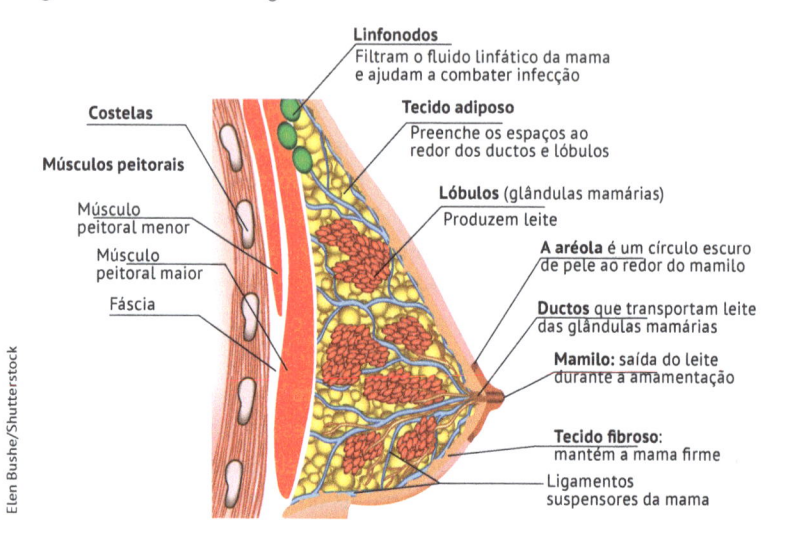

Linfonodos: Filtram o fluido linfático da mama e ajudam a combater infecção
Costelas
Músculos peitorais
Tecido adiposo: Preenche os espaços ao redor dos ductos e lóbulos
Músculo peitoral menor
Músculo peitoral maior
Fáscia
Lóbulos (glândulas mamárias): Produzem leite
A aréola é um círculo escuro de pele ao redor do mamilo
Ductos que transportam leite das glândulas mamárias
Mamilo: saída do leite durante a amamentação
Tecido fibroso: mantém a mama firme
Ligamentos suspensores da mama

Elen Bushe/Shutterstock

Internamente, a glândula mamária possui de 15 a 20 lobos. Cada lobo é uma glândula alveolar composta (ou glândulas mamárias), que se abre no mamilo. Os lobos são separados por grande quantidade de tecido adiposo e fibroso, que formam os ligamentos suspensores das mamas. Esses ligamentos vão dos músculos esqueléticos subjacentes até a derme sobrejacente e fornecem suporte para as mamas. Os lobos da mama possuem unidades menores, os lóbulos, compostos por alvéolos ou ácinos, agrupados como um cacho de uva. As paredes dos alvéolos apresentam epitélio cuboide simples de células secretoras de leite (Marieb; Wilhelm; Mallatt, 2014; Moore; Dalley; Agur, 2014; Truchet; Honvo-Houéto, 2017).

Saindo dos alvéolos, o leite passa por ductos cada vez maiores, até chegar aos ductos lactíferos ("que transportam leite"), situados profundamente no mamilo. De modo profundo à aréola, cada ducto lactífero possui uma região dilatada, chamada de *seio lactífero*, na qual o leite se acumula durante a amamentação (Figura 6.10) (Dangelo; Fattini, 2011; Marieb; Wilhelm; Mallatt, 2014; Moore; Dalley; Agur, 2014). As extremidades dos mamilos são fissuradas e os ductos lactíferos abrem-se nelas. Com a sucção do neonato, a compressão da aréola (e do seio lactífero abaixo dela) expele as gotículas que foram acumuladas e estimula o reflexo de ejeção do leite, mediado por hormônios (Moore; Dalley; Agur, 2014).

> **Importante!**
> Os ductos crescem e se ramificam ao longo da puberdade. Os lóbulos e os alvéolos das mamas são formados durante a gravidez. Em mulheres não grávidas, a estrutura glandular é pouco desenvolvida.

As artérias principais que vascularizam a mama são: artéria torácica lateral, ramos cutâneos da torácica interna e das intercostais posteriores, e outros ramos da artéria axilar. As veias da mama seguem o trajeto das artérias. Os vasos linfáticos que drenam as mamas se dirigem para os linfonodos paraesternais, para os nódulos ao longo das artérias torácicas internas e para os linfonodos axilares, na axila (Marieb; Wilhelm; Mallatt, 2014; Moore; Dalley; Agur, 2014). O complexo areolopapilar é rico em fibras nervosas, responsáveis por inervação sensitiva, ativadas pela sucção do neonato para a produção e liberação de leite.

> **Curiosidade**
> Na maioria das mulheres, as mamas aumentam ligeiramente durante o período menstrual em razão do aumento da liberação dos hormônios gonadotrópicos – hormônio foliculestimulante (FSH) e hormônio luteinizante (LH) – no tecido glandular.

6.2.4 Fisiologia da lactação

Vimos, anteriormente, que o hipotálamo regula a liberação dos hormônios da adenohipófise. Durante a lactação, a sucção do bebê no peito estimula as terminações nervosas do mamilo e da aréola, enviando impulsos para o hipotálamo e estimulando a hipófise anterior a secretar o hormônio prolactina; esse hormônio, por sua vez, estimula a hipófise posterior a liberar o hormônio ocitocina armazenado, que estimula o hipotálamo a inibir a liberação de dopamina, fator inibidor da prolactina. A queda nos níveis de dopamina estimula a liberação de prolactina, que promoverá a secreção láctea (Giugliani, 2004; Fox, 2007; Martini et al., 2014; Widmaier; Raff; Strang, 2017; Costanzo, 2018; Mourão Júnior; Abramov, 2021).

A prolactina estimula a produção de leite pelas células alveolares (Widmaier; Raff; Strang, 2017; Costanzo, 2018; Mourão Júnior; Abramov, 2021). Secundariamente, a prolactina, quando elevada, inibe a secreção do

GnRH, produzindo amenorreia e diminuindo, assim, a fertilidade durante a amamentação (Widmaier; Raff; Strang, 2017; Mourão Júnior; Abramov, 2021). A ocitocina estimula as células mioepiteliais da glândula mamária a se contraírem, permitindo a descida do leite pelos ductos lactíferos, processo conhecido como *apojadura*, que ocorre até o terceiro ou quarto dia após o parto (Figura 6.11). A ocitocina pode ser liberada por estímulos visuais, táteis, olfativos, auditivos e, até mesmo, pelo simples pensamento no bebê. Por outro lado, a secreção de ocitocina é inibida em caso de dor, estresse emocional e físico, fadiga e ansiedade (Rolim; Martins, 2002; Giugliani, 2004; Widmaier; Raff; Strang, 2017; Mourão Júnior; Abramov, 2021).

Figura 6.11 – Secreção hormonal para estímulo da produção lactífera

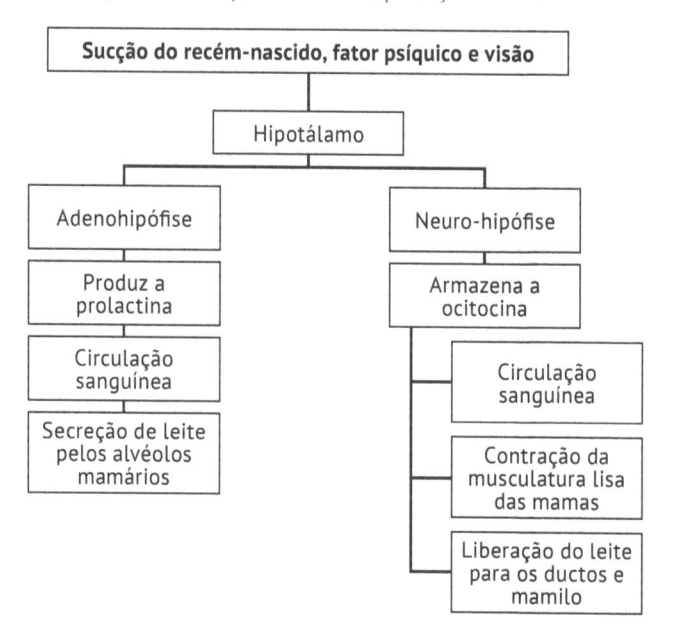

```
┌─────────────────────────────────────────────┐
│ Sucção do recém-nascido, fator psíquico e visão │
└─────────────────────────────────────────────┘
                      │
            ┌─────────────────┐
            │   Hipotálamo    │
            └─────────────────┘
              │             │
    ┌──────────────┐   ┌──────────────┐
    │ Adenohipófise│   │ Neuro-hipófise│
    └──────────────┘   └──────────────┘
    ┌──────────────┐   ┌──────────────┐
    │   Produz a   │   │  Armazena a  │
    │  prolactina  │   │   ocitocina  │
    └──────────────┘   └──────────────┘
    ┌──────────────┐   ┌──────────────┐
    │  Circulação  │   │  Circulação  │
    │   sanguínea  │   │   sanguínea  │
    └──────────────┘   └──────────────┘
    ┌──────────────┐   ┌──────────────┐
    │ Secreção de  │   │ Contração da │
    │ leite pelos  │   │ musculatura  │
    │   alvéolos   │   │   lisa das   │
    │   mamários   │   │    mamas     │
    └──────────────┘   └──────────────┘
                       ┌──────────────┐
                       │ Liberação do │
                       │ leite para os│
                       │  ductos e    │
                       │    mamilo    │
                       └──────────────┘
```

Caso o bebê não sugue o seio ou não consiga esvaziá-lo, haverá acúmulo de peptídeos lácteos supressores da produção de leite (*Feedback Inhibitor of Lactation* – FIL), que enviam sinalização para inibir a liberação de prolactina. A produção do leite, portanto, depende majoritariamente de dois fatores: sucção do bebê e esvaziamento das mamas (Rolim; Martins, 2002; Giugliani, 2004; Truchet; Honvo-Houéto, 2017).

Sistema endócrino, lactação e sistema reprodutor

Curiosidade
O mamilo apresenta sensibilidade aumentada no período periparto e, induzido pela sucção, ocasiona a liberação dos hormônios prolactina e ocitocina. Devido a esse fato é que se estimula o contato do recém-nascido com a mama ainda na sala de parto (contato pele a pele).

Importante!
A ocitocina apresenta diversas funções. Durante o parto, estimula as contrações uterinas, favorecendo o trabalho de parto. Durante a amamentação, promove a contração das fibras musculares do útero, contribuindo para a involução uterina e para a recuperação da mulher no puerpério. Na atividade sexual, aumenta a excitação sexual e o pico de orgasmo em ambos os sexos.

Para saber mais
Sobre a lactação, assista ao vídeo: FISIOLOGIA da amamentação [Endócrino 07]. 12 maio 2018. 7 min. Disponível em: <https://www.youtube.com/watch?v=4s7jr6lG6oQ>. Acesso em: 4 fev. 2022.

6.3 Sistema reprodutor masculino

O sistema reprodutor desempenha um papel crucial para a perpetuação da espécie humana e é constituído pelos órgãos descritos no Quadro 6.3.

Quadro 6.3 – Órgãos genitais masculinos

Estruturas anatômicas	Definição
Testículos	Par de glândulas genitais ovais, ligeiramente achatadas, com cerca de 3,5 cm de comprimento. São as gônadas masculinas. Alojam-se fora do organismo, no escroto, ou saco escrotal, e são divididos em dois lóbulos. De cada um dos lóbulos emergem túbulos seminíferos contorcidos que, ao se agrupar, formam o epidídimo, local em que o espermatozoide é armazenado e sofre a sua maturação. São responsáveis pela produção de espermatozoides (células que levam informação genética e que se unirão ao gameta feminino na fecundação) e secreção de testosterona, o hormônio sexual masculino.

(continua)

(Quadro 6.3 – conclusão)

Estruturas anatômicas	Definição
Epidídimo	Estruturas situadas contra a margem posterior de cada testículo, que podem ser sentidas na apalpação. O epidídimo conecta-se às vias condutoras dos espermatozoides. São canais por onde os espermatozoides cursam desde a produção até a eliminação pela ejaculação.
Canal deferente	Continuação do epidídimo; tem a função de conduzir o esperma até o ducto ejaculatório.
Vesículas (ou glândulas) seminais	Encontram-se em ambos os lados da linha média entre a parede posterior da bexiga urinária e o reto. São responsáveis pela produção do líquido que será liberado no ducto ejaculatório, o qual, juntamente com o líquido prostático (produzido pela próstata) e os espermatozoides, formarão o sêmen.
Próstata	Pequeno órgão muscular arredondado, com cerca de 4 cm de diâmetro. Circunda a porção proximal da uretra e o colo da bexiga urinária. Localizada abaixo da bexiga, é responsável por secretar substâncias alcalinas, que neutralizam a acidez da urina e ativam os espermatozoides, auxiliando-os na condução para o meio externo.
Glândulas bulbouretrais (Glândulas de Cowper)	O par de glândulas está situado na base do pênis, coberto pela fáscia do diafragma urogenital. O ducto de cada glândula se abre na uretra esponjosa. Secretam muco alcalino espesso, que auxilia na neutralização de ácidos urinários da uretra e lubrifica a glande do pênis.
Uretra	Formada pelas porções prostática, membranosa e esponjosa. É um canal para a micção e a ejaculação.
Pênis	Órgão tubular por onde passa a porção distal da uretra; conduz a urina para fora do corpo e introduz o sêmen na vagina da mulher durante o ato sexual. É formado por raiz, corpo (cavernoso e esponjoso) e glande. A raiz é a porção fixa que conecta o pênis à parede corporal. Os corpos cavernosos, na raiz do pênis, estão fixados nos ossos da pelve, ísquios e púbis, enquanto o corpo esponjoso passa entre os corpos cavernosos, iniciando em um bulbo e terminando na glande do pênis, onde há o orifício de saída da uretra (o seu óstio externo). A glande é a extremidade distal expandida, que circunda o óstio externo da uretra. É recoberta por dupla camada de pele, denominada *prepúcio*, que apresenta uma prega mediana, o frênulo do prepúcio. Permite a copulação (entrada do material genético seminal) nas vias reprodutoras femininas. Flácido, torna-se rígido quando os seus tecidos lacunares ficam cheios de sangue, mecanismo denominado *ereção* e necessário ao ato sexual.

Fonte: Elaborado com base em Santos, 2014; Martini et al., 2014.

As imagens a seguir (Figura 6.12) ilustram as estruturas anatômicas citadas no Quadro 6.3.

Figura 6.12 – Órgãos genitais masculinos

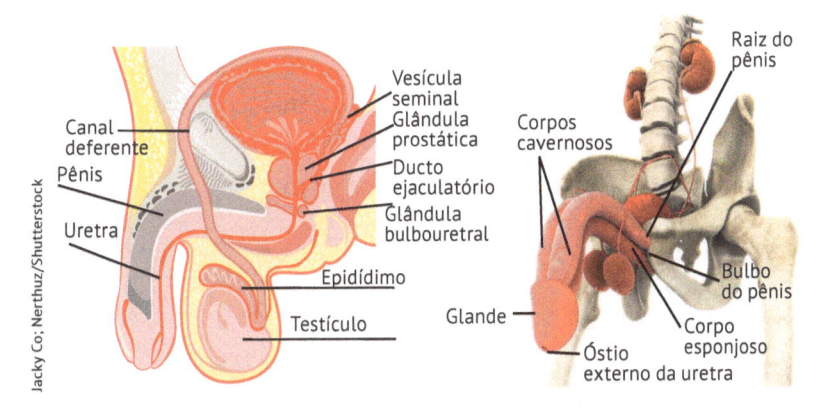

As três funções reprodutivas do homem são: espermatogênese, formação de espermatozoides; desempenho durante o ato sexual; e regulação hormonal das funções reprodutivas sobre os órgãos sexuais, o metabolismo celular, o crescimento, entre outras funções corporais.

6.3.1 Formação de espermatozoides

A formação dos espermatozoides inicia-se na puberdade e ocorre nas paredes dos tubos seminíferos, nos testículos. Inicialmente, ocorre a multiplicação (mitoses) das espermatogônias, seu crescimento e duplicação cromossômica, o que as transforma em espermatócitos primários ou espermatócitos I. Estes sofrerão meiose e darão origem a duas células haploides: os espermatócitos secundários, ou espermatócitos II. Estas, novamente, sofrerão mitose e formarão quatro células haploides, as espermátides, em um processo estimulado pela testosterona e pelo FSH.

A espermiogênese é o processo de transformação das espermátides em espermatozoides, que exige estrogênio e FSH. As espermátides perdem o citoplasma e iniciam o desenvolvimento a partir do centríolo, um flagelo.

Após a formação dos espermatozoides, estes são encaminhados para o lúmen do túbulo, em um processo estimulado pelo hormônio luteinizante (LH).

São necessários cerca de 64 dias entre a primeira divisão da espermatogônia e a expulsão dos espermatozoides. Aqueles recém-formados necessitam de um processo de maturação, que ocorre no epidídimo, ao longo de 12 dias, e que exige testosterona e estrogênio. Então maduros, os espermatozoides são armazenados no vaso deferente.

Para saber mais
Sobre a anatomia e a fisiologia do sistema reprodutor, assista ao vídeo:
SISTEMA reprodutor masculino. Aparelho reprodutor. Anatomia humana. Videoaula 058. 14 abr. 2014. 22 min. Disponível em: <https://www.youtube.com/watch?v=g8jgtqacj8e>. Acesso em: 4 fev. 2022.
Sobre a espermatogênese, assista ao vídeo:
ESPERMATOGÊNESE: a formação dos espermatozoides − Sistema reprodutor masculino. Videoaula 059. 17 abr. 2014. 18 min. Disponível em: <https://www.youtube.com/watch?v=7MbSpt7Z80Y>. Acesso em: 4 fev. 2022.

6.3.2 Ato sexual masculino

O ato sexual masculino é um processo que culmina na deposição de milhões de espermatozoides no cérvix da parceira sexual. Os espermatozoides estão contidos no sêmen, uma mistura de fluidos produzidos pelos órgãos reprodutivos masculinos. O ato sexual ocorre em três estágios. Veja os passos na Figura 6.13.

Figura 6.13 – Estágios do atual sexual

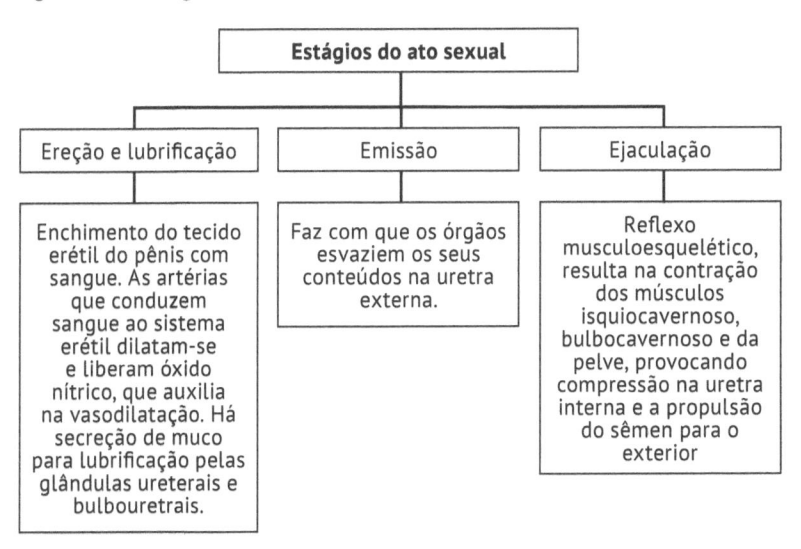

Estágios do ato sexual		
Ereção e lubrificação	Emissão	Ejaculação
Enchimento do tecido erétil do pênis com sangue. As artérias que conduzem sangue ao sistema erétil dilatam-se e liberam óxido nítrico, que auxilia na vasodilatação. Há secreção de muco para lubrificação pelas glândulas ureterais e bulbouretrais.	Faz com que os órgãos esvaziem os seus conteúdos na uretra externa.	Reflexo musculoesquelético, resulta na contração dos músculos isquiocavernoso, bulbocavernoso e da pelve, provocando compressão na uretra interna e a propulsão do sêmen para o exterior

Fonte: Elaborado com base em Hall; Guyton, 2012.

6.3.3 Ações da testosterona no ciclo masculino

A testosterona, hormônio esteroide anabólico, é o principal androgênio secretado pelas células de Leydig nos testículos (Costanzo, 2018; Andrade, 2019; Mourão Júnior; Abramov, 2021). É formada a partir do colesterol e transportada na corrente sanguínea pela albumina ou ligada à globulina de ligação dos hormônios sexuais – SHBG (Hall; Guyton, 2012; Curi; Procopio, 2017; Mourão Júnior; Abramov, 2021).

A testosterona é metabolizada em di-hidrotestosterona (androgênio biologicamente ativo) nos tecidos-alvo, pela ação da enzima 5α-cetorredutase, e em estrogênio, pela aromatase, no tecido adiposo (Hall; Guyton, 2012; Costanzo, 2018).

A testosterona tem diversas funções e atua desde a fase embrionária até a fase adulta do homem. Nas fases de embrião e de feto, a testosterona é responsável pelo desenvolvimento dos testículos e dos órgãos genitais masculinos. No período pré-natal, é a testosterona que determina a masculinização (virilização) do feto e do cérebro fetal (Mourão Júnior; Abramov, 2021).

Na adolescência, a testosterona estimula o estirão de crescimento e o crescimento do pênis, dos testículos, do epidídimo, das vesículas seminais e da próstata; propicia a maturação óssea, promovendo o fechamento das epífises e a interrupção do crescimento dos ossos longos após a puberdade; aumenta a oleosidade da pele e o engrossamento da laringe (tornando a voz mais grave); e tem efeitos sobre a distribuição de cabelos, pelos e barba (Hall; Guyton, 2012; Mourão Júnior; Abramov, 2021).

No homem adulto, a testosterona controla todas as funções sexuais (libido, potência sexual, fertilidade), atuando também como agente facilitador para que o FSH estimule a espermatogênese. Além disso, a testosterona preserva a aparência masculina que se desenvolveu na puberdade (Widmaier; Raff; Strang, 2017).

Esse hormônio também tem influência sobre o humor e sobre a sensação de bem-estar; atua na saúde óssea, estimulando o crescimento e a proliferação das células ósseas, o que resulta no aumento da densidade óssea; atua no fígado, estimulando a síntese de fatores de coagulação; e aumenta os níveis de hematócrito e de hemoglobina, pois a testosterona estimula a produção de eritropoietina. Ainda, a testosterona estimula a síntese proteica em muitos tecidos; aumenta a massa corporal magra; atua na homeostase da glicose; e, por fim, tem papel na oxidação de gordura e no gasto de energia, inibindo a adipogênese (Gebara et al., 2002; Kelly; Jones, 2013; Hall; Guyton, 2012; Curi; Procopio 2017; Mourão Júnior; Abramov, 2021).

Curiosidade

Os esteroides anabolizantes (agentes sintéticos semelhantes à testosterona) são utilizados por atletas com o objetivo de aumentar a força e a massa muscular. Tais substâncias, entretanto, apresentam efeitos colaterais. No homem, pode causar calvície, hipercolesterolemia, hipertrofia da próstata, atrofia dos testículos, infertilidade, aumento de agressividade, o que pode levar à psicose, retenção de sódio (pois a testosterona em excesso pode ocupar receptores da aldosterona), além de possível insuficiência cardíaca, lesão hepática e câncer hepático, pois os esteroides são biotransformados no fígado. Nas mulheres, ocorre virilização (barba, pelos, engrossamento de voz, acne, calvície), atrofia das mamas e hipertrofia do clitóris (Curi; Procopio, 2017; Mourão Júnior; Abramov, 2021).

Síntese

Vimos, neste capítulo, as glândulas endócrinas e seus hormônios secretados, bem como suas ações. O Quadro 6.4 sintetiza essas informações.

Quadro 6.4 – Síntese de glândulas endócrinas, hormônios e seus efeitos

Glândula endócrina	Hormônios	Órgãos-alvo	Efeitos
Tecido adiposo	Leptina	Hipotálamo	Suprime o apetite
Córtex suprarrenal	Glicocorticoides Aldosterona	Fígado e músculos Rins	Glicocorticoides influenciam o metabolismo da glicose Aldosterona promove retenção de Na^+ e excreção de K^+
Medula suprarrenal	Adrenalina	Coração, bronquíolos e vasos sanguíneos	Causa estimulação adrenérgica
Hipotálamo	Hormônios liberadores e inibidores	Hipófise anterior	Regula a secreção dos hormônios da hipófise anterior
Fígado	Somatomedinas	Cartilagem	Estimula o crescimento celular
Ovários	Estrogênio e progesterona	Sistema genital feminino e glândulas mamárias	Mantém a estrutura do sistema genital e promove as características sexuais secundárias
Paratireoides	Paratormônio	Ossos, intestino delgado e rins	Aumenta o cálcio sérico

(continua)

(Quadro 6.4 – conclusão)

Glândula endócrina	Hormônios	Órgãos-alvo	Efeitos
Pineal	Melatonina	Hipotálamo e hipófise anterior	Afeta a secreção de hormônios gonadotrópicos
Hipófise anterior	Hormônios tróficos	Glândulas endócrinas e outros órgãos	Estimula o crescimento e o desenvolvimento de órgãos-alvo. Estimula a secreção de outros hormônios
Hipófise posterior	Hormônio antidiurético Ocitocina	Rins e vasos sanguíneos Útero e glândulas mamárias	Hormônio antidiurético promove a retenção hídrica e a vasoconstrição. Ocitocina estimula a contração uterina e as unidades secretoras mamárias
Testículos	Testosterona	Próstata, glândulas seminais e outros órgãos	Estimula o desenvolvimento sexual secundário
Timo	Timopoietina	Linfonodos	Estimula a produção de leucócitos
Tireoide	Calcitonina Triiodotironina (T3) e tiroxina (T4)	A maioria dos órgãos	T3 e T4 promovem o crescimento e o desenvolvimento, e estimulam a taxa metabólica basal. Calcitonina participa da regulação dos níveis de cálcio sérico

Fonte: Elaborado com base em Fox, 2007; Barrett et al., 2014; Costanzo, 2018.

Este capítulo também abordou o sistema reprodutor feminino, o processo de lactação e o sistema reprodutor masculino, amplamente orquestrado pela regulação endócrina.

Sistema endócrino, lactação e sistema reprodutor

Questões para revisão

1. O hormônio luteinizante (LH) é produzido pela hipófise e atua no homem estimulando a produção de testosterona. Na mulher, qual é a ação desse hormônio?

2. (UFJF – 2005) Os hormônios sexuais são substâncias que, no sistema reprodutor feminino, promovem interações que regulam o ciclo menstrual. Analise a possibilidade de ocorrência das vias A, B e C, apresentadas no esquema a seguir, e faça o que se pede.

Figura A – Secreção de hormônios que regulam o ciclo menstrual

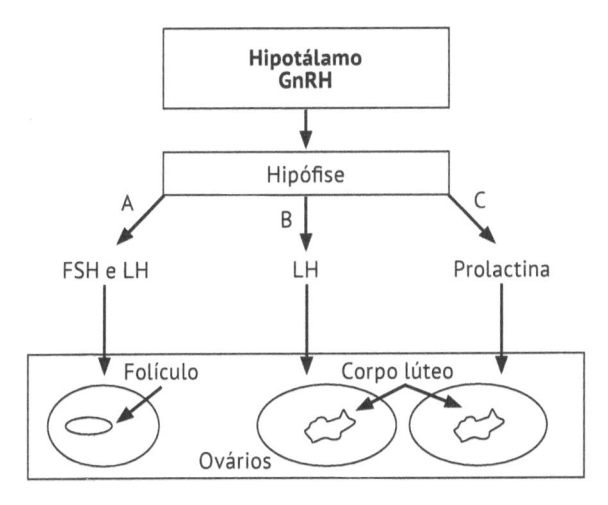

```
        Hipotálamo
          GnRH
             │
             ▼
          Hipófise
    A /      B  │      \ C
     ▼         ▼         ▼
  FSH e LH    LH      Prolactina
     │         │         │
     ▼         ▼         ▼
  Folículo   Corpo lúteo
           Ovários
```

Legenda:
GnRH – Hormônio liberador de gonadotrofinas.
LH – Hormônio luteinizante.
FSH – Hormônio folículo estimulante.

a. Qual das vias indica a fase pós-ovulatória? Justifique sua resposta.
b. O que acontecerá se a ovulação e a fecundação ocorrerem, mas o corpo lúteo não se desenvolver? Justifique sua resposta.
c. A produção de hormônios é controlada por mecanismos de retroalimentação negativa ("feedback" negativo). Explique como ocorre esse mecanismo, utilizando o esquema para exemplificá-lo.

3. (UFC) Os hormônios secretados pelas glândulas endócrinas estimulam diversas funções e atividades dos organismos, como, por exemplo, o crescimento e reações de susto e raiva nos vertebrados. Assinale a opção inteiramente correta quanto às glândulas secretoras e aos efeitos dos hormônios indicados.
   a. Ocitocina: é liberada na hipófise e acelera as contrações uterinas que levam ao parto.
   b. Somatotrofina: é liberada no pâncreas e promove o crescimento corporal.
   c. Insulina: é liberada na hipófise e diminui a concentração de glicose no sangue.
   d. Adrenalina: é liberada nas suprarrenais e diminui a pressão arterial.
   e. Estrógeno: é liberado nos testículos e determina o impulso sexual nos machos.

4. Considere as afirmativas a seguir:
   I. A hipófise anterior não é regulada pelo hipotálamo, pois os axônios não penetram nessa região.
   II. A síntese dos hormônios tiroxina e triiodotironina (T4 e T3, respectivamente) é estimulada pelo hormônio estimulador da tireoide (TSH), produzido pela hipófise, mas requer a presença de potássio para sua produção.
   III. Os hormônios antidiurético e ocitocina são produzidos pelo hipotálamo e armazenados na hipófise posterior até serem liberados.
   IV. O hormônio adrenocorticotrófico (ACTH) é produzido nas glândulas suprarrenais.
   V. A insulina é um hormônio secretado pelas células β das ilhotas de Langerhans do pâncreas.

   Agora, assinale a alternativa correta:
   a. As afirmativas I e II são verdadeiras.
   b. As afirmativas II e IV são verdadeiras.
   c. As afirmativas I e IV são verdadeiras.
   d. As afirmativas III e V são verdadeiras.
   e. As afirmativas I, III e V são verdadeiras.

5. (PUC) A produção do hormônio luteinizante estimula as células intersticiais ou de Leydig a liberar um hormônio que, por sua vez, é responsável pela manutenção dos caracteres sexuais. Assinale a opção que corresponde ao descrito no texto:
   a. A hipófise produz o hormônio luteinizante e estimula o testículo a produzir testosterona.
   b. O testículo produz hormônio luteinizante e estimula a hipófise a produzir o estrógeno.
   c. O hormônio luteinizante estimula o testículo a produzir o estrógeno, estimulando a hipófise.
   d. O hormônio luteinizante estimula o ovário a produzir a progesterona, estimulando a hipófise.
   e. O hipotálamo produz o hormônio luteinizante, estimulando a hipófise a produzir testosterona.

Questões para reflexão

1. Considere um indivíduo em hipoglicemia. Nessa situação, reflita sobre como o organismo age para tentar normalizar os níveis de glicose no sangue.
2. Os hormônios tireoidianos estão envolvidos em diversas funções no organismo, como o estímulo da síntese proteica, o aumento da taxa de respiração celular nos tecidos, o metabolismo basal e a taxa de consumo calórico do organismo em repouso. Nesse sentido, reflita sobre como ocorre a formação desses hormônios.
3. Durante a lactação, a sucção do bebê estimula a produção de leite. Reflita sobre a cadeia fisiológica e os hormônios envolvidos nesse processo.
4. A testosterona é um hormônio esteroide anabólico, sendo o principal hormônio androgênio secretado pelas células de Leydig nos testículos. Reflita sobre as ações da testosterona no sexo masculino.
5. O ciclo menstrual, também conhecido como *ciclo reprodutivo*, dura em torno de 28 dias na mulher. Reflita sobre as fases envolvidas nesse período e o que se destaca em cada uma delas.

Considerações finais

A anatomofisiologia do corpo humano é um tema que lida com conceitos e vastas nomenclaturas e sua existência remonta há centenas anos. Todo esse conhecimento é utilizado nas diversas áreas da saúde de forma inter-relacionada. O nutricionista e o fisioterapeuta, por exemplo, necessitam compreender aspectos de anatomia e da fisiologia humanas para pautar suas condutas profissionais, com o fito de melhorar o tratamento e a qualidade de vida de seus pacientes.

Os profissionais da saúde, portanto, precisam dedicar seu tempo ao estudo de aspectos mínimos do corpo humano, cujos pormenores intentamos abordar nesta obra. As horas dedicadas a esse saber certamente aprimorarão o preparo profissional a respeito das mais variadas morbidades que acometem os seres humanos, viabilizando, dessa forma, a integralização de suas práticas prognósticas e diagnósticas, seja qual for a área de formação profissional.

Logo, a continuidade desses estudos prevê a aplicação dos conteúdos assimilados às práticas profissionais, bem como a ampliação do conhecimento sobre patologias humanas. Nesse sentido, outras obras podem e devem ampliar sua visão acerca do conhecimento estrutural e do funcional do organismo humano.

Esperamos, assim, ter contribuído com parte de seu processo de aprendizagem, e torcemos para que você seja um agente de transformação no mundo, efetivando ações que farão diferença na vida de toda a sociedade.

Sucesso!

Lista de siglas

ACTH – Hormônio adrenocorticotrófico ou corticotropina
ADH – Hormônio antidiurético
ADP – Difosfato de adenosina
AGCC – Ácidos graxos de cadeia curta
AgRP – Peptídeo relacionado ao agouti (*Agouti-Related Protein*)
ATP – Trifosfato de adenosina
AVE – Acidente vascular encefálico
Cart – Transcrito regulado pela cocaína e anfetamina (*Cocaine and Amphetamine-Regulated Transcript*)
CCK – Colecistocinina
CI – Capacidade inspiratória
CRF – Capacidade residual funcional
CRH – Hormônio liberador de corticotrofina
CPT – Capacidade pulmonar total
CV – Capacidade vital
DC – Débito cardíaco
DHEA – Desidroepiandrosterona
DIT – Di-iodotirosina
ECA – Enzima conversora de angiotensina
EEI – Esfíncter esofágico inferior
EES – Esfíncter esofágico superior
EPO – Eritropoetina
FAV – Fascículo atrioventricular
FC – Frequência cardíaca
FSH – Hormônio folículo estimulante ou foliculotropina
GH – Hormônio do crescimento ou somatotropina
GHIH – Hormônio inibidor de hormônio do crescimento ou somatostatina
GHRH – Hormônio liberador de hormônio do crescimento (*Growth Hormone Releasing Hormone*)
GnRH – Hormônio liberador de gonadotrofinas (*Gonadotropin-Releasing Hormone*)
HPA – Eixo hipotálamo-hipófise-adrenal
IFNs – Interferons
Ig – Imunoglobulinas
IgA – Imunoglobulina A
IGF – Insulina (*Insulin-Like Growth Factor*)

LCR – Líquor ou líquido cefalorraquidiano
LH – Hormônio luteinizante ou luteotropina
LT – Leucotrienos
Malt – Tecido linfoide associado à mucosa (*Mucosa-Associated Lymphoid Tissue*)
MHC I – Moléculas do MHC de classe I
MHC II – Moléculas do MHC de classe II
MIT – Monoiodotirosina
MMII ou MI – Membros inferiores ou membro inferior
MMSS ou MS – Membros superiores ou membro superior
NAV – Nó atrioventricular
NK – Células *Natural Killer*
NPC1-L1 – Proteína Niemann-Pick C1-Like 1
NPY – Neuropeptídeo Y
NSA – Nó sinoatrial
NSQ – Atividade do núcleo supraquiasmático
ON – Óxido nítrico
PA – Pressão arterial
PAM – Proteínas antimicrobianas
PG – Prostaglandinas
PIH – hormônio inibidor de prolactina
PMN – Leucócitos polimorfonucleares (*Polymorphonuclear Leukocyte*)
PNA – Peptídeo natriurético atrial
PRH – Hormônio liberador de prolactina
PRL – Prolactina
PTH – Paratormônio
SHBG – Globulina de ligação dos hormônios sexuais (*Sex Hormone-Binding Globulin*)
SNA – Sistema nervoso autônomo
SNC – Sistema nervoso central
SNE – Sistema nervoso entérico
SNP – Sistema nervoso periférico
T3 – Triiodotironina
T4 – Tiroxina
TCC – Triglicerídeos de cadeia curta
TCM – Triglicerídeos de cadeia média

TGI – Trato gastrointestinal
TNF – Fator de necrose tumoral
TPO – Trombopoetina
TRH – Hormônio liberador de tireotrofina
TSH – Hormônio estimulador da tireoide ou tireoestimulante (*Thyroid-Stimulating Hormone*)
UVB – Radiação ultravioleta B
VC – Volume corrente
VDR – *Vitamin D Receptor*
VP – Vasopressina
VR – Volume residual
VRE – Volume de reserva expiratória
VRI – Volume de reserva inspiratória
VS – Volume sistólico

Glossário

Absorção – movimento das moléculas orgânicas, eletrólitos, vitaminas e água através do epitélio digestório e para dentro do fluido intersticial do sistema digestório.

Adenohipófise – lobo anterior da hipófise.

Anabolismo – fase do metabolismo que objetiva construção de moléculas complexas a partir de moléculas simples.

Atividade osteoblástica – atividade de formação óssea.

Bolo alimentar – alimento misturado com saliva.

Calcemia – nível de cálcio no sangue.

Citocinas – pequenas glicoproteínas tipicamente produzidas por células como as da medula óssea vermelha, leucócitos, macrófagos, fibroblastos e células endoteliais. Em geral, atuam como hormônios locais.

Digestão – decomposição química e enzimática do alimento em pequenas moléculas orgânicas para que possam ser absorvidas pelo epitélio digestório.

Epífise – parte das extremidades dos ossos longos responsável pela articulação com as estruturas ósseas adjacentes.

Glicocorticoides – hormônios esteroides com capacidade para se ligar ao receptor de cortisol.

Hormônios gonadotróficos – hormônios gonadais, isto é, atuam sobre as gônadas femininas (ovários) e masculinas (testículos).

Hormônios tireoidianos – nome dado ao conjunto de hormônios: triiodotironina (T3) e tiroxina (T4).

Metabolização – transformação de uma substância em outra mediante processos bioquímicos.

Neuro-hipófise – lobo posterior da hipófise; não produz nenhum hormônio, apenas armazena os secretados pelo hipotálamo. Os hormônios são transportados pelos axônios das células nervosas até esse local.

Óstio – pequeno orifício; estabelece a comunicação entre o interior e o exterior de algo.

Perfusão – fluxo sanguíneo.

Proteínas plasmáticas – proteínas encontradas no plasma sanguíneo.

Quimo – bolo alimentar misturado com suco gástrico.

Retroalimentação – também conhecida por *feedback*, é o retorno da informação ao processo.

Sinusoides – capilares que ocupam o espaço entre as placas de hepatócitos; suas paredes são revestidas de células endoteliais típicas e macrófagos, os quais, no fígado, recebem o nome de *células de Kupffer*.

Ventilação – fluxo de ar.

Referências

ABBAS, A. K.; LICHTMAN, A. H.; PILLAI, S. **Imunologia celular e molecular**. Tradução de Tatiana Ferreira Robaina et al. 9. ed. Rio de Janeiro: Elsevier, 2019.

ANDRADE, G. G. **Anatomofisiologia aplicada à estética**. Porto Alegre: SER; Sagah, 2017.

ANDRADE, S. L. F. **Anatomia humana**. Curitiba: InterSaberes, 2019.

BARRETO, J. E. F.; SILVA, L. P. e. Sistema límbico e as emoções: uma revisão anatômica. **Revista Neurociências**, v. 18, n. 3, p. 386-394, set. 2010. Disponível em: <https://doi.org/10.34024/rnc.2010.v18.8466>. Acesso em: 4 fev. 2022.

BARRETT, K. E. et al. **Fisiologia médica de Ganong**. Ademar Valadares Fonseca, Geraldo Serra e Luís Fernando Marques Dorvillé. 24. ed. Porto Alegre: AMGH, 2014.

BELON, L. et al. Effect of a Fever in Viral Infections: the 'Goldilocks' Phenomenon? **World Journal of Clinical Cases**, v. 9, n. 2, p. 296-307, jan. 2021.

BRASIL. Ministério da Saúde. Secretaria de Atenção à Saúde. Departamento de Atenção Especializada. **Cartilha para tratamento de emergência das queimaduras**. Brasília, 2012a. (Série F. Comunicação e Educação em Saúde). Disponível em: <https://bvsms.saude.gov.br/bvs/publicacoes/cartilha_tratamento_emergencia_queimaduras.pdf>. Acesso em: 4 fev. 2022.

BRASIL. Ministério da Saúde. Secretaria de Ciência, Tecnologia e Insumos Estratégicos. **Uso racional de medicamentos**: temas selecionados. Brasília, 2012b. Disponível em: <https://bvsms.saude.gov.br/bvs/publicacoes/uso_racional_medicamentos_temas_selecionados.pdf>. Acesso em: 4 fev. 2022.

CASTRO, H. C. et al. Plaquetas: ainda um alvo terapêutico. **Jornal Brasileiro de Patologia e Medicina Laboratorial**, v. 42, n. 5, p. 321-332, out. 2006. Disponível em: <https://doi.org/10.1590/S1676-24442006000500004>. Acesso em: 4 fev. 2022.

COSTANZO, L. S. **Fisiologia**. 6. ed. Rio de Janeiro: Elsevier, 2018.

CRUVINEL, W. de M. et al. Sistema imunitário: Parte I – Fundamentos da imunidade inata com ênfase nos mecanismos moleculares e celulares da resposta inflamatória. **Revista Brasileira de Reumatologia**, v. 50, n. 4, p. 434-461, 2010. Disponível em: <https://www.scielo.br/j/rbr/a/QdW9KFBP3XsLvCYRJ8Q7SRb/?format=pdf&lang=pt>. Acesso em: 4 fev. 2022.

CURI, R.; PROCOPIO, J. **Fisiologia básica**. 2. ed. Rio de Janeiro: Guanabara Koogan, 2017.

DANGELO, J. G.; FATTINI, C. A. **Anatomia humana básica**. 3. ed. São Paulo: Atheneu, 2011.

DANGELO, J. G.; FATTINI, C. A. **Anatomia humana**: sistêmica e segmentar. 2. ed. São Paulo: Atheneu, 2003.

DUFFELL, E. Curative Power of Fever. **The Lancet**, v. 358, n. 9.289, p. 1.276, Oct. 2001.

FASSHEBER, D. et al. **Disfunções dermatológicas aplicadas à estética**. Porto Alegre: Sagah, 2018.

FORTE, W. C. N. **Imunologia**: do básico ao aplicado. 3. ed. São Paulo: Atheneu, 2015.

FOX, S. I. **Fisiologia humana**. Tradução de Marcos Ikeda. 7. ed. Barueri: Manole, 2007.

GEBARA, O. C. E. et al. Efeitos cardiovasculares da testosterona. **Arquivos Brasileiros de Cardiologia**, v. 79, n. 6, p. 644-649, 2002. Disponível em: <https://doi.org/10.1590/S0066-782X2002001500013>. Acesso em: 4 fev. 2022.

GIUGLIANI, E. R. J. Problemas comuns na lactação e seu manejo. **Jornal de Pediatria**, v. 80, n. 5, p. s147-s154, 2004. Disponível em: <https://doi.org/10.1590/S0021-75572004000700006>. Acesso em: 4 fev. 2022.

GREIG, F. H.; KENNEDY, S.; SPICKETT, C. M. Physiological Effects of Oxidized Phospholipids and their Cellular Signaling Mechanisms in Inflammation. **Free Radical Biology & Medicine**, v. 52, n. 2, p. 266-280, Jan. 2012.

GUYTON, A. C.; HALL, J. E. **Tratado de fisiologia médica**. Tradução de Alcides Marinho Junior et al. 13. ed. Rio de Janeiro: Guanabara Koogan, 2017.

HALL, J. E. **Tratado de fisiologia médica**. Tradução de Alcides Marinho Junior et al. 12. ed. Rio de Janeiro: Elsevier, 2011.

HALL, J. E.; GUYTON, A. C. **Fundamentos de fisiologia**. Rio de Janeiro: Elsevier, 2012.

JUDAS, F. et al. **Estrutura e dinâmica do tecido ósseo**. Texto de apoio para os alunos do Mestrado Integrado em Medicina. Faculdade de Medicina da Universidade de Coimbra, Coimbra, 2012.

KELLY, D. M.; JONES, T. H. Testosterone: a Metabolic Hormone in Health and Disease. **Journal of Endocrinology**, v. 217, n. 3, p. R25-R45, Jun. 2013. Disponível em: <https://doi.org/10.1530/JOE-12-0455>. Acesso em: 4 fev. 2022.

KOSTOPOULOS, D.; RIZOPOULOS, K. **Pontos-gatilho miofasciais**: teoria, diagnóstico, tratamento. Rio de Janeiro: Guanabara Koogan, 2007.

LAROSA, P. R. R. **Anatomia humana**: texto e atlas. Rio de Janeiro: Guanabara Koogan, 2018.

MACHADO, A.; HAERTEL, L. M. **Neuroanatomia funcional**. São Paulo: Atheneu, 1993.

MAHAN, L. K.; RAYMOND, J. L. **Krause**: alimentos, nutrição e dietoterapia. Tradução de Verônica Mannarino e Andréa Favano. 14. ed. Tradução de Verônica Mannarino e Andréa Favano. Rio de Janeiro: Elsevier, 2018.

MARIEB, E. N.; WILHELM, P. B.; MALLATT, J. **Anatomia humana**. 7. ed. São Paulo: Pearson Education do Brasil, 2014.

MARRONE, A. C. H.; MARRONE, L. C. P. Revisão de aspectos fundamentais de neuroanatomia aplicada. In: NUNES, M. L.; MARRONE, A. C. H. (Org.). **Semiologia neurológica**. Porto Alegre: EDIPUCRS, 2002. p. 43-70.

MARTINI, F. H. et al. **Anatomia e fisiologia humana**: uma abordagem visual. Tradução de Luiz Cláudio Queiroz e Maria Silene de Oliveira. São Paulo: Pearson Education do Brasil, 2014.

MESQUITA JÚNIOR, D. et al. Sistema imunitário – Parte II – Fundamentos da resposta imunológica mediada por linfócitos T e B. **Revista Brasileira de Reumatologia**, v. 50, n. 5, p. 552-580, 2010. Disponível em: <https://www.scielo.br/j/rbr/a/kPW8JNvSRfRy7RkdZVjW3tw/?format=pdf&lang=pt>. Acesso em: 4 fev. 2022.

MEZZOMO, T. R. et al. Assessment of the Functional Activities of Casein Phosphopeptides on Circulating Blood Leukocytes. **International Journal of Peptide Research and Therapeutics**, v. 27, p. 1265-1280, 2021.

MEZZOMO, T. R.; NADAL, J. Efeito dos Nutrientes E Substâncias Alimentares Na Função Tireoidiana E No Hipotireoidismo. **Demetra – Alimentação, Nutrição & Saúde**, v. 11, n. 2, p. 427-443, 2016. Disponível em: <https://www.e-publicacoes.uerj.br/index.php/demetra/article/view/18304/17726>. Acesso em: 4 fev. 2022.

MOORE, K. L.; DALLEY, A. F.; AGUR, A. M. R. **Anatomia orientada para a clínica**. Tradução de Claudia Lucia Caetano de Araujo. 7. ed. Rio de Janeiro: Guanabara Koogan, 2014.

MOURÃO JÚNIOR, C. A.; ABRAMOV, D. M. **Fisiologia humana**. 2. ed. Rio de Janeiro: Guanabara Koogan, 2021.

MURPHY, K. **Imunobiologia de Janeway**. Tradução de Denise C. Machado, Gaby Renard e,Lucien Peroni Gualdi. 8. ed. Porto Alegre: Artmed, 2014.

OLIVEIRA, A. de A.; CAMPOS NETO, F. H. **Anatomia e fisiologia**: a incrível máquina do corpo humano. 2. ed. Fortaleza: EdUECE, 2015.

POLUHA, R. L.; GROSSMANN, E. Mediadores inflamatórios relacionados às disfunções temporomandibulares artrogênicas. **Brazilian Journal of Pain**, v. 1, n. 1, p. 60-65, jan./mar. 2018. Disponível em: <https://www.scielo.br/j/brjp/a/vXXM5ppWX9YWjZ6PtPPmNNM/?format=pdf&lang=pt>. Acesso em: 4 fev. 2022.

PUTZ, R.; PABST, R. (Ed.). **Sobotta**: atlas de anatomia humana. Tradução de Wilma Lins Werneck. 22. ed. Rio de Janeiro: Guanabara Koogan, 2002. v. 1 e 2.

RESUMED. **Farmacologia gástrica**. Disponível em: <https://xdocs.com.br/doc/resumed-farmaco-tgi-questoes-zo2355336m8m>. Acesso em: 15 ago. 2022.

RIELLA, M. C.; MARTINS, C. **Nutrição e o rim**. 2. ed. Rio de Janeiro: Guanabara Koogan, 2013.

ROLIM, L. M. de O.; MARTINS, A. L. Aleitamento materno. **Revista de Pediatria Soperj**, v. 3, n. 1, jun. 2002. Disponível em: <http://revistadepediatriasoperj.org.br/detalhe_artigo.asp?id=1>. Acesso em: 4 fev. 2022.

ROMERO, C. E. M.; ZANESCO, A. O papel dos hormônios leptina e grelina na gênese da obesidade. **Revista de Nutrição**, Campinas, v. 19, n. 1, p. 85-91, jan./fev. 2006. Disponível em: <https://www.scielo.br/j/rn/a/gW5Wght6RbsjFCyZQbmWCSj/?format=pdf&lang=pt>. Acesso em: 4 fev. 2022.

SALES, W. B. **Fisiologia humana**. Curitiba: InterSaberes, 2020.

SANTOS, N. C. M. **Anatomia e fisiologia humana**. 2. ed. São Paulo: Érica, 2014.

SCUTTI, J. A. B. (Org.). **Fundamentos da imunologia**. São Paulo: Rideel, 2016.

SILVA, K. M. da; SANTOS, M. R. dos; OLIVEIRA, P. U. de. **Estética e sociedade**. 2. ed. São Paulo: Érica; Saraiva, 2014.

SILVERTHORN, D. U. **Fisiologia humana**: uma abordagem integrada. 2. ed. Tradução de Ivana Beatrice Mânica da Cruz. Barueri: Manole, 2003.

STANDRING, S. (Ed.). **Gray's anatomia**: a base anatômica da prática clínica. Tradução de Denise Costa Rodrigues. 40. ed. Rio de Janeiro: Elsevier, 2010.

STANFIELD, C. L. **Fisiologia humana**. Tradução de Claudio F. Chagas e Maria Inês Corrêa Nascimento. 5. ed. São Paulo: Pearson Education do Brasil, 2013.

TORTORA, G. J.; DERRICKSON, B. **Princípios de anatomia e fisiologia**. Tradução de Ana Cavalcanti C. Botelho et al. 14. ed. Rio de Janeiro: Guanabara Koogan, 2016.

TORTORA, G. J.; NIELSEN, M. T. **Princípios de anatomia humana**. Tradução de Claudia Lucia Caetano de Araújo e Patricia Lydie Voeux. 14. ed. Rio de Janeiro: Guanabara Koogan, 2019.

TRUCHET, S.; HONVO-HOUÉTO, E. Physiology of Milk Secretion. **Best Practice & Research Clinical Endocrinology & Metabolism**, v. 31, n. 4, p. 367-384, Aug. 2017.

XAVIER, H. T. et al. V Diretriz brasileira de dislipidemias e prevenção da aterosclerose. **Arquivos Brasileiros de Cardiologia**, v. 101, n. 4, supl. 1, out. 2013. Disponível em: <http://www.sbpc.org.br/upload/conteudo/V_Diretriz_Brasileira_de_Dislipidemias.pdf>. Acesso em: 4 fev. 2022.

WIDMAIER, E. P.; RAFF, H.; STRANG, K. T. **Vander**: fisiologia humana – os mecanismos das funções corporais. Tradução de Ana Cavalcanti Carvalho Botelho. 14. ed. Rio de Janeiro: Guanabara Koogan, 2017.

Respostas

Capítulo 1

Questões para revisão

1. Nível químico: menor tamanho da matéria: átomo e moléculas químicas (união de dois ou mais átomos que se ligam quimicamente).
Nível celular: as moléculas, por meio de sua organização, formam as células, que são microestruturas com funcionamento próprio e que constituem a base para os tecidos do corpo.
Nível tecidual: organização de grupos celulares específicos que cumprem determinada função.
Nível orgânico: organização e reunião de diferentes tecidos que formam órgãos e estruturas capazes de executar uma função.
Nível sistêmico: formado por órgãos relacionados a uma função comum.
Nível organísmico: refere-se à atuação em conjunto de todos os sistemas, isto é, corresponde ao funcionamento orgânico global do ser humano.
2. O conhecimento da anatomia é voltado tanto para a estrutura (anatomia) quanto para a função (fisiologia), com vistas a relacionar as duas ciências e aplicá-las à prática da medicina e de outras áreas da saúde. Dessa forma, o raciocínio clínico está presente nas mais diversas atuações profissionais em saúde: na psicologia, na fisioterapia, na fonoaudiologia, na medicina, na farmácia etc.
3. b
4. a
5. e

Questões para reflexão

1. A captação sensorial é feita por diversos tipos de receptores, que, por meio de fibras nervosas, adentram a medula espinhal pelo corno posterior e conectam-se com nervos específicos, subindo pelos tractos espinhais até o tálamo, que direciona o estímulo para diferentes áreas encefálicas, como o sistema límbico ou a área cortical somestésica. Além dessas duas áreas, também respondem a estímulos sensoriais todos os níveis da medula espinhal, a formação reticular no bulbo, a ponte, o mesencéfalo e o cerebelo. Uma das principais funções do

sistema nervoso é justamente esta: "interpretar" e processar todas as informações aferentes, de modo que sejam possíveis respostas de controle e homeostase adequadas.
2. As regiões como glúteos e abdômen estão relacionadas com o impacto e a proteção de órgãos internos, além do aquecimento corpóreo. Durante a gestação, o útero é protegido pela camada de gordura corporal contra impactos.

Capítulo 2

Questões para revisão
1. b
O corpo celular está indicado pelo número 2. É dele que partem os prolongamentos denominados *dendritos* (1) e *axônio* (3).
2. c
Os neurônios não estão conectados formando um caminho contínuo. Entre cada neurônio existe uma fenda, onde o axônio está muito próximo da superfície de outra célula, processo denominado *sinapse nervosa*.
3. c
No encéfalo, a substância cinzenta encontra-se mais externamente, enquanto a substância branca está mais internamente.
4. a) Os impulsos são propagados de Y para X.
b) A transmissão do impulso nervoso de um neurônio para outro ocorre na fenda sináptica, pela liberação e passagem de substâncias químicas chamadas de *neurotransmissores*. Elas vão das terminações nervosas do neurônio II para os dendritos do neurônio I.
c) A transmissão do impulso nervoso ocorre em uma única direção, já que as vesículas que enviam os neurotransmissores somente estão presentes nas terminações nervosas.
5. a) Em "A" está representado o sistema nervoso simpático, pois os neurônios pré-ganglionares são mais curtos que os pós-ganglionares. Em "B" está representado o sistema nervoso parassimpático.
b) Em "A", a seta pontilhada representa a acetilcolina (ACh), enquanto a seta contínua pode ser acetilcolina ou epinefrina (NE). Em B, as duas setas representam acetilcolina (ACh).

Questões para reflexão
1. São eles:
I. Nervo olfatório: É um nervo sensitivo e, como seu nome sugere, transmite impulsos relacionados ao olfato.
II. Nervo óptico: Também sensitivo. Suas fibras estão relacionadas aos impulsos visuais.
III. Nervo óculo-motor: Nervo motor que se relaciona, como o próprio nome indica, ao movimento dos olhos. É importante salientar que esse nervo relaciona-se com quatro dos seis músculos externos que movem essa importante estrutura.
IV. Nervo troclear: Esse nervo é motor e o menor dos nervos cranianos. Ele inerva o músculo oblíquo superior do olho.
V. Nervo trigêmeo: É um nervo misto: fibras motoras estão relacionadas aos músculos da mastigação; e as sensitivas enviam mensagens de olhos, glândulas lacrimais, pálpebras, dentes, gengivas, lábios, palato, pele da face e couro cabeludo.
VI. Nervo abducente: Nervos predominantemente do tipo motor que são responsáveis por informações relacionadas aos movimentos dos olhos, bem como ao ajustamento do foco e da luz. Algumas fibras sensitivas atuam em informações relativas às condições musculares do indivíduo.
VII. Nervo facial: Nervo misto. Fibras motoras fornecem impulsos relacionados à expressão facial e à liberação de lágrimas e saliva. Fibras sensitivas são responsáveis por aspectos relacionados à gustação.
VIII. Nervo vestibulococlear: Esse nervo sensitivo está relacionado ao equilíbrio corporal e à audição.
IX. Nervo glossofaríngeo: Do tipo misto. As fibras sensitivas são responsáveis pelos impulsos originários de faringe, tonsilas, língua e carótidas; e as motoras, por levar impulsos às glândulas salivares e aos músculos faríngeos.
X. Nervo vago: Nervo misto que está relacionado aos batimentos cardíacos, ao funcionamento dos pulmões e dos sistema digestório, à fala e à deglutição.

XI. Nervo acessório: Nervo motor que envia mensagens a ombros, pescoço, faringe, laringe e palato mole.

XII. Nervo hipoglosso: Nervo motor responsável pelos movimentos dos músculos da língua, da faringe e da laringe.

2. O impulso que percorre um nervo envolto por bainha de mielina salta entre os envoltórios e pelos nodos de Ranvier, motivo pelo qual sua velocidade aumenta significativamente.
3. O nível medular é responsável por reflexos motores que protegem o corpo da dor, enrijecem os membros para a sustentação do corpo contra a gravidade e controlam vasos sanguíneos por meio de centros de controle, os quais, por sua vez, recebem sinais das vias de controle superiores (Hall, 2011).
4. Córtex cerebral e medula espinhal. No primeiro exemplo, o fato de o homem não ter reação e estar calmo diz respeito ao seu controle racional e emocional. Já no segundo exemplo, o susto e o pulo estão relacionados ao nível de integração motora medular, que responde por meio de reflexos.
5. Uma atividade entre o organismo e o meio externo, por exemplo, costuma ser trazida e respondida pelo sistema nervoso voluntário, também chamado de *somático*, que leva as informações do ambiente externo para o SNC, e vice-versa; porém, quando as informações tratam do meio interno (sistema visceral), são transportadas por nervos involuntários do SNA e estão relacionadas às funções dos órgãos e dos sistemas para o equilíbrio da homeostase, ocorrendo involuntariamente.

Capítulo 3

Questões para revisão

1. e
O trapezoide faz parte dos ossos curtos articulados no carpo (mão).
2. c
Articulações esfenoidais não existem, e as esféricas são subtipo das articulações sinoviais.

3. e

I. Verdadeira. O estímulo nervoso se propaga pelas fibras musculares, estimulando a liberação de cálcio do retículo sarcoplasmático. Os íons cálcio espalham-se pelo citosol e interagem com as miofibrilas. Na presença de íons cálcio, moléculas de ATP interagem com as "cabeças" das moléculas de miosina, transferindo-lhes sua energia. Os filamentos de miosina se ligam às moléculas de actina adjacentes e se dobram com força e rapidez. Essa ação ocorre várias vezes seguidas, provocando o deslocamento dos filamentos de actina e miosina, o que constitui o processo de contração muscular.

II. Verdadeira. Os exercícios físicos estimulam a produção de proteínas pelas fibras musculares (constituídas de miofibrilas), tornando-as mais grossas, o que faz os músculos aumentarem de tamanho (hipertrofia muscular).

III. Verdadeira. O ATP é necessário para a quebra da ponte cruzada; ao se ligar à cabeça da miosina, faz com que esta proporcione a força de tração para puxar o filamento fino e, assim, liberar o sítio ativo da actina, preparando-se para uma nova ligação.

4. I. Tecido muscular estriado esquelético.

II. Tecido muscular liso.

a) Sim, pois sem o cálcio liberado pelo retículo sarcoplasmático não ocorreria a mudança de conformação molecular no complexo troponina/tropomiosina, e o sítio ativo da actina não seria descoberto para a ligação molecular da miosina que traciona o filamento fino, promovendo a contração propriamente dita.

b) A musculatura lisa, presente nesses órgãos, é responsável pelos movimentos peristálticos, que são movimentos involuntários comandados pelo sistema nervoso autônomo visceral.

5. a) Actina, apenas.

b) Actina e miosina.

c) Miosina, apenas.

d) Sim, durante a contração, a ligação entre as moléculas de miosina (filamento grosso) e actina (filamento fino) provoca uma tração do filamento fino em direção ao centro do sarcômero, tracionando, com o filamento fino, as linhas Z bilateralmente.

Questões para reflexão
1. Com ambas, pois o músculo estriado esquelético distingue-se histologicamente dos músculos involuntários (no caso, o músculo estriado cardíaco) por apresentar estriações transversais, capazes de produzir o movimento voluntário às alavancas biológicas do esqueleto humano. O músculo estriado cardíaco, constituinte do órgão cardíaco, apresenta conformação necessária à contração síncrona das câmaras do coração, garantindo o controle de sua ritmicidade, e também ao sistema nervoso autônomo no processo de excitação cardíaca.
2. O esqueleto apendicular forma o apêndice – sinônimo de suplemento, anexo ou acréscimo –, que se apoia sobre o eixo para produzir as ações do sistema. O esqueleto apendicular é constituído por ossos do cíngulo, membros superiores e membros inferiores.
Os cíngulos são as partes que envolvem o esqueleto axial, no caso: cíngulo do membro superior – formado por escápula e clavícula –; e cíngulo do membro inferior – formado pelos ossos do quadril, que são três: (1) íleo, (2) ísquio e (3) púbis.
3. Funcionalmente, podem ser classificadas em três tipos:
1. Sinartroses: Articulações que não permitem movimentação voluntária, ou seja, imóveis.
2. Anfiartroses: Articulações que permitem pouca movimentação, pequenos movimentos, ou seja, semi-imóveis.
3. Diartroses: Articulações que permitem ampla mobilidade em variadas direções e sentidos, ou seja, móveis.
Nas sinartroses, a substância de tecido conjuntivo denso não modelado que se interpõe às peças ósseas restringe o movimento em qualquer sentido e direção. Essas articulações também podem ser chamadas de *fibrosas* e estão localizadas, principalmente, no esqueleto axial entre os ossos do crânio, por exemplo.
Nas anfiartroses, a substância de tecido conjuntivo não é mais tão densa, unindo os ossos e permitindo certos movimentos, como deslizamentos anteroposteriores, laterolaterais e até pequenas rotações. Também denominadas *cartilagíneas*, estão localizadas, predominantemente, no esqueleto axial.

As diartroses são articulações mais complexas, formadas por várias estruturas importantes, que têm como função estabilizar as peças ósseas, porém proporcionando ampla mobilidade. Para isso, são várias as estruturas que compõe esse tipo de articulação, também chamadas de *sinoviais*, haja vista a substância circulante principal, o líquido sinovial, produzido pelas bainhas dos tendões e da membrana sinovial, com função de nutrir e lubrificar as articulações desse tipo. O líquido sinovial é um filtrado do sangue; o ácido hialurônico contido nesse filtrado é o que confere a viscosidade necessária à lubrificação.

As superfícies articulares das diartroses são recobertas por cartilagem do tipo hialina, cartilagem diferenciada, fina e flexível circundada por pericôndrio, que lhe proporciona não apenas a função de cobertura, mas também a nutrição e a oxigenação necessárias.

Os meios de união entre as peças esqueléticas articuladas não se prendem apenas às superfícies articulares, compondo uma diartrose típica, uma vez que há também os ligamentos, que são faixas de suporte de tecido conjuntivo que ligam osso com osso, limitando a amplitude de seu movimento. Recobrindo todos os elementos articulares, há também uma cápsula articular, uma espécie de manguito que envolve toda a articulação.

4. Para que essa ação seja possível, cada músculo se une aos ossos por meio de tendões. Quando a extremidade do músculo se prende a um osso que permanece fixo no movimento, essa região é denominada *origem muscular* ou *inserção proximal*; quando a extremidade do músculo se prende a um osso que se move, ocorre o que se chama de *inserção muscular* ou *inserção distal*. Quanto à ação proporcionada ao esqueleto por meio dos eixos de movimentos permitidos pelas articulações, os músculos são classificados em: extensores, flexores, adutores, abdutores, rotadores, supinadores e pronadores.

5. Os músculos que trabalham como agentes principais dos movimentos são classificados como *agonistas*. *Antagonistas* são os músculos que se opõem ao trabalho do agonista. Por exemplo: para que a mão se feche (flexione – grupo flexor dos dedos e da mão), a fim de apanhar um objeto, é necessário que o grupo antagonista (grupo extensor dos dedos) relaxe. Nesse exemplo, os flexores trabalham como agonistas, enquanto os músculos do grupo extensor são os antagonistas ao movimento. Já os músculos que oferecem suporte ao movimento

principal, eliminando algum movimento indesejado ou associando-se à ação, são chamados de *sinergistas*. Por sua vez, os músculos que não estão diretamente ligados aos movimentos descritos no exemplo, mas que trabalham na estabilização das articulações para tornar possível a ação principal, são denominados *fixadores* ou *posturais*.

Capítulo 4

Questões para revisão

1. c

   Tanto o átrio quanto o ventrículo do lado direito carregam sangue venoso que acabou de circular no corpo: ele vem da veia cava inferior, entra pelo átrio direito e sai do coração, pela artéria pulmonar (na figura, corresponde ao número 3). O número 2 ilustra a veia cava superior, que traz sangue venoso do corpo para o coração a fim de que, posteriormente, seja encaminhado para sofrer hematose no pulmão. A artéria aorta sai do ventrículo esquerdo e leva para todo o corpo o sangue arterial rico em oxigênio. O número 5 corresponde às veias pulmonares, ricas em sangue arterial – já que ocorreu hematose no pulmão –, que chegam ao átrio esquerdo.

2. b

   Saindo das cavidades nasais, o ar atinge a faringe, seguindo para laringe, traqueia, brônquios, bronquíolos e alvéolos pulmonares.

3. c

   Ao produzir células de memória, o organismo é capaz de responder mais eficientemente, no caso de um novo contato com o antígeno. Isso se deve à ativação de células de memória, que promovem uma maior produção de anticorpos.

4. Sua principal função é normalizar o volume sanguíneo e a pressão arterial por meio do aumento da natriurese e da diminuição da resistência vascular. Em detalhes: atua promovendo o aumento do fluxo sanguíneo renal e da filtração glomerular, favorecendo a diurese e a natriurese; age em receptores da musculatura lisa vascular, favorecendo a vasodilatação; promove aumento da taxa de filtração glomerular nos rins; diminui a liberação de renina e aumenta a excreção de Na^+ e água. Também pode inibir a liberação e/ou a ação de diversos

hormônios, incluindo vasopressina, angiotensina II e aldosterona, o que reduz a pressão arterial e aumenta a permeabilidade capilar.
5. a) Ocorrem várias reações enzimáticas no processo de coagulação. No final do processo, há a formação de fibrina, uma proteína insolúvel. A rede de fibrina forma um tipo de coágulo que estanca a hemorragia. Esse é um processo fundamental de defesa contra o excesso de perda de sangue em ferimentos.
b) As plaquetas, quando lesadas, liberam tromboplastina, que, na presença de íons cálcio, desencadeia as reações de coagulação. Inicialmente, ocorre a transformação da protrombina em trombina e, em seguida, ocorre a transformação do fibrinogênio em fibrina, que forma uma rede de coágulo.

Questões para reflexão
1. O coração bombeia o sangue em dois circuitos fechados, conhecidos como *circulação sistêmica* e *circulação pulmonar*. O início de um circuito é o fim do outro. O lado esquerdo do coração é a bomba para a circulação sistêmica; ele recebe sangue oxigenado vermelho brilhante dos pulmões, portanto, no lado esquerdo do coração circula sangue arterial. O ventrículo esquerdo ejeta sangue para a artéria aorta. Esta se ramifica e distribui o sangue oxigenado para todos os órgãos e tecidos do corpo e realizam a respiração celular (captação do oxigênio e liberação do CO_2 nas veias). Todo o sangue venoso retorna ao átrio direito pelas veias cava superior e inferior.
O lado direito do coração é a bomba para a circulação pulmonar, ele recebe o sangue desoxigenado vermelho escuro que retorna da circulação sistêmica, rico em CO_2. Portanto, nesse lado do coração, circula sangue venoso. O sangue ejetado do ventrículo direito flui para o tronco pulmonar, levando sangue para os pulmões direito e esquerdo. Nos capilares pulmonares, ocorre hematose. O sangue recentemente oxigenado flui para as veias pulmonares e retorna ao átrio esquerdo.
Resumindo, a circulação sistêmica se inicia no ventrículo esquerdo, passa por todos os órgãos de tecidos do organismo e finaliza no átrio direito. A circulação pulmonar tem início no ventrículo direito, passa pelos pulmões e finaliza no átrio esquerdo.

2. O reflexo barorreceptor é o principal responsável pela regulação da pressão arterial (PA) a cada batimento cardíaco. O aumento repentino da PA eleva a frequência de disparos dos barorreceptores e ativa a via reflexa, que desencadeia uma resposta efetora por meio do sistema nervoso autônomo para que o débito cardíaco e a resistência periférica total sejam regulados e retornem aos valores normais da PA. Caso a PA se mantenha elevada por dias, a frequência de disparos dos barorreceptores diminui, e estes mecanorreceptores se adaptam ao novo nível pressórico.

   Em médio e longo prazo, o controle da PA envolve componentes humorais e a atuação dos rins. Quando ocorre queda da PA, a glândula adrenal libera epinefrina e norepinefrina. A epinefrina promove vasodilatação com consequente aumento de fluxo sanguíneo. A norepinefrina causa aumento da frequência cardíaca e da força de contração cardíaca. Nos vasos sanguíneos, promove vasoconstrição e aumento PA. A liberação de hormônio antidiurético é ocasionada por situações de aumento na osmolaridade plasmática, hipovolemia e/ou diminuição mantida na PA e age em receptores renais estimulando ações antidiuréticas para aumentar o volume circulante, diminuir a osmolaridade plasmática, promove vasoconstrição e inibição da via do óxido nítrico para aumentar a PA. O peptídeo natriurético atrial é liberado pelos miócitos cardíacos atriais e tem função de normalizar o volume sanguíneo e a PA por meio do aumento da natriurese e diminuição da resistência vascular.

   Os rins também auxiliam no controle da PA em longo prazo, estimulando a natriurese. O sistema renina-angiotensina atua promovendo vasoconstrição, aumento da reabsorção renal de sódio e água e culmina no aumento da PA.

3. A imunidade inata inclui as barreiras físicas, biológicas e químicas externas como a pele e as túnicas mucosas. Inclui ainda defesas internas, como as substâncias antimicrobianas, as células Natural Killer (NK), os fagócitos (células dendríticas, macrófagos e neutrófilos), a inflamação e a febre.

   A resposta imunológica adaptativa é realizada pelos linfócitos e envolve a capacidade de reconhecer antígenos específicos e defender o organismo contra patógenos por meio do contato prévio com estes.

Esta resposta necessita da ativação dos linfócitos e das moléculas solúveis por eles produzidas.

A imunidade adaptativa tem como principais características a especificidade e a diversidade de reconhecimento, memória, especialização de resposta, autolimitação e tolerância a componentes do próprio organismo. Essa resposta pode ser de dois tipos: imunidade celular e imunidade humoral. Ambos os tipos são desencadeados por antígenos. Na imunidade celular, os linfócitos T citotóxicos avançam contra os antígenos invasores. Na imunidade humoral, os linfócitos B se transformam em plasmócitos, que sintetizam e secretam anticorpos ou imunoglobulinas (Ig).

4. São funções do sistema linfático: drenar o excesso de líquido intersticial dos espaços teciduais e devolvê-lo ao sangue; transportar lipídios e vitaminas lipossolúveis absorvidas pelo sistema digestório e iniciar respostas específicas contra microrganismos ou células anormais.

A sequência de fluxo de líquido é: capilares sanguíneos (sangue) → espaços intersticiais (líquido intersticial) → capilares linfáticos (linfa) → vasos linfáticos (linfa) → ductos linfáticos (linfa) → junção entre as veias jugular interna e subclávia (sangue).

Capítulo 5

Questões para revisão

1. A túnica mucosa é a primeira camada que reveste o sistema digestório, de dentro para fora. Contém a maioria das células do tecido linfático associado à mucosa (Malt), que produz células imunológicas para a proteção do organismo. A túnica submucosa é uma camada de tecido conectivo frouxo, irregular, que circunda a mucosa e contém glândulas, tecido linfático, vasos sanguíneos e o plexo submucoso, que controla a secreção gastrointestinal, a absorção e o fluxo sanguíneo local. A túnica muscular é formada por células musculares lisas, as quais atuam no processamento mecânico e na movimentação do bolo alimentar ao longo do sistema digestório; contém, ainda, o plexo mioentérico, que controla a motilidade do TGI, sendo coberta por uma camada de peritônio visceral, conhecida como *túnica serosa*, que protege os órgãos viscerais.

2. A formação da urina ocorre em três etapas: (1) filtração, (2) reabsorção e (3) secreção. A filtração do sangue ocorre no corpúsculo de Bowman, onde o sangue entra pela artéria renal, que se ramifica e forma a arteríola aferente, e chega aos glomérulos. O filtrado glomerular é armazenado na cápsula de Bowman, sendo encaminhado à etapa de reabsorção, na qual substâncias fundamentais ao organismo são reabsorvidas no túbulo contorcido proximal e na alça de Henle, ocorrendo grande reabsorção de água, eletrólitos, glicose e aminoácidos. Na fase de secreção, há ajustes finais da composição e do volume da urina e de metabólitos, os quais são conduzidos pelo túbulo contorcido distal, pelo túbulo conector e pelo ducto coletor à pelve renal. O conteúdo no ducto coletor é a urina.
3. b
A hidrólise de carboidratos inicia-se na boca, pela amilase salivar. No estômago, inicia-se a digestão das proteínas, pela pepsina, enquanto o pH ácido inibe a ação da amilase salivar. No duodeno, o suco pancreático, juntamente com a bile, digere lipídios, e com as demais enzimas, digere proteínas e carboidratos.
4. c
É a angiotensina II que estimula a reabsorção de Na^+ no túbulo proximal, diminui o ritmo de filtração glomerular pela diminuição do fluxo sanguíneo renal e atua no hipotálamo, aumentando a sede.
5. c
A Alça de Henle age reabsorvendo eletrólitos do filtrado. O esfíncter externo é formado por músculo estriado esquelético, tem ação voluntária e inicia ou interrompe a micção. Durante a passagem do filtrado pelos túbulos renais, há reabsorção de água e de eletrólitos, eliminando-se, principalmente, compostos nitrogenados e menor teor de água. Nos homens, a uretra atua como via de saída do sêmen e tem cerca de 20 cm. Nas mulheres, tem comprimento de 4 cm e conduz apenas a urina. Por fim, o esfíncter interno da uretra é um músculo liso, que mantém a uretra fechada quando a urina não está passando e evita o seu gotejamento entre as micções.

Questões para reflexão
1. Esses alimentos são fontes de carboidratos, proteínas e lipídios. Na boca, a mastigação reduz o tamanho das partículas de alimentos que são misturadas com secreções salivares para então serem deglutidas.

A amilase salivar inicia a digestão do amido e o hidrolisa em maltose.

As secreções orofaríngeas também contêm lipase lingual, capaz de digerir pequeníssima quantidade de lipídios. O bolo alimentar lubrificado pela saliva, produzida nas glândulas salivares, atravessa a faringe, o esôfago e chega ao estômago.

As partículas do bolo alimentar são misturadas com ácido clorídrico e enzimas proteolíticas e lipolíticas e se transforma em quimo semilíquido.

O quimo ácido do estômago entra lentamente no duodeno e desencadeia a fase intestinal da digestão. Os processos digestivos ocorrem principalmente no duodeno e na parte superior do jejuno e a absorção completa-se quando o material chega na metade do jejuno.

O quimo ácido estimula a secreção de secretina e colecistocinina (CCK). A secretina estimula o pâncreas a liberar líquido rico em bicarbonato para neutralizar o quimo ácido. A CCK estimula a vesícula biliar a contrair e a liberar a bile para emulsificar as gorduras e estimula as secreções pancreáticas, que são encaminhadas pelo ducto pancreático principal e pelo ducto colédoco e desembocam na ampola hepatopancreática, controlada pelo esfíncter de Oddi, para adentrar no duodeno. A lipase pancreática hidrolisa os triglicerídeos em ácidos graxos e monoglicerídeos; a colesterol esterase cliva os ésteres de colesterol; a fosfolipase hidrolisa os ácidos graxos dos fosfolipídios; a tripsina e quimiotripsina desdobram as proteínas integrais e parcialmente digeridas em peptídeos; a carboxipolipeptidase cliva os peptídeos em aminoácidos isolados, completando a digestão da maior parte das proteínas até o estado de aminoácido e, por fim, a amilase pancreática hidrolisa amido, glicogênio e demais carboidratos (exceto celulose) e forma dissacarídeos e alguns trissacarídeos.

As células epiteliais da mucosa intestinal que recobrem as vilosidades contêm enzimas digestivas. Essas enzimas incluem: peptidases, dissacaridases (sacarose, maltose e isomaltose) e pequenas quantidades de lipase intestinal para a clivagem de triglicerídeos em glicerol e ácidos graxos, hidrólise de sacarose em glicose e frutose, da maltose e da isomaltose em glicose e glicose. As fibras dietéticas não digeridas no intestino delgado são fermentadas pelos microrganismos do cólon. Os tripeptídeos, dipeptídeos e os aminoácidos são transportados da membrana microvilar para o interior da célula epitelial. No interior do citosol da célula epitelial, há peptidases para hidrolisar os dipeptídeos e tripeptídeos até aminoácidos, para então, chegarem ao sangue. Dessa forma, pudemos ver que diferentes estruturas digestivas e enzimas são envolvidas para digerir os alimentos. A digestão dos carboidratos se inicia na boca e continua no intestino delgado, enquanto a digestão das proteínas se inicia no estômago e termina no intestino delgado. Os macronutrientes necessitam de enzimas pancreáticas distintas para a sua completa digestão.

2. A ingestão de álcool inibe o hormônio antidiurético que atua sobre os rins, consequentemente, inibe o processo de reabsorção de água nos túbulos renais, aumentando a excreção e diminuindo a concentração da urina. Isso pode causar desidratação.

3. No corpúsculo renal ocorre a filtração glomerular. O sangue entra pela arteríola aferente no glomérulo. A complexa barreira glomerular permite a livre passagem de água e pequenos solutos como glicose e aminoácidos, mas retém proteínas, grandes moléculas e células sanguíneas, o que forma o ultrafiltrado. O ultrafiltrado glomerular é captado na cápsula de Bowman e conduzido aos túbulos renais. O líquido não filtrado pelo glomérulo sai pela arteríola eferente e retorna à circulação. Na sequência do corpúsculo glomerular há o túbulo renal. Este é constituído de túbulo contorcido proximal, alça do néfron (Alça de Henle) e túbulo contorcido distal. O túbulo contorcido proximal reabsorve 70% dos íons e pequenos solutos filtrados (Na^+, Cl^-, K^+, Ca^{++} e HCO_3^-), glicose e aminoácidos. Esse trecho é mais permeável à água que os demais túbulos, permitindo a reabsorção passiva de água junto dos solutos. A Alça de Henle se divide em três segmentos: porção fina descendente, porção fina ascendente e porção espessa ascendente. É na porção espessa que são reabsorvidos Na^+, K^+, Cl^-, Mg^{++} e Ca^{++}. A água é impermeável nesse trecho. O néfron distal (inclui o túbulo contorcido distal, o túbulo conector

e o ducto coletor) faz os ajustes finais da composição e volume da urina. Os túbulos contorcidos distais desembocam no ducto coletor, os quais convergem até os ductos papilares grandes, que drenam nos cálices renais menores. Os ductos coletores e os ductos papilares estendem-se a partir do córtex renal, passando pela medula renal até a pelve renal. A partir da pelve renal, a urina drena nos ureteres e para a bexiga urinária.

Capítulo 6

Questões para revisão

1. O hormônio LH, na mulher, promove a maturação dos folículos e atua na ovulação.
2. a) Via B, pois, após a ovulação, as células foliculares, sob ação do hormônio luteinizante (LH), formam o corpo lúteo.
   b) Não há nidação, uma vez que o corpo lúteo é responsável pela produção de progesterona, hormônio encarregado pela irrigação do endométrio, preparando-o para uma possível gravidez.
   c) Esse mecanismo é caracterizado pela inibição de determinado hormônio por outro, cuja produção foi estimulada pelo primeiro. No exemplo, o LH estimula a produção de progesterona, que, por sua vez, inibe a produção de LH.
3. a
   A ocitocina é liberada pela neuro-hipófise, também chamada de *lobo posterior da hipófise*. Já a somatotrofina, ou hormônio do crescimento, é secretada pela adeno-hipófise e tem a função de promover o crescimento das cartilagens e dos ossos. A insulina é produzida pelo pâncreas e estimula o armazenamento de glicose pelas células, reduzindo a concentração de glicose no sangue. A adrenalina, por seu turno, é produzida nas suprarrenais, mas, uma vez no sangue, provoca taquicardia, aumento da pressão arterial e maior excitabilidade do sistema nervoso. Por fim, o estrógeno é produzido pelas células do folículo ovariano e determina as características secundárias da mulher, como o desenvolvimento das mamas, o alargamento dos quadris etc.

4. e
I. Verdadeira. O controle da hipófise anterior é obtido pela regulação hormonal.
II. Falsa. O iodo é o componente essencial.
III. Verdadeira. Esses hormônios são produzidos nos corpos celulares dos neurônios dos núcleos supraópticos e paraventriculares do hipotálamo. São transportados ao longo dos axônios do trato hipotálamo-hipofisário para a hipófise posterior, na qual são armazenados e, posteriormente, liberados.
IV. Falsa. O ACTH é produzido pela hipófise.
V. Verdadeira. A insulina é um dos hormônios produzidos pelo pâncreas. As Ilhotas de Langerhans possuem células alfa que secretam glucagon, células beta que produzem insulina e células delta que produzem somatostatina.
5. a
A hipófise produz o hormônio luteinizante (LH), que estimula as células de Leydig (intersticiais), localizadas nos testículos, a produzirem testosterona. Esse hormônio estimulará o aparecimento dos caracteres sexuais secundários, além de induzir o amadurecimento dos órgãos genitais, promover o impulso sexual e controlar a produção de espermatozoides. Logo, o LH é produzido pela hipófise, e o estrogênio é um hormônio feminino, assim como o estrógeno. O ovário e a progesterona são constituintes do sistema reprodutor feminino. Já o hipotálamo é responsável pela liberação de fatores liberadores de hormônios gonadotróficos – fatores esses que estimulam a hipófise a liberar FSH e LH. Além disso, como dito no próprio enunciado, são as células de Leydig as responsáveis pela produção de testosterona, e não a hipófise.

Questões para reflexão
1. As células alfa pancreáticas secretam o hormônio glucagon em resposta à redução da glicemia. O glucagon estimula o fígado a realizar glicogenólise (hidrólise do glicogênio em glicose), elevando a glicemia. O glucagon também estimula a gliconeogênese (formação de glicose a partir de outros compostos), a lipólise e a consequente liberação de ácidos graxos livres no sangue. O glucagon, junto de

outros hormônios, estimula a conversão de ácidos graxos em corpos cetônicos, que podem ser secretados pelo fígado na corrente sanguínea e utilizados como fonte de energia. Esses efeitos visam prover substratos energéticos para o organismo durante o jejum.
2. Os folículos tireoidianos captam o iodeto (I$^-$) da corrente sanguínea e o secretam para o interior do coloide. Após o I$^-$ entrar no coloide, oxida-se em iodo com a ação da tireoperoxidase, e liga-se a resíduos de tiroglobulina. A incorporação de um iodo com os resíduos de tirosina forma monoiodotirosina (MIT) e dois iodos com os resíduos de tirosina formam di-iodotirosina (DIT). O acoplamento de um MIT com uma DIT forma a triiodotironina (T3) e o acoplamento entre dois DIT forma a tiroxina (T4). Então, os hormônios tireoidianos formados ligam-se às proteínas plasmáticas e são transportados na corrente sanguínea.
3. Durante a lactação, a sucção do bebê no peito estimula as terminações nervosas do mamilo e aréola enviando impulsos para o hipotálamo, o que estimula a hipófise anterior a secretar o hormônio prolactina, estimula a hipófise posterior a liberar o hormônio ocitocina armazenado e estimula o hipotálamo a inibir a liberação de dopamina, que é um fator inibidor da prolactina. A queda nos níveis de dopamina estimula a liberação de prolactina, que promoverá a secreção láctea. A prolactina estimula a produção de leite pelas células alveolares. A ocitocina estimula as células mioepiteliais da glândula mamária a se contraírem, permitindo a descida do leite pelos ductos lactíferos, processo conhecido como apojadura, que ocorre até o terceiro ou quarto dia após o parto. A ocitocina pode ser liberada por estímulos visuais, táteis, olfativos e auditivos, até mesmo, por pensar no bebê. Por outro lado, a secreção de ocitocina é inibida em caso de dor, estresse emocional e físico, fadiga e ansiedade.
4. A testosterona atua desde a fase embrionária até a fase adulta do homem. Nas fases de embrião e de feto, é responsável pelo desenvolvimento dos testículos e dos órgãos genitais masculinos. No período pré-natal é a testosterona que determina a masculinização (virilização) do feto e a masculinização do cérebro fetal. Na adolescência, a testosterona estimula o estirão de crescimento, o crescimento do

pênis, dos testículos, epidídimo, vesículas seminais e próstata, propicia a maturação óssea promovendo o fechamento das epífises e a interrupção do crescimento dos ossos longos após a puberdade, aumenta a oleosidade da pele, o engrossamento da laringe e possui efeitos sobre a distribuição de cabelos, pelos e barba. No homem adulto, controla todas as funções sexuais (libido, potência sexual, fertilidade). A testosterona é um agente facilitador para que o FSH estimule a espermatogênese. Esse hormônio também tem influência no humor e na sensação de bem-estar, aumenta a densidade óssea, atua no fígado, estimulando a síntese de fatores de coagulação, e aumenta os níveis de hematócrito e de hemoglobina, pois a testosterona estimula a produção de eritropoietina. Ainda, a testosterona estimula a síntese proteica em muitos tecidos, aumenta a massa corporal magra, atua na homeostase da glicose, tem papel na oxidação de gordura, no gasto de energia e inibe a adipogênese.

5. O ciclo menstrual dura, em média, 28 dias. O ciclo é dividido em duas fases: fase folicular e fase lútea.

Na fase folicular, que compreende do primeiro ao décimo quarto dia do ciclo, os hormônios estrogênio e progesterona se encontram em baixos níveis no sangue, fazendo com que o hipotálamo secrete o hormônio liberador de gonadotrofina (GnRH). Esse hormônio estimula a secreção de hormônio folículo estimulante (FSH) e hormônio luteinizante (LH) pela hipófise, e o FSH estimula o crescimento de folículos ovarianos primários nos ovários. No sangue, as concentrações de estrogênio aumentam progressivamente. Os folículos continuam a crescer estimulados pelo FSH, LH e estrogênio e torna-se o folículo vesicular. O folículo dominante continua a se desenvolver, enquanto os outros se degeneram. A rápida elevação de estrogênio encaminha um sinal inibitório ao hipotálamo que diminui a secreção de GnRH, e, por conseguinte, inibe a secreção de FSH e LH. A redução de FSH evita o desenvolvimento de novos folículos.

A ovulação ocorre 14 dias após o início da menstruação (em um ciclo de 14 dias). Aproximadamente dois dias antes da ovulação, ocorre um pico de secreção de LH, necessário para a maturação do folículo e para a ovulação. Associado ao pico de LH, há aumento da secreção de progesterona pelos folículos. Logo, ocorre o rompimento do folículo, e este é liberado na cavidade abdominal onde se dirige para a tuba uterina para ser fecundado. O processo de ovulação faz parte da fase folicular.

6. A fase lútea ocorre após a ovulação. A alta concentração de LH antes da ovulação transforma a estrutura do folículo, que permaneceu na superfície do ovário, em corpo lúteo. O corpo lúteo secreta progesterona e estrogênio, os quais atuam inibindo o eixo hipotálamo-hipófise, e resulta na redução da secreção de FSH e LH. A progesterona prepara o útero para a gravidez, estimulando a maturação do revestimento uterino, iniciado no início do ciclo. Se a fertilização não ocorrer, após 12 dias, os níveis de LH diminuem, ocorre a degeneração do corpo lúteo, tornando-se corpo Albicans, e cessa a secreção de progesterona e estrogênio. Então, em até dois dias, a menstruação (descamação da camada do endométrio) se inicia, e os níveis de progesterona e estrogênio caem drasticamente. Ao mesmo tempo, a liberação de FSH e LH pela hipófise é retomada em razão da ausência de inibição do eixo hipotálamo-hipófise pelo estrogênio e progesterona. Essa ação vai resultar em um novo ciclo ovariano.

Sobre as autoras

Thais Regina Mezzomo é mestre em Segurança Alimentar e Nutricional (2013) pela Universidade Federal do Paraná (UFPR); especialista em Terapia Nutricional com Treinamento em Serviço (2008) também pela UFPR; especialista em Nutrição Clínica Funcional e Fitoterapia (2012) pela Pontifícia Universidade Católica do Paraná (PUCPR); e graduada em Nutrição (2006) também pela PUCPR. Atualmente, é doutoranda em Saúde da Criança e do Adolescente pela UFPR, docente do curso de Nutrição da Universidade Metodista de Piracicaba (UNIMEP), professora convidada do curso de especialização Nutrição no Emagrecimento e na Saúde da PUCPR e palestrante em cursos em extensão. É professora em cursos de graduação, pós-graduação e extensão e também palestrante. Tem ampla experiência na área de nutrição clínica hospitalar e ambulatorial, bem como em docência, tanto na coordenação de curso de graduação em Nutrição quanto em cursos de pós-graduação. Escreveu diversos artigos publicados em revistas nacionais e internacionais e também em jornais.

Fernanda Maria Cercal Eduardo é mestre em Tecnologia em Saúde – Bioengenharia (2013) pela Pontifícia Universidade Católica do Paraná (PUCPR); especialista em Metodologias do Ensino da Anatomia Humana (2021) pelo Centro Universitário Internacional Uninter; graduada em Fisioterapia (2009) pela PUCPR; e licenciada em Biologia (2020) pela Faculdade de Educação Paulistana (Faep). Possui extensão universitária em Osteopatia/Quiropraxia, Mobilização Neural e Estabilização Segmentar e é doutoranda em Tecnologia em Saúde – Bioengenharia pela PUCPR. Foi professora de disciplinas específicas para a formação em Fisioterapia, como Recursos Terapêuticos Manuais e Ciências da Fisioterapia, bem como de disciplinas de bases da área da saúde, como Anatomia e Fisiologia Humana e Anatomia Neuromuscular. Atualmente, é professora e coordenadora do curso de Fisioterapia no Centro Universitário Internacional Uninter. Tem experiência na área de fisioterapia traumato-ortopédica e dermatofuncional, fisioterapia respiratória, entre outras áreas de atuação.

Impressão:
Agosto/2022